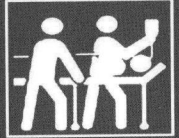

急诊科疾病诊治学

主编 李向阳 等

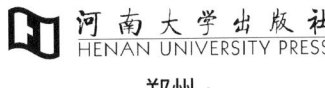

·郑州·

图书在版编目（CIP）数据

急诊科疾病诊治学 / 李向阳 等主编 . -- 郑州 : 河南大学出版社, 2021.4
ISBN 978-7-5649-4669-2

Ⅰ . ①急… Ⅱ . ①李… Ⅲ . ①急诊 - 诊疗 Ⅳ . ① R459.7

中国版本图书馆 CIP 数据核字 (2021) 第 076656 号

责任编辑：李亚涛
责任校对：林方丽
封面设计：陈盛杰

出版发行：河南大学出版社
　　地址：郑州市郑东新区商务外环中华大厦 2401 号
　　邮编：450046
　　电话：0371-86059750（高等教育与职业教育出版分社）
　　　　　0371-86059701（营销部）
　　网址：hupress.henu.edu.cn
印　刷：广东虎彩云印刷有限公司
版　次：2021 年 4 月第 1 版
印　次：2021 年 4 月第 1 次印刷
开　本：880 mm × 1230 mm　1/16
印　张：12.75
字　数：413 千字
定　价：78.00 元

（本书如有质量问题，请与河南大学出版社营销部联系调换）

编 委 会

主 编　李向阳　韩 非　张 鹏　郑德栋
　　　　　黄丽丹　胡蛟龙　赵青娥

副主编　罗文滔　吴天山　陈宇冲　杨新文　郭丽娥
　　　　　罗 林　芙文静　李俊航　孙爱松　张志鸿

编 委（按姓氏笔画排序）

　　　　　孙爱松　河南省洛阳正骨医院（河南省骨科医院）
　　　　　李向阳　梅州市人民医院（中山大学附属梅州医院）
　　　　　李俊航　佛山市第一人民医院
　　　　　杨新文　新疆医科大学第一附属医院
　　　　　吴天山　新疆医科大学第一附属医院
　　　　　张 鹏　东莞市松山湖中心医院（东莞市第三人民医院）
　　　　　张志鸿　西南医科大学附属中医医院
　　　　　陈宇冲　梅州市人民医院（中山大学附属梅州医院）
　　　　　林俊明　江门市中心医院
　　　　　罗 林　四川大学华西医院资阳医院 资阳市第一人民医院
　　　　　罗文滔　梅州市人民医院（中山大学附属梅州医院）
　　　　　郑德栋　深圳市龙华区人民医院
　　　　　赵青娥　中国人民解放军联勤保障部队第九八三医院
　　　　　芙文静　安徽省第二人民医院
　　　　　胡蛟龙　佛山市第二人民医院
　　　　　郭丽娥　山西省中西医结合医院
　　　　　黄丽丹　三峡大学第一临床医学院 宜昌市中心人民医院
　　　　　崔秀平　广州中医药大学深圳医院
　　　　　韩 非　苏州大学附属第一医院

前 言

急诊医学是随着现代医学的发展而逐步建立起来的一门新兴学科。近年来随着科学技术的飞速发展，急危重症疾病的研究也日益深入，在基础理论、临床诊疗以及护理方面都取得了长足的进步。许多新动态、新理论、新方法的不断涌现时刻督促着每位医务人员要更加努力地钻研业务，更新自身知识储备。同时，由于急诊医学的特殊性，在医疗实践中，急诊医务工作者能否对常见急危重症迅速做出准确地诊断和处理，直接关系着患者的生命安危。因此，医护人员亟须掌握并正确实施各种急危重症应急预案及其救治措施。鉴于此，我们组织了多位专家、学者编写此书。

本书首先介绍了急诊医学概论，接着讲述了重症监护病房的建设与管理、重症监测技术、危重患者的代谢及营养支持、急诊常见症状的评估与救治、常用急救技术等理论知识，最后详细阐述了呼吸系统急危重症、循环系统急危重症、消化系统急危重症、内分泌系统急危重症、神经系统急危重症以及泌尿系统急危重症等的内容。在编写的过程中，编者结合自身多年临床经验，并参阅了大量最新、最权威的文献资料，力求资料新颖、内容翔实、条理清晰，使得本书具有科学性、先进性、实用性和可读性，可供从事急诊科疾病救治的各位医务工作者参考使用。

由于本书编委众多，且各位编者编校水平有限，加之急诊急救知识日新月异，书中难免存在疏漏不足之处。恳请广大读者不吝指正，以期再版时修订完善。

编 者
2021 年 4 月

目 录

第一章 急诊医学概论 1
  第一节 急诊医学的范畴与发展 1
  第二节 急诊医疗服务体系 2
第二章 重症监护病房的建设与管理 8
  第一节 ICU 的设置 8
  第二节 ICU 的管理 9
  第三节 ICU 的感染控制 9
  第四节 CCU 护理 11
第三章 重症监测技术 23
  第一节 血流动力学监测技术 23
  第二节 血氧监护 31
  第三节 血气分析 33
  第四节 体温监测技术 36
第四章 危重患者的代谢及营养支持 40
  第一节 概述 40
  第二节 危重症患者的代谢 41
  第三节 营养支持方法 44
  第四节 营养支持的监测 48
第五章 急诊常见症状的评估与救治 52
  第一节 急性胸痛 52
  第二节 急性腹痛 56
  第三节 急性头痛 58
  第四节 发热 59
  第五节 心悸 62
  第六节 呼吸困难 64
  第七节 咯血 67
第六章 常用急救技术 70
  第一节 外伤止血、包扎、固定及搬运 70
  第二节 气管插管术 75

  第三节 气管切开术 ... 77
  第四节 环甲膜穿刺术 ... 78
  第五节 锁骨下静脉穿刺置管术 ... 78
  第六节 胸腔穿刺与闭式引流术 ... 79

第七章 呼吸系统急危重症 ... 81
  第一节 呼吸衰竭 ... 81
  第二节 急性呼吸窘迫综合征 ... 87
  第三节 急性肺栓塞 ... 93

第八章 循环系统急危重症 ... 99
  第一节 重症心律失常 ... 99
  第二节 高血压急症 ... 113
  第三节 主动脉夹层 ... 115

第九章 消化系统急危重症 ... 120
  第一节 急性上消化道出血 ... 120
  第二节 急性重症胰腺炎 ... 127
  第三节 急性阑尾炎 ... 131
  第四节 急性肠梗阻 ... 136

第十章 内分泌系统急危重症 ... 145
  第一节 低血糖危象 ... 145
  第二节 糖尿病酮症酸中毒 ... 146
  第三节 高渗性非酮症糖尿病昏迷 ... 150

第十一章 神经系统急危重症 ... 153
  第一节 缺血性脑卒中 ... 153
  第二节 原发性脑出血 ... 163
  第三节 蛛网膜下腔出血 ... 170
  第四节 高血压脑病 ... 176

第十二章 泌尿系统急危重症 ... 180
  第一节 急性尿潴留 ... 180
  第二节 急性肾小球肾炎 ... 182
  第三节 急进性肾小球肾炎 ... 183
  第四节 肾病综合征 ... 185
  第五节 慢性肾衰竭 ... 190
  第六节 急性肾衰竭 ... 196

参考文献 ... 200

第一章 急诊医学概论

第一节 急诊医学的范畴与发展

急诊医学是随现代医学的发展而逐步发展起来的一门新兴学科，1979年国际上正式承认它是一门独立的学科。随着科技的发展，特别是医学科学的发展及社会的需要，各种急救手段和设施不断完善，急诊医学成为发展最快的学科之一。急诊医学涉及院前急救（现场急救、复苏和创伤学）、医院内急救、危重病医学、毒物学、灾害医学、急诊医疗服务体系管理学及急诊医学教学等。

急救医学，从学科属性来讲，应归属于急诊医学，但从临床的观点来看，急诊并不等于急救，急救有其相对的独立性。随着科学技术的高度发展并与临床医学密切的结合，临床所采用的应急措施和手段有了飞速的进步和质的变化，并已形成了一定的系统性，急救的理论和实践也有了很大的发展，从而必然使其成为独立的科学。因此，也可以认为急救医学是专门研究急危重症伤病员病变突发过程中的相关临床变化，以及如何使用必要的设备、器材实施紧急处理，进行生命支持，集综合性、边缘性、理论性、技能性为一体的新兴学科。但也有人认为急救只是临床上采取的应急救治措施和手段，并不能单独成为一门学科。

一、研究内容

急救医学研究的主要内容应包括：
（1）对急危重症伤患者如何能采用更迅速、更有效、更有组织地抢救措施和治疗手段。
（2）探讨能够减少并发症，降低伤残率和死亡率的新方法。
（3）探讨与急救密切相关的基础理论、基础实验性研究和管理学等方面的问题。
（4）以现代高科技为依托，促进急救器材、设施、药物的研究与改良。
（5）探讨如何处理灾害医学中所遇到的问题。

二、急救医学的发展

随着现代医学的发展，临床学科分工越来越精细，尤其在大型医院中表现得更为突出，这种体制在一定程度上促进了临床医学的发展和进步，但又在一定程度上限制了临床医生的思维方式。急救医学与临床各学科知识相互交叉、相互渗透，具有明显的边缘性，许多与急救相关的知识不隶属某一专科所独有，如心搏骤停和心肺脑复苏术、休克、心律失常、各种脏器急性功能衰竭、多器官功能障碍或衰竭的抢救，呼吸支持技术，水、电解质及酸碱平衡失调的处理，急危重症患者的营养支持等，这是各科医师均可能遇到的共同问题。面对诸如床边或中心监测仪、人工心脏起搏器、人工除颤器、气管插管及气道管理、人工呼吸机、床边连续血液净化仪，以及各种床边介入性治疗技术等现代化的治疗手段和设备，目前尚没有一个学科能很好地、完整地将这些先进的仪器设备使用知识和系统理论介绍给当今的医学生。急诊急救医学为满足这种医学需求应运而生，培养能够掌握机体生命器官综合救治知识和技能的医学生是急救医学专业教育未来发展的方向。在目前执业社会大环境恶化，实行以患者为中心和首诊医生负责制的前提下，临床医师掌握一定的急诊急救手段和方法，有重要的现实意义。

一些边缘的医学领域也不断加快了发展的步伐，急诊科的独立建制，危重病医学与加强监护病房（intensive care unit，ICU）的发展，院前急救（"120"）体系的创建，复苏学、创伤学、灾害医学、交通医学的发展，都面临着丰富急救手段和提高水平的需求。急救水平的高低不仅关系到伤病员的生命安危，也反映着一个国家、一个地区、一座城市卫生机构的组织管理水平，更显示着一所医院及其医护人员的基本素质和能力。急救中心或急诊科已成为医院的重要对外窗口。

第二节 急诊医疗服务体系

急诊医疗服务体系（emergency medical service system，EMSS）是近些年来发展起来的一种急诊急救医学模式。它主要由院前急救、医院急诊科急救和ICU急救三个部分组成，三者既有明确分工，又相互密切联系，共同构成一个完整的急诊急救医学体系。完善的EMSS能确保在现场为急危重伤病员提供快速的、合理的、有效的救治，并将患者安全地转送到医院，使其在医院内急诊科和ICU得到进一步救治，为急危重症患者铺设了一条生命救治的绿色通道。EMSS的建立彻底改变了依靠传统式的由家属陪送患者去医院就医或医师在医院等待患者上门就医的急诊急救模式，有效地降低了急危重伤病员的致残率和死亡率。

一、我国EMSS发展概况

我国急诊急救工作真正得到重视是在20世纪80年代初。为了加强院前急救工作，卫健委曾于1980年10月颁发《关于加强城市急救工作的意见》，强调健全急救组织，加强对急救工作的领导，逐步实现急救现代化的重要性。1984年6月卫健委颁发《医院急诊科（室）建设的通知》，指出急诊医学已发展成为新兴独立学科，必须改革现行管理体制，把急诊工作提高到一个新水平。1986年7月又发出《关于加强急诊抢救和提高应急能力》的通知，提出必须加强对急诊薄弱环节的领导。我国的急诊急救事业虽然开展较晚，但各地的急救中心（站）如雨后春笋般建立起来，特别是2003年"非典型肺炎"事件之后，各级政府投入巨资，建立、健全了具有中国特色的EMSS。目前我国内地的院前急救模式主要有4种，即北京模式、上海模式、广州模式和重庆模式。尽管模式不同，但所履行的功能是一致的，即对急危重患者进行现场急救，给予最基础的生命支持，包括通气、心肺复苏、止血、包扎、固定、搬运及抗休克等，使患者的病情缓解、疼痛减轻、并发症减少，为进一步治疗提供有利条件。

我国医院内急诊急救工作也得到各家医院重视，大多数县级以上综合性医院均建立急诊科，设有独立的急诊小区，并有固定编制的急诊医生。但大多数医院内急诊急救的运行模式还比较落后，急救技术和技能还有待进一步提高。

二、EMSS的组成和功能

EMSS主要有院前急救、医院急诊科急救和ICU急救等三个部分组成，确保为急危重伤病员提供现场救治和安全转送，确保急危重伤病员在医院内得到快速有效的进一步救治，为急危重症患者打造生命救治的绿色通道。

（一）院前急救

1. 院前急救的概念

院前急救是指对急危重伤病员进入医院以前的医疗急救，它是EMSS最前沿的部分。

广义的院前急救是由现场目击者，在发病现场对急危重伤病员进行的急救，以维持基本生命体征、减轻痛苦的医疗活动和行为的总称。狭义的院前急救是由通信、运输和医疗基本要素组成的专业从事院前急救的医疗机构，在现场和途中实施的医疗救治和监护等医疗活动。广义与狭义概念的主要区别在于是否有公众参与。一般所指的院前急救主要是狭义的。从事院前急救的医疗机构可以是一个独立的医疗单位，也可以依附于一所综合性医院。

2. 院前急救的重要性

（1）从社会需求角度看：在日常生活或工作中，人们都有发生急性疾病或受到意外伤害的可能，如不进行及时有效的医疗救护，有可能导致一些本来有存活或治愈希望的患者致残，甚至丧失生命。院前急救的重要意义就在于：在急危重伤病员的发病初期就给予及时、有效的现场抢救，维持患者的生命，防止患者的再损伤，减轻患者的痛苦，并快速地护送其到医院进行进一步救治，为院内急救赢得时间和条件，减少急危重伤病员的死亡率和致残率；同时也减轻了患者、家属、同事的负担和精神压力，使他们从心理上得到安慰。

（2）从医疗角度看：院前急救是整个 EMSS 最前沿的部分，是急救过程中的重要一环。现代医学告诉我们，猝死患者抢救的最佳时间是 4 min，严重创伤伤员抢救的黄金时间是 30 min。当遇有伤病员外伤出血、骨折、休克等均需在现场进行抢救，对心脏停搏的患者抢救相差几分钟就关系到患者的生死存亡。如果没有院前急救争取到的这关键的几分钟，院内设备再好，医生的医术再高明，患者也难以起死回生。这是对"时间就是生命"的最好诠释。

（3）从社会救灾角度看：院前急救也是整个城市和地区应急防御功能的重要组成部分。随着交通事故、火灾、化学毒剂泄漏等意外事故的不断增加，地震、洪水、暴雨以及台风等自然灾害的不断发生，往往会造成人类生存环境破坏与人员的伤亡。这就需要包括医疗救护、消防、交通、公安等组成的城市应急防御体系共同救援。一个协调的救援体系能使受灾造成的损失及影响降低到最低限度。同样，一个具有快速、有效功能的院前急救体系，可使人员的伤亡减少到最低限度。院前急救反映着一个国家、一个地区、一座城市卫生机构的组织管理水平和社会保障的程度。

3. 院前急救的特点

（1）社会性强、随机性强：院前急救活动涉及社会各个方面，是整个城市和地区应急防御功能的重要组成部分，体现了很强的社会性。其随机性强则主要体现在患者何时呼救，重大事故或灾害何时发生往往是个未知数。

（2）时间紧急：一有"呼救"必须立即出车，一到现场必须迅速抢救。不管是急危重伤病员还是"一般"急诊患者，都必须充分体现"时间就是生命"的原则，紧急处理，不容迟缓。紧急还表现在不少患者及其亲属心理上的焦急和恐惧，要求迅速送往医院的心情十分迫切，即使对无生命危险的急诊患者也不例外。

（3）流动性大：院前急救流动性很大，平时救护车一般在本区域活动，而急救地点可以分散在区域内每个角落，患者的流向一般也不固定，它可以是区域内每一个综合性医院。如遇突发灾害事故等特殊需要时，可能会超越行政医疗区域分管范围，前往的出事地点往返距离常可达数百公里。

（4）急救环境条件差：现场急救的环境多较差，如地方狭窄难以操作，光线暗淡不易分辨；有时在马路街头，围观人群拥挤、嘈杂；有时事故现场的险情未排除，极易造成人员再伤害；运送途中，救护车震动和马达声也会影响诊疗工作。

（5）病种多样复杂：呼救的患者涉及各科，而且是未经筛选的急症和危重症患者。

（6）对症治疗为主：院前急救因无充足的时间和良好条件作鉴别诊断，故要精确治疗非常困难，只能以对症治疗为主。

（7）体力强度大：随车救护人员到现场前要经过途中颠簸，到现场时要随身携带急救器材；如现场在高楼且无电梯时，就得辛苦爬楼；如果现场是在救护车无法开进的小巷或农村田埂，就得弃车步行；到现场后随车人员不能休息，需立即对患者进行抢救，抢救后又要搬运伤病员，运送途中还要不断观察患者的病情。上述每一环节都要消耗一定体力。

4. 院前急救机构的任务

院前急救主要任务有以下 5 个方面。

（1）经常性的任务：平时对呼救患者的院前急救是主要的和经常性的任务。呼救患者一般分两种类型。一类为短时间内有生命危险的患者，称为危重患者或急救患者，如心肌梗死、窒息、休克等。此类占呼救患者的 10% ~ 15%，其中要进行就地心肺复苏抢救的特别重危患者的比例不足 5%，对此类患者必须进行现场抢救，目的在于挽救患者生命或维持其生命体征。另一类为病情紧急但短时间内尚无生命危险的患者，如骨折、急腹症等，称为急诊患者；此类占呼救患者的 85% ~ 90%，现场处理的目的在于稳定病情、减轻患者在运送过程中的痛苦和避免并发症的发生。

（2）灾害或战争时的医疗救援：对遇害者的院前急救除应做到平时急救要求外，还要注意在现场与其他救灾专业队伍的密切配合，要确保自身的安全。若遇特大灾害或因战争有大批伤员时，应结合实际情况执行有关抢救预案。无预案时须加强现场指挥、现场伤员分类和现场救护，应区别不同情况，做到合理分流运送。

（3）特殊任务时救护值班：指当地的大型集会、重要会议、国际比赛、外国元首来访等救护值班。执行此项任务要求加强责任心，严防擅离职守。

（4）通信网络中的枢纽作用：急救通信网络一般由三个方面构成：一是市民与急救中心的联络；二是中心与所属分中心、救护车、急救医院（即 EMSS 内部）的联络；三是中心与上级领导、卫生行政部门和其他救灾系统的联络。在通信网络结构中，承担院前急救医疗机构的急救网络承担着承上启下、沟通信息的枢纽任务。

（5）提供急救知识：院前急救机构在平时可通过广播、电视、报刊等对公众普及急救知识，开展有关现场救护及心肺复苏的教育，以提高公众的急救知识。在急救时，院前急救机构可以为家属、事故现场的目击者提供简单有效的紧急救援知识，如正确的体位、气道开放、止血等。

5. 院前急救的内容

院前急救在现场和途中进行，其医疗和抢救不能完全用医院的各种医疗常规来要求。搬运和运输是院前急救不可分割的组成部分，也是院前急救的重要内容。

（1）医疗：①对症处理，给予退热、解痉、镇痛、止吐、止喘、止血等；②各类创伤的止血、包扎、固定；③生命支持，保持气道开放，维持呼吸和循环系统功能。

（2）搬运：采用安全、轻巧的搬运方法，尽快地把患者搬上救护车或病床。最常使用的是担架搬运，抬担架时应注意保持平衡，严防患者跌落。

（3）运输：急救运输既要快速，又要注意平稳安全，运输时应时刻为患者的病情着想。为避免紧急刹车可能造成的损伤，患者的体位和担架均应很好固定，医务人员和陪客应该使用安全带或抓牢扶手。患者在车内的体位应视病情放置，可以是坐位、头高（低）位或平卧位。脊柱伤患者应下垫硬板，骨折患者要防止因车辆剧烈颠簸造成疼痛加重，昏迷、呕吐患者应把头转向一侧，以防呕吐物阻塞呼吸道。

6. 院前急救的基本条件

一个健全、高效的院前急救应该符合如下要求：

（1）灵敏、可靠的通信网络：现代指挥通信系统可以说既是院前急救的关键环节，同时也是 EMSS 的灵魂。院前急救机构应开设多门"120"急救专线电话，有无线通信设备并设立专用频道，配备计算机、卫星定位系统等辅助装置，形成通信网络。通过计算机辅助调度系统，确认呼救者的地点、病情，并根据车辆流程，自动调度距离现场最近的救护车驶至急救现场；运用卫星跟踪系统，实时监测各救护车所处的位置及状态，并在指挥中心的电子计算机屏幕上显示救护车的动态分布状况。每台救护车上都应配备有可与调度中心保持联系的无线通信设备，数据可经通信网络传回指挥中心的电子计算机上，并与医院急诊科实现信息双向交流。

为了保障紧急呼救通信线路的畅通，在我国已统一规范"120"急救专线电话，"120"专线电话应配有自动录音装置。院前医疗救援中心还应在医院急诊科设置专线电话。

（2）布局合理的急救网络：急救网络有两层意思，一是指一个地区应该有一个急救中心和急救指挥中心以及分布合理的急救分站，急救中心能够在短时间内下达指令，调集足够数量的救护车和急救人员迅速赶赴现场；二是指大中城市应建立"三级'接收医院'急救网络"。一般一级急救网络由城市一级社区医院和乡镇卫生院组成，可收治一般伤病员；二级急救网络由区、县级医院组成，可收治较重的伤病员；三级急救网络由市级综合性医院和教学医院组成，收治病情危重且较复杂的伤病员。

组建布局合理的急救网络的关键是急救半径要适中（不大于 5 km），其目的是当某地有紧急呼救时，救护车能以最短的时间到达伤病员身边；在急救人员经过对伤病员进行初步治疗处理后，能以最短的时间将伤病员送往合适的"接收医院"。

（3）具有优秀素质的医护人员：从事院前急救的医护人员应有良好的职业道德与业务能力，掌握相关医学知识，具有较强的独立分析问题、解决问题的能力。应接受过严格的院前急救专业培训，能熟练掌握止血、包扎、骨折固定、搬运等技术；熟练掌握基础生命支持技术及常见急症的应急处理。监护型救护车则应接受更多的培训，如心电监测、呼吸管理、心脏电击除颤、抗心律失常等治疗措施。同时，还要有驾驶技术高超、心理素质好、接受过基本急救知识和技能培训的驾驶员。

（4）必要的物质条件：性能良好的急救运输工具、急救设备、监测系统，以及必备的药物等是院前急救必备的物质条件。我国目前的急救工具主要为救护车，而先进国家已配备了直升机、救生快艇等更先进的运输工具。救护车是实施院前急救的重要工具，必须数量充足（平均每 5 万人配备一辆救护车）、性能良好、能快速启动和高速行驶，且具有较好的避震性能。同时，救护车上应配备必要的急救器材和设备、必备的急救药物。

（5）良好的管理组织或指挥中心：主要与各医疗单位进行协调，起到组织管理的作用，为伤病员的院前急救提供可靠的组织保证。在发达国家现已形成了跨国的合作组织，建立了相关的机构。

（二）医院急诊科

医院急诊科是 EMSS 体系中最重要的中间环节，又是医院内急救的第一站。急诊科的应急能力是考核一所医院管理水平、医护人员基本素质和救治水平的综合指标。从 20 世纪 90 年代，我国开始注重急诊科的建设，但目前在许多医院仍未形成规模，甚至在一些大型医院仍停留在急诊室水平。其根本原因在于医学院校没有设立相关专业或教学体系，缺乏相关教材、教学师资及实习基地，从而造成急诊急救人员的匮乏。此外，急诊专业毕业后继续教育体系没有建立，职称晋升没有专门系列，这些进一步影响急诊急救医疗队伍的建设和稳定。进入 21 世纪以来，临床医学模式的转变，社会保障体系的建立健全以及社会需求的不断增长正在促进和推动着我国急诊医学、急诊学科建设和急诊急救人才的培养和发展。

1. 急诊科管理模式

临床医学随着社会的进步从原始的全科医学模式不断向专科发展，并由专科不断向专病或单一系统发展，由此极大地推动了医学理论水平的提高，使临床医疗水平有了迅猛的发展。但单系统疾病的临床思维方式限制了医生处理问题的综合能力，在急诊时则表现得更为突出，特别是急诊医学作为一门独立的学科问世以后，专科医师在急诊时出的问题更显露出了极大的弊端。

急诊科是医院的窗口，是承担医院急诊急救医疗任务的一级临床科室，承担着极为繁重的紧急救护任务，急诊科的管理模式直接影响着工作质量。

（1）自主型（全科医学）模式：是指由急诊专科医师承担全部（所有专科）或大部分（内、外科）急诊工作，包括对平诊急诊患者的诊治，以及对急危重症伤病员的紧急抢救和处理的模式。该模式真正地体现了首诊负责的宗旨，可以最大限度地方便急危重症伤病员的就诊和抢救，是目前最理想的模式和未来的发展方向。这一急诊模式需要配备一定数量的、具有一专多能、业务水平较高的专职急诊医师。也有医院在全科医学模式的基础上，再分为急诊（创伤）外科、急诊内科和急诊 ICU（EICU）三个亚专科，分别接诊外科患者、进行手术及术后管理，接诊内科患者，抢救各种急危重病，管理急诊病房和 EICU。

（2）依赖型（专科医学）模式：我国现行的急诊工作模式基本都是依赖型模式阶段，相当于医院急诊室模式。急诊科只编有固定护士，急诊医生由各专科医生组成，分别承担着各临床二级学科（如内、外、妇、儿科）的急诊工作。管理方式也极不规范，由各专科管理或设1~2名急诊科主任行使管理责任。随着社会的进步和发展，专科医学模式已经越来越不适应急诊急救工作的需要，特别是大型医院的临床三级学科的医生，在面对复杂的急诊患者时常感到力不从心，还造成了极大的人力、物力的浪费。

（3）支援型模式：急诊科主要承担EICU、急诊病房以及急危重病患者（急诊抢救室）的抢救工作。日常急诊有各专科轮流派医师承担或支援，急诊科负责行政管理和监督。

2. 急诊科的设置与功能

目前，规范的急诊科应设置独立的急诊区，一般在医院的某一区域内，多与医院门诊区邻近，其关键是布局合理，既要做到宽敞、便捷，又能有效地预防交叉感染。急诊区应设有鲜明的标志，有独立的出入口，有救护车专用通道，确保运送患者的车辆可以直达急诊区入口。

急诊区的规模应与医院的等级和急诊量相适应，应设置分诊室、各科诊察室、抢救室、治疗室、手术室（或清创缝合室）、观察室，急诊病房和EICU。应单独开设发热门诊和肠道（腹泻）门诊。同时要设置诸如检验、影像检查、药房、挂号及收费等必要的辅助科室窗口。

为了急诊区的高效运行，有利于急危重患者的抢救，可将急诊区或通道划分为以下功能区或通道：平诊（普通急诊）工作区或通道，接诊病情较轻、痛苦程度不高的患者；急诊工作区或通道：接诊可能发展为危及生命或虽不危及生命但却较痛苦的患者；抢救工作区或通道：接诊有生命危险的急危重症患者。

3. 急诊科的功能和任务

急诊科同其他科室一样也承担着医、教、研三大任务。

（1）医疗：急诊科首要任务是医疗，急诊科收治疾病的范围一般包括：各种急性外伤；突发急性腹痛；突发性高热（T大于38.5℃）；腹泻、呕吐、严重脱水；各类休克；特发咯血/呕血/便血/有内出血征象；临产、流产或突发大量阴道出血；急性心、肺、脑、肝、肾等重要脏器功能衰竭；有抽搐症状或各种原因的昏迷；颜面发绀、呼吸困难；耳道、鼻道、咽部、眼内、气道或食管内有异物；眼睛急性疼痛、红肿或急性视力障碍；各种意外伤害，如中毒、中暑、自杀、淹溺、电击伤、烧伤、蛇（虫）咬（蛰）伤；急性尿闭、尿潴留、肾绞痛；慢性病急性发作；急性过敏性疾病；可疑有烈性传染病；其他医生认为符合急诊条件者。

当患者被送到急诊科后，首诊医师应迅速检查病情，提出相应的检查项目，并给予积极抢救、治疗。一旦病情平稳应及时分流，病情较重或诊断不清者，应留诊观察或收入专科病房或转入EICU继续进行抢救。

（2）教学：急诊科也要承担教学任务，常规医疗工作的同时要负责专科医生、轮转医生、进修医生、实习医生及各级各类护士的培训。目前，我国许多医学院校开设急诊医学课程，1987年全国第一个急诊医学专业硕士点在中国协和医科大学成立，以后国内不少医学院校也相继建立急诊医学硕士点；2000年徐州医学院在全国率先招收急救专业方向的本科生（挂靠麻醉学系），此后国内多所院校开始招收急诊或急救专业的本专科学生，培养专业的急诊急救医学人才步入了正常化阶段。

（3）科研：急诊科繁重的医疗任务、大量的教学工作使得急诊科的科研力量显得相对薄弱甚至明显不足，这也严重制约了急诊科的自身发展。急诊医学是一门新兴的学科，值得研究的课题很多，如心肺脑复苏术、休克、急性呼吸窘迫综合征（ARDS）、多脏器功能不全综合征（MODS）、中毒、创伤救治等，这些课题也只有在急诊科才能得到有效的研究。急诊医学的发展与急诊科的发展相互促进：如何改善急诊科医务人员的待遇，创造良好的科研环境，稳定急诊专业队伍已成为目前急诊科发展的重要一环。

总之，急诊科的工作具有时间性特别强、随机性比较大、病种涉及面广、任务重、责任大等特点，各级医院均应高度重视急诊科的建设，增加投入，并切实加强急诊科的管理。

（三）危重病医学和ICU

1. 危重病医学（critical care medicine，CCM）

CCM是一门研究危重病发生、发展规律及其诊治的科学，卫健委已将危重病医学列为临床一级学科——重症医学科。CCM 也具有多学科交叉、渗透的特点，狭义的 CCM 所涉及的主要是急危重症患者，包括由于各种疾病或创伤等所引起的机体内环境严重失衡、单个或多个脏器系统功能障碍或衰竭者；广义的 CCM 则包括一切随时可能发生危及生命的伤病或综合征。

2. 加强监护病房（intensive care unit，ICU）

在我国被称为加强治疗科或加强监护病房，是将危重患者集中管理的病室，其宗旨是为急危重伤病员提供高技术、高质量的医疗服务；其手段就是运用先进的监测技术对患者生命功能进行连续、定量、实时的监测，以便及时准确地做出诊断（判断），及时采取积极的治疗措施。多年来的实践表明，ICU 的建立显著地提高了急危重症患者的治愈率、降低了各种并发症的发生率和死亡率。

第二章 重症监护病房的建设与管理

第一节 ICU 的设置

一、ICU 模式

依据医院的规模、性质及条件进行设置，目前 ICU 大致分为以下几种模式：

1. 综合性 ICU

为一独立的临床业务综合科室，受医院领导直接管辖，收治医院各科室的危重病人。综合 ICU 集中了人力、物力、财力，优化整合医疗资源，有利于学科建设，便于充分发挥先进仪器设备的效益。

2. 部分综合性 ICU

由医院内较大的一级临床科室为基础组成的 ICU，介于专科 ICU 与综合 ICU 之间，如外科 ICU（surgical ICU）、内科 ICU（medical ICU）、急诊 ICU（emergency ICU）等。

3. 专科性 ICU

一般为临床二级科室所设立的 ICU，如心内科 ICU（CCU）、呼吸内科 ICU（RCU）等专为收治某个专科危重病员而设立的，多属某个专业科室管理。专科性 ICU 对抢救本专业的危重病员有丰富的经验，不足之处是接纳病种单一，不能够接受其他专科危重病人。

目前国内发展趋势以综合 ICU 和专科 ICU 为主。

二、ICU 规模

1. ICU 布局

合理的 ICU 布局应保证最大限度地满足临床抢救的需要，应独自成为一个相对封闭的工作区域。监护站原则上应该设置在所有病床的中央地区，以稍高出地面、直接观察到所有病床的扇形设计为佳。站内设置中心监护仪、计算机等设备，存放病历夹、医嘱本、治疗本、病情报告本及各种记录表格，是各种监测记录的场所。

2. 床位数设置

ICU 床位数应根据医院或病区的床位数来设置。发达国家 ICU 床位数占全院总床位的 5%~10%。我国一般综合性医院综合 ICU 床位数应占全院总床位数的 1%~2%，以 8~12 张床位较为经济合理，最多 12 张。ICU 每张床占地面积不小于 20 m^2，以 25 m^2 为宜，也可根据人力、物力、房间条件设置每单元床位数。室温在 20~22℃，湿度 50%~60% 为好。

3. 人员配备

ICU 为各类危重病人集中的场所，工作量大，治疗手段繁多，操作技术复杂，故对医护人员的编制要求要明显高于其他科室。一般综合性 ICU 要求医生与床位的比例为（1.5～2）∶1，护士与床位的比例为（3～4）∶1。以 10 张床为例，医生需要 15～20 名，护士需要 30～40 名。

4. 设备配备

包括监测设备和治疗设备。常用的监测设备有多功能生命体征监测仪、呼吸功能监测仪、血流动力学监测设备、血气分析仪、心电监护仪、心电图机等。常用的治疗设备有输液泵、注射泵、呼吸机、除颤器、临时心脏起搏器、主动脉内球囊反搏装置、血液净化装置等。病床床头前安置氧气、负压吸引器等管道装置，输液导轨有升降功能，自来水开关有自动感应功能等。

主动脉内球囊反搏术是将带有气囊的导管通过股动脉插到降主动脉，在心室舒张时将气囊快速充盈，增加升主动脉的舒张压，使舒张期冠状动脉血流增加。心室收缩时，将气囊内气体排空，左心室射血阻力下降，心排血量增加，心肌耗氧量减少。装置主要用于治疗心源性休克、心脏手术后低心排血量等需要辅助循环者。

第二节　ICU 的管理

一、收治范围

ICU 收治范围包括临床各科的危重病人，这些病人往往病情危重，危及生命，需要特别监护和治疗，且有可能恢复健康。

1. 适应证

①创伤、休克、感染等引起多系统器官功能衰竭病人；②心肺脑复苏后需对其功能进行较长时间支持者；③多发伤、复合伤病人；④物理、化学因素导致危急病症，如中毒、溺水、触电、蛇咬伤和中暑病人；⑤有严重并发症的心肌梗死、严重的心律失常、急性心力衰竭、不稳定型心绞痛病人；⑥大手术后需要监测救治的病人；⑦水、电解质、渗透压和酸碱严重失衡的病人；⑧严重的代谢性疾病，如甲状腺、肾上腺、胰腺和垂体等内分泌危象病人；⑨各类大出血、突然昏迷、抽搐、呼吸衰竭等各系统器官功能不全需要支持者；⑩脏器移植术后及其他需要加强护理者。

2. 非适应证

①脑死亡病人；②急性传染病；③无急性症状的慢性疾病、无望或某种原因放弃治疗者；④癌症晚期病人；⑤老龄自然死亡过程。

二、基本功能

综合性 ICU 应该具备以下功能：①心肺复苏；②呼吸道管理及氧疗；③持续生命体征监测和有创血流动力学监测；④紧急心脏临时起搏；⑤快速检测各种化验结果；⑥较长时间支持各脏器功能；⑦全肠道外静脉营养支持；⑧转送病人过程中有生命支持的能力。

第三节　ICU 的感染控制

ICU 是易感人群和危险因素集中的场所，其感染发生率均较其他科室高。ICU 收治的病人病情严重，自身免疫力下降，再加上 ICU 各种侵入性检查、治疗较多，使病人随时处于发生感染的危险之中。感染发生率高，严重威胁着病人和医护人员的身体健康，因此，加强 ICU 感染的控制是当前医院 ICU 管理工作中的一个重要内容。

一、感染的原因

1. 基础疾病严重

ICU 收治对象多为各种类型的休克、复合伤、脏器移植等大手术以及心、肺、肾等重要脏器功能衰竭的病人，病人基础疾病严重，机体抵抗力差，是引起医院感染的重要原因之一。

2. 易感人群密集

ICU 是各种危重病人集中救治的场所，将不同病种、不同感染程度和感染部位的危重病人集中治疗护理，极易引起交叉感染。

3. 有创的监测、诊疗技术增多

各种有创监测和诊疗技术如气囊漂浮导管监测、中心静脉压监测、各种人工气道、留置导尿等，破坏了机体皮肤黏膜的完整性，使侵袭性成为医院获得性感染的直接原因。

4. 抗生素不合理应用

不合理的广谱抗生素的大量联合使用，可引起耐药菌株的增加和机体正常菌群的失调，使细菌定植抵抗因子减少，原不致病或在特定条件下才致病的病原菌大量繁殖，进而导致医院感染。

5. ICU 内环境污染

ICU 布局不合理，通风换气不够，清洁区与污染区划分不明确，缺少缓冲间；消毒液的配制浓度不严格，已失效或挥发的消毒液未及时更换，病室、治疗室使用的清洁用品未分开等也是造成医院交叉感染的原因之一。

6. 无菌操作技术不严格

无菌操作不严格，可通过医务人员的手或器械造成病人间的交叉感染；不能按规定使用一次性治疗护理用品，或重复使用的物品消毒不彻底，也会增加 ICU 医院感染的发生机会。

二、常见的 ICU 感染部位

ICU 感染一般以下呼吸道、泌尿道和腹部感染最常见。不同医院 ICU 感染的发生率可不同，感染部位也不同。外科 ICU 感染率高于内科 ICU，以泌尿道、手术部位、呼吸道、血液感染居多，内科 ICU 中呼吸道、泌尿道、血液感染最常见。

1. ICU 获得性肺部感染

ICU 获得性肺部感染是 ICU 中相当突出的问题，其死亡率位居 ICU 医院感染的首位。其感染的发生与 ICU 病人易发生误吸、呼吸机的使用以及医源性因素有关。常见的病原菌主要是 G^- 杆菌，其次是球菌，此外还有真菌、原虫、病毒和寄生虫等。

2. ICU 获得性泌尿系统感染

其在我国仅次于 ICU 获得性肺部感染，位居第二位。其感染的发生与插管的方法、留置导尿的时间、导尿的无菌技术、病人的易感性、病人自身菌群的感染有关。主要的致病菌是 G^- 杆菌，其次是 G^+ 球菌、真菌，偶有病毒感染。

3. 血管内导管的相关性感染

ICU 介入性检查、治疗多，危重症病人多有有创血压监测、深静脉置管、漂浮导管监测等，病原菌可随导管经皮肤伤口侵入皮下组织至血管内，也可经导管内腔直接进入血液循环，引起血管内导管的相关性感染。常见的病原菌有 G^- 杆菌、G^+ 球菌及真菌。

4. 深部真菌感染

由于 ICU 病人病情重，机体抵抗力差，长期应用激素、抗生素、免疫抑制剂等，使存在于口咽部、胃肠道、皮肤表面的真菌由共栖菌变成侵入菌，导致呼吸道、泌尿道、血管内导管等部位的感染。常见致病菌有真菌、念珠菌属、新型隐球菌、曲菌属等。

三、ICU 感染控制

ICU 是院内感染的高发区，也是细菌高度耐药区域。因此，加强 ICU 感染的控制是当前医院管理工作的一项重要内容。感染源、易感宿主和传播途径为感染链的三要素。切断感染链、保护易感人群、保护人体正常免疫功能和微生态平衡是预防 ICU 感染的原则。ICU 感染控制措施包括：

1. 人员要求

ICU 医护人员应有较强的预防感染的意识，了解和掌握感染监控知识和技能，自觉遵守各项消毒隔离制度。

（1）严格更衣、换鞋制度。工作人员进入 ICU 应更换室内工作衣、工作鞋、戴好帽子和口罩。外出时必须加隔离衣，更换外出鞋。护理感染病人时，应穿防护服。探视人员进入 ICU 也应更换清洁的外衣和鞋子。

（2）养成良好的洗手习惯。院内感染可通过医护人员的双手传播，故医护人员应养成勤洗手的习惯。在接触不同病人或接触同一病人不同部位前后、执行各种技术操作及无菌操作前后、处理便器后以及进入或离开 ICU 时，均必须洗手。病室内应有洗水池，最好是感应水龙头。查房时使用免洗手部消毒剂。定期进行手的消毒效果监测，ICU 工作人员洗手后，细菌总数 ≤ 5 CFU/cm^2，并未检出致病菌为合格。

（3）严格执行无菌操作技术。医护人员应认真执行各项无菌操作技术，进行无菌操作前必须戴好口罩、帽子并洗手。

2. 空气净化及环境消毒

保持空气清新和环境清洁是预防感染的重要手段。

（1）通风：通风是减少空气中致病微生物有效而简易的方法。自然通风，即开窗换气，每天 2~3 次，每次 20~30 min。机械通风是在空调设备内安装过滤装置，使进入的空气减少尘埃。

（2）紫外线消毒：紫外线灯为光照空气消毒，每 10~15 m^2 房间安装 30 W 无臭氧紫外线灯，高度距离地面 2.5 m 左右，每日 2 次，每次 20~30 min，可降低 50%~70% 悬浮微生物。

（3）喷雾或擦拭消毒：室内无病人时，可用 1% 过氧乙酸喷雾消毒，喷雾前将监护设备包好，以防损坏。病房内物体表面用 0.2% 过氧乙酸擦拭消毒，墙壁每周 1 次，病床、床头柜、医疗器械及门窗表面每日 1 次，地面每日 4 次。

（4）限制人员出入：ICU 内空气污染最严重的区域多为入口处和走廊，特别是医师查房和护士交班以及家属探视时间更为严重，因此，应将进入 ICU 的人员减少到最低限度，包括限制探视人员以及减少医师、护士不必要的出入。

3. 设备用物消毒

污染的医疗设备及用品是导致病人感染的另一重要原因。呼吸机管道、湿化瓶、面罩及管道接头内均有 G^- 杆菌生存条件，用后用 0.2% 过氧乙酸浸泡 30 min；治疗包、换药包、无菌治疗用品，送供应室进行蒸气或环氧乙烷灭菌；提倡使用一次性用品，可有效防止交叉感染；床上用品终末消毒用环氧乙烷或 γ 射线；无条件时用太阳暴晒或紫外线等照射；大小便器应固定使用，每次用后用 0.1% 有效氯浸泡液消毒后晾干，0.2% 过氧乙酸浸泡；病室使用的清洁用具用 0.1% 有效氯消毒后晾干，0.1% 过氧乙酸浸泡后分开放置不能混用。

第四节　CCU 护理

一、急症患者入院护理常规

（1）病区接急症患者入院通知后，立即准备床单位及所需急救用物，并通知主管医师尽快到位。

（2）医护人员主动热情迎接急症入院患者，迅速安置急症患者到病床，并与护送患者的医务人员了解患者正在输注的药物等，了解患者目前治疗、护理情况及效果。危重患者的贵重物品交家属妥善保管。

（3）根据医嘱和病情的需要，立即给予吸氧、建立静脉输液通路、心电监护、采集各种标本等，协助床旁检查。如是危重患者应做好急救准备，备必要的急救药品和器材于床旁，遵医嘱及时准确用药并协助医师进行抢救。

（4）尽快对患者进行入院护理评估，包括生命体征、意识状态、情绪反应等，询问患者的主诉，了解目前的主要症状和体征，明确主要的护理问题，立即采取有效的护理措施，并按要求书写三测单、入院患者护理评估单、护理记录等。

（5）办公室护士办理入院手续，通知主管医师接诊新患者。入院手续包括接收住院证和病历首页并置于对应的病历中，核准和保管患者医疗保险诊疗手册或农村合作医疗手册，准确填写姓名牌、床头卡片及相关登记，并安放有关卡片。

（6）给予入院指导。向患者或家属详细介绍住院指南，包括主管医师、责任护士、护士长及联系方式，病室环境、餐饮服务、作息时间、探视制度、陪护规定、住院安全事项、医保用药、用材须知等，并用"入院告知书"书面指导，请患者或家属详细阅读后签名。

（7）患者病情稳定后，给予患者入院卫生处置，如修剪指甲、剃胡须、更换病员服等，多余物品交代家属带离医院。

（8）按医嘱落实患者正确的饮食和指导。

（9）及时正确执行医嘱，完成各项治疗，观察用药后的反应。

（10）运用护理程序，执行分级护理制度，实施整体护理。包括按要求巡视患者，仔细观察病情变化，及时报告医师；与患者进行有效沟通，了解患者心理状况，征求患者意见，明确护理问题；及时解决患者的需要，落实各项基础护理和危重患者护理；减轻患者的心理压力和缓解紧张情绪，做好住院期间特殊检查、治疗、手术阶段的健康指导和护理效果评价并记录。

（11）每日发放患者住院费用清单。

（12）可疑传染病例，应按隔离原则进行处理。

二、患者出院护理常规

（1）办公室护士接到患者的出院医嘱后，通知责任护士告知患者出院日期及办理有关出院的手续。

（2）注销各种治疗护理卡，将填写好的出院通知单、出院带药单、疾病诊断证明书送出入院结算中心。

（3）按出院病历的顺序要求整理病历，病区质控员进行病历终末质量控制，并在病历首页上签全名。

（4）出院前，向患者或家属进行出院健康指导，包括病情观察、用药、饮食、活动、家庭康复训练、复诊时间、自我照顾指导等。

（5）协助患者整理物品，收回医院用物，诚恳征求患者意见和建议，热情护送患者出院。

（6）按要求进行床单位终末料理和消毒。

（7）对于病情不允许出院或家属自动要求出院的患者，应予以耐心解释、劝阻和说服，如说服无效，应请患者或符合法定要求的代理家属在病历中签名后方可出院。对于病情许可且医嘱可以出院而不愿出院的患者，应进行说服，如说服无效，应通知家属或患者所在单位办理患者出院手续并接患者出院或与医务科联系且在征得家属或单位的同意后将出院患者护送回家。

（8）做好患者的病情追踪观察和真情电话回访工作。

三、特别护理常规

（1）对病情危急、随时需要抢救、各种复杂及新大型手术、各种严重损伤和监护室的患者应给予特别护理。

（2）设专人昼夜看护，严密观察病情变化；急救药品、器材准备齐全，随时准备抢救。

（3）设立特别护理记录单，及时、准确记录患者生命体征及出入水量，以保持水电解质平衡，并严格交接班。

（4）制定护理计划，适时提出护理问题，认真落实各项护理措施，及时进行效果评价。

（5）保持患者衣、被及床单位整洁，做好口腔、头发和皮肤护理；保持各导管通畅；按时翻身，进行预防压疮护理，防止并发症。

（6）向患者提供合适的饮食，以保证足够的营养。

（7）保持肢体功能，防止足下垂或其他体位性神经损伤。

（8）及时进行心理护理，了解患者心理状况，适时进行健康教育。

（9）严格执行隔离消毒制度，防止院内感染。

四、一级护理常规

（1）对危重、病危、各种大手术后、生活不能自理、各种内出血、外伤、高热、昏迷、肝肾衰竭、休克、瘫痪、惊厥、早产、晚期癌症等患者应给予一级护理。

（2）患者应绝对卧床休息。护士提供患者生活上的各种需要，应做到饭、水、便器、药物、治疗五到床头。

（3）严密观察病情。按要求测量生命体征，根据病情制订护理计划，提出护理问题，落实各项有效护理措施。观察用药的效果及反应，按规定做好各项护理记录。

（4）按要求及时巡视患者，与患者进行有效沟通，向患者实施心理护理及健康教育。

（5）落实各项生活护理。随时保持患者衣被及床单位整洁。保持各导管通畅。

（6）协助或督促患者按时翻身，根据病情进行预防压疮护理。

（7）协助并指导患者按要求进食，以保证营养的供给。

（8）根据病情协助患者进行功能锻炼，并设床栏以防止坠床。

（9）做好消毒隔离工作，预防院内交叉感染。

五、二级护理常规

（1）对患者病重期急性症状消失、特殊复杂手术及大手术后病情稳定及生活不能自理、年老体弱或慢性病、不宜过多活动者、一般手术后或轻型子痫等患者应给予二级护理。

（2）指导患者卧床休息。在病情允许的情况下，可协助患者在床上活动或室内适当活动。

（3）协助并指导患者参与各项生活护理，保持皮肤、口腔、衣被等清洁，防止并发症。

（4）按要求及时巡视患者，注意观察病情变化、特殊治疗用药后的反应和效果，做好各项护理记录。

（5）协助并指导患者按要求进食，以保证营养的供给。

（6）做好心理护理及健康教育，与患者进行及时有效的沟通。

六、三级护理常规

（1）轻症患者、一切慢性病、择期手术前、检查准备阶段、正常妊娠、各种疾病及手术后恢复期或等待出院、可下床活动、生活能自理等患者应给予三级护理。

（2）指导患者进行自我生活护理，保持皮肤、口腔、衣、被等清洁，防止并发症。根据病情参加一些室内集体活动。

（3）注意观察病情，及时巡视患者，了解用药反应，掌握患者心理状态及生活所需。

（4）指导患者按要求进食，以保证营养的供给。

（5）做好心理护理及健康教育，与患者进行及时有效的沟通。

七、呼吸困难护理常规

（一）护理评估

（1）仔细观察呼吸困难发作的情况，有无伴随症状，如咳嗽、咯血、胸痛、心悸、发热、喘鸣、下肢水肿等。

（2）评估呼吸的频率、深度及节律，观察面色、神志等变化。

（3）对重度呼吸困难者，评估有无焦虑和恐惧。

（二）护理措施

（1）患者宜解松衣、被，取舒适的坐位或半卧位休息。

（2）遵医嘱给予吸氧。

（3）给予清淡、不易发酵（不产气）、易消化的饮食。

（4）对外源性哮喘患者，去除过敏源如花粉、植物等。

（5）保持呼吸道通畅。呼吸困难伴痰多者，应给予吸痰。必要时，做好气管插管或切开的急救准备。

八、水肿护理常规

（一）护理评估

（1）询问水肿发生的时间、最初出现的部位，发展速度及性质。

（2）评估有无伴随症状和体征，如高血压、蛋白尿、血尿、心脏增大、心脏杂音、肝大等。

（3）评估水肿与药物、饮食、月经、活动、体位等的关系。

（4）测量患者的生命体征、体重、腹围等。

（5）观察有无呼吸困难、发绀等。

（二）护理措施

（1）给予清淡、易消化的食物，少量多餐，同时避免摄入产气食物。营养不良性水肿患者，鼓励摄入高蛋白、丰富维生素的食物。

（2）限制钠盐、水的摄入。轻度水肿者，钠盐摄入量一般限制为小于 5 g/d；重度水肿者，限制为小于 1 g/d。水肿消失后，宜维持低盐饮食，即小于 2 g/d。心源性水肿者，限制水分的摄入，一般患者摄入量为 1.5 ~ 2.0 L/d，夏季可增加至 2 ~ 3 L/d。

（3）轻度水肿患者应适当限制活动，重度水肿者应卧床休息。

（4）注意更换体位，避免局部长期受压。必要时用气垫床，并给以适当按摩，避免皮肤破溃。

（5）保持患者床单清洁、干燥、平整、松软，宜穿质地柔软、吸汗性强的衣服。

（6）保持皮肤、黏膜的清洁，特别是口腔、眼睑、会阴等部位的清洁。

（7）水肿与药物有关者，遵医嘱停用药物；水肿并有呼吸困难者，给予氧气吸入。

九、压疮护理常规

（一）护理评估

（1）评估患者有无长期卧床、肥胖、营养不良、水肿、大小便失禁、活动受限、感觉障碍、意识障碍等压疮发生的高危因素。

（2）观察患者局部有无红、肿、热、触痛，特别是压疮易发部位，如骶尾部、股骨大转子、髋部、肩胛部、肘部、内外踝部、足跟部、耳郭、枕部，或是否已有皮肤完整性受损的情况。

（3）评估患者压疮预防措施的应用情况，如更换体位、使用气垫床等。

（4）根据压疮的分期，科学评估压疮的病变程度。

（二）护理措施

1. 改善营养状况，纠正低蛋白血症

给予高热量、高蛋白、高维生素饮食。对进食困难者，采取胃肠外营养、深静脉营养等措施。

2. 避免局部长时间受压

（1）对于长期卧床、大手术后、年老等不便翻身的患者应睡气垫床，以缓解局部压力。

（2）定时变换体位，每2h1次翻身，避免骨隆突处长时间受压。

（3）促进局部血液循环，给予温水擦浴和局部按摩。

3. 避免皮肤受潮湿、摩擦等不良刺激

（1）保持床单位平整、干燥、无屑。

（2）翻身时，动作应轻巧，避免推、拉、拖等动作产生摩擦力和剪切力。

（3）及时擦干汗液、尿液，更换潮湿衣服。

4. 根据压疮的分期给予护理

（1）Ⅰ期，以缓解局部压力和保持皮肤清洁、干燥为主，切勿按摩。

（2）Ⅱ期，用生理盐水清创后，保持创面无菌、湿润，避免受压。

（3）Ⅲ期，以清除坏死组织，促进组织生长为主。

（4）Ⅳ期，护理的关键是清除坏死组织，保持瘘管内渗出物引流通畅。

十、疼痛护理常规

（一）护理评估

（1）评估疼痛的部位、发作的特点、性质与强度、有无牵涉痛等。

（2）了解诱发疼痛或加重疼痛的因素。

（3）观察疼痛时有无伴随症状，如发热、寒战、呕吐、吞咽困难、咳嗽、皮疹、血尿、视力障碍、呼吸困难等。

（4）监测生命体征。

（5）询问疼痛史或疾病史，如脑部疾病、腹部化脓性感染、手术、心脏病史等。

（6）检查疼痛部位有无红、肿、热，有无外伤，有无颈、锁骨上、腋窝淋巴结肿大。评估腹痛者腹部有无包块、压痛、反跳痛；有无机体活动受限、关节功能障碍等。

（7）评估患者精神心理状态，有无紧张、焦虑、睡眠障碍等。

（二）护理措施

（1）保持病室安静，帮助患者采取舒适体位，减轻疼痛。

（2）积极做好心理疏导，指导患者分散注意力、自我放松。给予心理支持，缓解疼痛。

（3）给予任何有创性检查或治疗之前，应评估患者的耐受程度，向患者说明检查或治疗目的、操作过程及配合要求等，提高患者对疼痛的耐受力，增强患者的安全感。

（4）遵医嘱给予缓解疼痛药物，并及时评估疼痛缓解的程度。

十一、高热护理常规

（一）护理评估

（1）评估体温、脉搏、呼吸、血压。注意发热的特点及伴随症状，观察皮肤有无皮疹、出血点、麻疹、瘀斑、黄染等。

（2）评估患者的意识状态。

（3）评估患者皮肤的温度、湿度及弹性。

（二）护理措施

（1）疑似传染病时，先行一般隔离，确诊后按传染病隔离要求隔离。

（2）患者绝对卧床休息。对于烦躁不安、神志不清、谵妄、惊厥者，加床栏，防止坠床，必要时使用约束带。

（3）给予高蛋白、高热量、丰富维生素的易消化食物，少食多餐。鼓励患者多饮水，出汗多时注意补充含盐饮料。

（4）对体温在39℃以上者，可施行物理降温。在头部、腋下与腹股沟等大血管处置冰袋或采用32～36℃的温水擦浴（血液病患者除外），或采用冷盐水灌肠。如患者出现颤抖，应停止降温。

（5）经物理降温无效者，遵医嘱给予药物降温。但对原因不明的高热，慎用药物降温。对年老、体弱及婴幼儿应注意药物剂量。

（6）高热期间，监测体温、脉搏、呼吸、血压每4h 1次，必要时随时测量。物理降温后半小时，及时测量体温并记录。

（7）保持衣着及被盖适中。大量出汗时，及时更换衣服。体温骤降时，应给予保暖，避免直接吹风，防止着凉。

（8）保持口腔和皮肤清洁。

（9）及时采集各种标本。

十二、双鼻式鼻塞吸氧法操作常规

（一）护理评估

（1）评估患者缺氧的全身表现，包括心率，脉搏，呼吸的频率、节律和深浅度，意识与精神状态。

（2）评估患者缺氧的局部表现，包括口唇、鼻尖、颊部、耳郭、甲床等处皮肤黏膜的颜色、发绀程度。评估呼吸困难的程度，有无张口、抬肩、鼻翼翕动、"三凹征"等症状。

（3）评估患者有无紧张、焦虑，了解患者对吸氧的认知程度等。

（4）评估用物是否齐全、供氧装置是否完好，病房内有无烟火、易燃品等。

（二）操作步骤

1. 给氧

①将用物带至患者床旁，核对患者床号、姓名，向患者解释吸氧的目的。

②连接流量表于中心供氧装置上，连接湿化瓶和管道。

③用湿棉签检查和清洁鼻孔。

④连接双腔鼻导管，调节好流量，检查鼻导管是否通畅，然后轻轻将鼻导管插入鼻腔，将导管固定在两侧耳郭上。

⑤在吸氧卡上记录给氧的时间及流量，并挂放于床头。

⑥向患者交代吸氧中的注意事项。

⑦密切观察患者吸氧过程中缺氧改善的情况。

2. 停氧

①评估患者缺氧改善情况，SaO_2大于95%，呼吸平稳，符合停氧指征。

②将用物带至床旁，核对患者床号、姓名，向患者说明停氧的原因。

③拔出鼻导管，擦净鼻部。

④关闭流量表开关，取下湿化瓶及流量表，记录停氧时间。

⑤整理用物和床单位。

（三）健康指导

（1）向患者讲解吸氧的目的和意义，通过吸氧提高血氧含量，改善缺氧症状和通气功能。

（2）告诉患者不要私自调节流量，以免影响治疗效果。

（3）交代吸氧过程中的用氧安全，不能在病房内吸烟及用明火，室内禁止放置易燃、易爆物品。

十三、面罩吸氧法操作常规

（一）护理评估
（1）评估患者缺氧的全身表现，包括心率、脉搏，呼吸的频率、节律和深浅度，意识与精神状态。

（2）评估患者缺氧的局部表现，包括口唇、鼻尖、颊部、甲床等处皮肤黏膜的颜色、发绀程度。评估呼吸困难的程度，有无张口、抬肩、鼻翼翕动及"三凹征"等症状。

（3）评估患者有无紧张、焦虑，以及患者对吸氧的认知程度等。

（4）评估用物是否齐全，氧气面罩大小是否合适，供氧装置是否完好，病房内有无烟火、易燃品等。

（二）操作步骤
1. 给氧

①将用物带至患者床旁，对床号、姓名，向患者解释面罩吸氧的目的。

②检查面部有无损伤，清洁口腔及鼻孔。

③连接流量表于中心供氧装置上，再依次连接湿化瓶、氧气导管，湿化及检查氧气导管是否通畅。

④根据病情调节氧流量。置氧气面罩于患者口鼻部，用松紧带固定好，面罩松紧合适，避免漏气。

⑤在吸氧卡上记录给氧的时间及流量，并挂放于床头。

⑥向患者交代注意事项。

⑦吸氧过程中密切观察缺氧改善的情况。

2. 停氧

①评估患者缺氧症状改善情况，呼吸平稳，无过度通气，才符合停氧指征。

②将用物带至床旁，对患者床号、姓名，向患者解释停面罩吸氧的原因。

③取下面罩，调节氧气流量，改为鼻导管给氧。

④清洁面部及口鼻部。

⑤记录停用面罩吸氧的时间。

⑥整理用物和床单位。

（三）健康指导
（1）向患者讲解吸氧的目的和意义，通过吸氧提高血氧含量，改善缺氧症状和通气功能。

（2）告诉患者不要私自调节流量，以免影响治疗效果。

（3）交代吸氧过程中的用氧安全，不能在病房内吸烟、用明火，室内禁止放置易燃、易爆物品。

（4）氧气面罩松紧一定要合适，如果患者感觉面罩太紧或太松时，应向护士说明，避免对面部皮肤造成损伤。

（5）指导患者用面罩吸氧过程中尽量采用吸管饮水，减慢呼吸，以免过度通气。

十四、持续心电监护常规

（一）护理评估
（1）评估患者心率、心律，有无心悸，有无胸闷、胸痛；了解水、电解质平衡情况；对心电监护的认识，有无紧张、焦虑。

（2）了解患者的心电图情况。

（3）评估心电监护仪是否完好。

（二）护理措施
（1）向患者解释持续心电监护的目的、方法和配合要求。

（2）确定电极片安放部位及清洁相应部位的皮肤。

（3）安放电极片，连接心电监护仪。

（4）根据心电监护所采集的患者的参数，合理设置报警值。

（5）观察心电监护的动态变化，包括心率、心律等，定时或按需要记录。对威胁生命的心律失常应及时报告医师和处理。

（6）结合心电示波评估患者的临床表现，如胸闷、心绞痛等，了解病情变化特点。

（7）监护过程中，注意检查电极片是否松动、移位、脱落等，以免影响监护参数。

（三）健康指导

向患者说明在监护过程中，仪器报警等可能产生噪声及需要卧床造成患者生活不便，以消除患者的心理紧张。

十五、电除颤护理常规

（一）护理评估

（1）评估患者的脉搏、心律、意识状态等；了解心律失常的类型，如心室颤动、心室扑动、心房扑动或无脉性心动过速。

（2）评估患者年龄、心前区皮肤是否完整、身体上是否有金属饰物、心脏起搏器等。

（3）评估除颤器、心电监护仪等抢救设备及药物是否齐全，并带至患者床旁。除颤前应摘除身体上的金属饰物。

（4）评估病室内氧气是否关闭，有无易燃、易爆物品。

（二）操作步骤

（1）向患者家属说明病情、电除颤的目的和可能出现的并发症。

（2）连接除颤器电源，打开除颤器。

（3）提醒除患者以外的所有人员离开病床。

（4）协助患者取平卧位。选择合适的电极板，安放电极，分别为胸骨右缘第二肋间、心尖部，贴紧胸壁皮肤。电极板上均匀涂电凝胶或胸部敷盖湿盐水纱布。

（5）按年龄选择除颤能量、充电，按心律失常类型选择同步或非同步除颤。

（6）仪器关闭后放电除颤。

（7）观察心电图是否复律，未复律的可再次适当增加除颤能量再次除颤。

（8）除颤后，观察患者是否发生低血压、高血钾、肺水肿、周围动脉栓塞、皮肤灼伤等并发症，以便及时处理。

（9）持续心电监护，按持续心电监护常规。

（三）健康指导

（1）向患者说明施行电除颤后，如出现头昏、胸闷、胸痛、呼吸困难等，及时报告医护人员。

（2）电除颤后，应卧床休息。

十六、中心静脉导管置入术护理常规

（一）护理评估

（1）评估患者生命体征及 24 h 出入量的变化。

（2）评估患者的全身情况，是否有水肿、眼凹陷等情况。

（3）评估穿刺处（颈部）皮肤是否完好，有无瘢痕等。

（4）评估患者是否了解中心静脉置管，是否紧张等。

（5）评估用物是否准备齐全，环境是否清洁、光线充足等是否符合要求。

（二）护理配合措施

（1）向患者解释中心静脉导管置入的目的和意义，消除患者的思想顾虑。

（2）将用物带至患者床旁。

（3）帮助患者摆放体位。肩下垫小枕，头部偏向穿刺处的对侧。

（4）协助穿刺，遵守无菌技术操作原则。消毒穿刺处皮肤，直径大于 10 cm。铺无菌孔巾，准备局部麻醉用药等。

(5) 导管置入过程中，密切观察患者的呼吸血压、心率等变化。

(6) 置管后定时听诊呼吸音，防止术后并发症，如血气胸。

(7) 保持导管通畅，指导患者取合适的体位，避免过度牵拉，以免导管扭曲、受压或脱出。定时用肝素盐水冲洗导管，如导管堵塞，切不可强行冲洗，避免将血栓冲入血管。

(8) 保持穿刺部位清洁、干燥，穿刺处每天更换无菌敷料。

(三) 健康指导

(1) 告诉患者置管后保持合适体位的重要性。

(2) 注意保持导管置入处干燥和周围皮肤清洁，切勿弄湿局部。

十七、中心静脉导管拔除护理常规

(一) 护理评估

(1) 评估患者的血压、心率、CVP值、24 h出入水量等，了解血容量状态。

(2) 评估中心静脉导管穿刺处皮肤是否发红、血肿、渗血异常；导管是否通畅，有无血栓、气栓等。

(3) 评估用物是否准备齐全。

(二) 操作步骤

(1) 将用物带至床旁，向患者解释拔管过程，取得患者的配合。

(2) 轻轻揭开固定中心静脉导管的胶布和无菌敷料。

(3) 消毒穿刺处皮肤及静脉导管。如有缝线固定静脉导管于皮肤上，可用无菌剪刀剪断缝线。

(4) 用无菌纱布轻压穿刺处，拔除中心静脉导管。

(5) 以无菌纱布压迫穿刺处，直至止血为止。

(6) 记录拔管时间及穿刺部位皮肤状况。

(三) 健康指导

(1) 向患者说明拔管后，需注意穿刺处有无渗血、出血、皮下血肿等情况。

(2) 告诉患者如有任何不适，及时报告医务人员。

十八、人工心脏起搏器置入术护理常规

(一) 护理评估

(1) 评估患者有无晕厥史、心脏传导阻滞等，了解各脏器功能检查情况，评估人工心脏起搏器置入的适应证、禁忌证。

(2) 评估患者是否做好术前准备：手术部位的常规备皮；术前禁食 6~8 h，以防术中呕吐或窒息；术前医嘱用药、皮试；术前休息及消除紧张、恐惧等心理因素。

(3) 检查术前有关用物，包括人工心脏起搏器、抢救车、监护仪、除颤仪、临时心脏起搏器、起搏电器等。

(二) 护理措施

(1) 术前简要向患者及家属说明心脏起搏器置入的目的、过程及配合要点，给予心理支持。

(2) 术后，患者取平卧位或左侧卧位 3~5 天，术侧肩关节避免大幅度活动，防止电极脱位。协助患者每 2 h 翻身 1 次，避免右侧卧位。术后 5~7 天可下床活动，逐步活动术侧肩关节，避免提重物。

(3) 术后 2~3 天内持续心电监护，观察心率、心律变化，以了解起搏器的工作情况。

(4) 术后用沙袋压迫伤口 6~8 h，观察伤口有无出血；保持伤口敷料干燥，伤口敷料隔日换药 1 次，潮湿时及时更换；起搏器囊袋处避免外力压迫、冲击。

(5) 密切观察起搏器异常的症状和体征，如头痛、眩晕、胸痛、气短、打嗝、肌肉痛等。及时发现并处理。

（6）遵医嘱应用抗生素预防感染，测体温至少每4h1次。

（7）保持大便通畅，进食易消化饮食。必要时应用缓泻剂。

（三）健康指导

（1）嘱咐患者起搏器置入术后，按要求卧床休息。

（2）指导患者自我照顾和监测起搏器功能。

①随身携带起搏器急救卡，注明起搏器类型、品牌、型号、数字、设置频率等，以便发生应急事件时参考。

②测脉搏。每日早、中、晚自测脉搏1次，每次1 min。如发现脉搏低于起搏频率5次以上或节律异常，应及时就诊。如起搏器工作慢，注意电源是否耗竭。

③尽量避免与强电磁场、某些家电、理疗电器设备等接触。

④定期复查心电图。出院后分别于第1、3、6月复诊；稳定后则每半年复诊1次；接近起搏器寿命阶段每1～3个月复诊1次。

十九、急性心肌梗死溶栓治疗护理常规

（一）护理评估

（1）评估患者溶栓时机是否合适，如胸痛时间小于6 h，心电图持续至少相邻两个导联的ST段升高；无溶栓禁忌证，如脑血管病史、严重高血压、活动性出血、近2个月内无大手术史或外伤史。

（2）评估患者对目前治疗方案的了解程度及是否有紧张、恐惧情绪。

（3）检查急救用物是否备好，如心电监护仪、除颤器、抗心律失常及升压药物等。

（二）护理措施

（1）向患者简要说明治疗的目的和配合要点，安抚患者，稳定患者情绪，取得配合。

（2）嘱患者绝对卧床休息，并予高流量吸氧。胸痛时，遵医嘱给予咖啡或哌替啶止痛。

（3）遵医嘱执行溶栓治疗，有条件用输液泵控制速度。

（4）严密观察生命体征的变化，询问患者有无胸痛、呼吸困难等，及时检查心肌酶谱、心电图，以了解溶栓的效果。

（5）观察患者有无出血倾向，如皮肤黏膜、牙龈轻微出血，及时通知医师。注射或穿刺后，适当延长压迫时间，以免出血不止。

（6）其他按心肌梗死护理常规。

（三）健康指导

（1）嘱咐患者卧床休息，减少活动量。

（2）交代患者治疗期间发现任何异常，如胸痛、皮肤青紫、牙龈出血等，及时报告医护人员。

二十、经桡动脉冠状动脉造影术护理常规

（一）护理评估

（1）术前评估患者侧肢循环试验，了解桡、尺动脉之间侧支循环情况。

（2）询问患者是否做好术前准备，包括可少量进食；休息和睡眠充分；遵医嘱给予镇静药物；完成碘过敏试验及抗生素皮试。

（3）手术区已备皮且符合要求，包括选择桡动脉搏动好的区域，以及为防止因桡动脉穿刺失败而改行股动脉穿刺的腹股沟区。

（4）检查急救用物是否备好，如心电监护仪、除颤器、抗心律失常及升压药物等。

（二）护理措施

（1）术前简要向患者及家属说明手术的目的、简单的操作过程及配合要点，安抚患者，消除恐惧、焦虑情绪。

（2）建立静脉通路，遵医嘱给予药物。

（3）协助医师进行无菌操作，完成经桡动脉冠状动脉造影术。

（4）术后卧床休息，体位可根据患者病情需要决定。如平卧，穿刺侧上肢应适当抬高45°~60°于身体平面，勿下垂；术侧腕关节制动，勿握拳；如取坐位，上肢前臂抬高至胸部以上。手背轻度水肿者应抬高术肢，术后10 h左右松解绷带以利静脉回流。

（5）术后持续压迫穿刺部位，压迫时间根据穿刺部位出血、渗血情况而定，如无渗血和出血征象。压迫2 h后可适当放松加压包扎绷带，4 h可拆除绷带，更换敷料。

（6）严密观察血压、心率、心律等变化。心电监护至少24 h，测血压4 h平稳后可停止。

（7）仔细评估穿刺处有无渗血、血肿。注意观察穿刺肢端皮肤的颜色、温度、感觉、桡动脉搏动等，判断远端血液循环状况。一旦发现异常，及时报告和处理。

（8）鼓励患者饮水，加快造影剂排泄。

（9）遵医嘱使用抗生素，预防感染。

（三）健康指导

（1）交代患者术后注意事项。

（2）告知患者如感觉肢体疼痛难忍或发现伤口渗血，及时通知医护人员。

二十一、心绞痛护理常规

（一）护理评估

（1）评估诱发患者心绞痛的因素，了解疼痛的部位、性质及持续时间，观察抗心绞痛药物的疗效及不良反应，警惕心肌梗死的发生。

（2）监测患者的血压、脉搏、呼吸变化。

（3）监测心电图变化，注意有无形态、节律等变化，评估有无心肌缺血、心律失常。

（4）评估患者对疾病的认知程度和心理状态。

（二）护理措施

（1）根据患者病情合理安排休息和活动，充分保证足够的睡眠。心绞痛发作频繁时，应卧床休息，保持环境安静，严格控制探视；疼痛发作时，立即停止活动，就地休息。

（2）合理饮食，给予低脂肪、低胆固醇、低热量、适量纤维素的饮食。进食不宜过饱，避免暴饮暴食，控制食盐摄入量小于5 g/d。戒烟酒，不饮浓茶和咖啡。

（3）患者胸痛时给予中等流量的间断吸氧。

（4）心绞痛严重时，遵医嘱舌下含服或静脉滴注硝酸甘油等，用药时注意滴速和血压的变化。

（5）保持大便通畅，避免用力大便。必要时使用缓泻剂或开塞露塞肛。

（6）给予患者安抚和心理支持，指导患者放松，缓解和消除紧张情绪。

（三）健康指导

（1）指导患者避免诱发心绞痛的因素，纠正不良的生活方式，如避免高脂肪、高胆固醇、高盐饮食；避免重体力劳动和剧烈活动；避免情绪过度激动和精神高度紧张；戒烟酒，不饮浓茶和咖啡；避免寒冷刺激；避免长时间洗澡或淋浴等。

（2）告诉患者疼痛发作时的处理方法，随身携带"保健盒"，学会正确服药和疗效观察。

（3）指导患者识别心肌梗死的先兆症状，如心绞痛发作频繁或程度加重、含服硝酸甘油无效时应立即护送就医。

二十二、急性心肌梗死护理常规

（一）护理评估

（1）评估诱发患者心绞痛的因素，了解疼痛的部位、性质、程度及持续时间，疼痛发作时有无大汗或恶心、呕吐等伴随症状，观察抗心绞痛药物的疗效及不良反应。

（2）监测心电图变化，注意有无形态、节律等变化，了解心肌缺血程度、有无心律失常。

(3)严密监测患者的血压、脉搏、呼吸、体温、面色、心律、心率、尿量等变化,注意潜在并发症的发生,如心力衰竭、心源性休克、心律失常、心搏骤停等。

(4)评估患者对疾病的认知程度和心理状态,有无紧张、焦虑情绪。

(二)护理措施

(1)嘱患者绝对卧床休息3~7天,严格限制探视,落实患者的生活护理。

(2)患者胸痛发作时禁食,2天内进食流质饮食,之后改为软食。少量多餐,宜给予低热量、低脂肪、低盐、产气少、适量纤维素的清淡饮食。

(3)持续心电监测3~7天或至生命体征平稳。严密监测生命体征,每1 h 1次并记录,注意潜在并发症的发生。

(4)遵医嘱予氧气吸入。最初2~3天内,间断或持续氧气吸入,鼻导管吸氧流量为4~6 L/min,面罩吸氧流量为6~8 L/min。

(5)控制疼痛,遵医嘱给予镇痛药,必要时肌内注射哌替啶50~100 mg。

(6)预防便秘,保持大便通畅。避免用力大便,必要时使用缓泻剂或开塞露塞肛。

(7)溶栓治疗时应监测出凝血时间,观察药物的不良反应。

(8)行心血管介入治疗者按介入治疗术护理常规护理。

(9)给予心理支持,缓解紧张和焦虑情绪。

(三)健康指导

(1)指导患者调整和纠正不良生活方式。如避免高脂肪、高胆固醇、高盐饮食;避免重体力劳动和剧烈活动;避免便秘;控制情绪过度激动和精神高度紧张;戒烟酒,不饮浓茶和咖啡;避免寒冷刺激;避免长时间洗澡或淋浴等。

(2)坚持服药,定期复查。

(3)指导患者自我识别心肌梗死的先兆症状,如心绞痛发作频繁或程度加重、含服硝酸甘油无效时应立即护送就医。

(4)嘱咐无并发症的患者,心肌梗死6~8周后无胸痛等不适,可恢复性生活,并注意适度。

第三章　重症监测技术

第一节　血流动力学监测技术

一、心电监测

(一) 目的

了解心率、心律情况。

(二) 评估

1. 患者评估

(1) 评估患者的病情、心率、心律、意识状态、合作程度。

(2) 评估患者的胸部皮肤状况，包括皮肤清洁度、体毛浓密度、有无破损等。

2. 用物准备

监护仪、心电监测插件、导联线、电极片。

3. 环境评估

环境安静、整洁，光线充足，温度适宜，隔帘遮挡。

(三) 操作规程

1. 核对，向患者解释操作的目的、方法，以取得合作。

2. 洗手、戴口罩。

3. 携用物至床旁，检查监护仪功能及导线连接是否正常，协助患者取合适体位。

4. 胸前皮肤准备：选择皮肤无破损及异常的部位，清洁，必要时剃毛，提高电极粘贴位置的导电性。

5. 接通电源，指示灯亮后，启动监护仪。

6. 安放电极：将电极片连接至监护仪导联线上，按所选导联位置方案及监护仪标志要求贴于患者胸部正确位置。

(1) 三导联电极片安放位置。①右上导联（RA）：右锁骨中线第1肋间；②左上导联（LA）：左锁骨中线第1肋间；③右下导联（RL）：右锁骨中线剑突水平处；④左下导联（LL）：左锁骨中线剑突水平处。

(2) 五导联电极片安放位置。①右上导联（RA）：右锁骨中线第1肋间；②右下导联（RL）：右锁骨中线剑突水平处；③中间导联（C）：胸骨左缘第4肋间；④左上导联（LA）：左锁骨中线第1肋间；⑤左下导联（LL）：左锁骨中线剑突水平处。

7. 监护仪设定：

①选择患者种类（成人、儿童、新生儿）及监护屏幕。②根据临床监测需要选择合适的心电导联（通常选择Ⅱ导联）。③设定带宽（通常选择滤波带宽）。④设置心电图波形大小、心率报警界限、心律失常报警等。⑤监护仪显示器上出现心电图波形和数值，保证监测波形清晰、无干扰。

8. 密切监测心电监护变化：

①密切观察心电图波形，及时处理干扰和电极脱落。②观察心电图是否有P波，P波是否规则出现，形态、高度和宽度有无异常。③观察QRS波形是否正常，有无"漏搏"。④观察ST段有无抬高或者降低，如有异常及时行床旁心电图检查以明确有无心肌缺血或心肌梗死的发生。⑤观察T波是否正常。⑥注意有无节律改变及异常波形出现。

9. 处理用物，洗手，观察并做好记录。

10. 停机时，先向患者说明，取得合作后除去患者身上的电极片，清洁皮肤，协助患者取舒适的体位，关机，断开电源。清洁监护仪及附件，归类放置。

（四）患者指导

（1）告知患者不要自行移动或摘除电极片。

（2）告知患者和家属避免在监护仪附近使用手机，以免干扰监测波形。

（3）告知患者电极片周围皮肤如有痒痛等异常感觉，及时通知护士。

（五）注意事项

（1）心电导联应选择P波显示良好的导联，并且要求信号良好，基线平稳。

（2）患者移动和肌肉抽动、电干扰、起搏心律、监护导联选择不当等可以造成心电图曲线扭曲而影响心率监测的准确性。

（3）出现报警时需及时明确原因及时处理，正确设定报警界限，不能关闭报警声音。

（4）安放电极应避开伤口及除颤部位，观察局部皮肤，定时更换电极片和粘贴位置。

（5）避免使用乙醚或纯乙醇清洁皮肤，以防皮肤干燥增加电阻。

（6）对躁动患者，应当固定好电极和导线，避免电极脱位及导线打折缠绕。

（7）监护仪长期不使用时，每月充电一次，延长电池寿命，注意监护仪的保养。

（8）清洁仪器时，使用无腐蚀性洗涤剂、表面活性剂、氨基或乙醇类清洁剂。

（9）监护仪应平放，周围通风，保持监护仪干燥，避免潮湿，监护仪上禁止放置任何物品。

二、血压监测

（一）无创血压监测

1. 目的

准确、及时监测血压，利于了解病情、指导循环支持治疗。

2. 评估

（1）患者评估。

①评估患者的病情、生命体征、意识状态、合作程度。

②评估患者测血压肢体周径、皮肤状况。

③评估患者肢体静脉输液或留置导管情况。

（2）用物准备。

监护仪、血压捕件、血压袖带。

（3）环境评估。

环境安静、整洁，光线充足，温度适宜。

3. 操作规程

①核对，向患者解释操作的目的、方法，以取得合作。

②洗手、戴口罩。

③携用物至床旁，检查监护仪功能及导线连接是否正常，协助患者取合适的体位。
④接通电源，指示灯亮后，启动监护仪。
⑤连接袖带和通气胶管，将通气软管插入红色的"无创血压"连接器中，并排尽袖带内气体。
⑥将袖带平整缠于上臂中部，松紧以插入一指为宜，袖带下缘距肘窝 2～3 cm，袖带上的标志对准肱动脉搏动最明显处。
⑦测压肢体与心脏处于同一水平位置。
⑧按"开始"键，开始测压。
⑨测量方式分为自动监测和手动监测。

a. 自动监测时可由医护人员设置监测间隔时间，如每 5 min 或 10 min 或 15 min 等监测一次。监护仪也可自动设定监测时间。监护仪在需要监测的时间点不断充气、放气，直至测出结果。

b. 手动监测是根据需要随时点击"启动/停止"键而进行的。
⑩监护仪设定：选择测量方式、重复测量时间和设置报警上下限。
⑪处理用物，洗手，做好记录。

4. 患者指导
①告知患者不要自行解除袖带。
②告知患者测压侧肢体如有不适及时通知护士。

5. 注意事项
①禁止在静脉输液或有动脉置管的肢体端测量血压，当袖带充气使注射减慢或阻滞时，会导致导管周围的组织损伤。
②对于连续监测者应定时更换测量部位，避免引起疼痛、上臂瘀点和瘀斑、上肢水肿、静脉瘀血等并发症。
③袖带尺寸正确，气囊无皱褶或扭曲。根据患者肢体情况选择合适的袖带，一般应为上臂周径的 1/2，成人袖带不可用于儿童，上肢袖带不可用于下肢，袖带偏小，测得的血压偏高，袖带偏大，测得的血压偏低。
④袖带松紧适宜，在肢体和袖带之间可以插入一个手指为宜，观察捆绑部位皮肤是否完好、佩戴袖带的肢体的颜色、温度和感觉是否正常。
⑤每次测量时将袖带内残余气体排尽，以免影响测量结果。
⑥严重休克、心率小于 40 次/min 或大于 200 次/min，最好采用有创动脉血压监测，避免误差。
⑦偏瘫、肢体外伤或手术的患者应选择健侧肢体，因患侧肢体肌张力减低或血液循环障碍不能真实地反映血压的变化。

（二）有创动脉血压监测

1. 目的
①提供准确、可靠和连续的动脉血压数据，有助于判断患者的心肌收缩功能、心排血量、血容量以及外周血管阻力。
②通过动脉置管采集血标本。

2. 评估
①患者评估：
a. 评估患者的病情、无创血压、意识状态、合作程度。
b. 评估患者的体温、血化验指标（包括血常规、凝血常规）。
c. 评估患者的动脉置管位置、穿刺部位情况、导管通畅度。
d. 评估置管侧肢体远端皮温、颜色。
②用物准备监护仪、压力插件、压力传感器、加压输液袋、2.5 U/mL 的肝素盐水。
③环境评估环境安静、整洁，光线充足，隔帘遮挡。

3. 操作规程

①核对，向患者解释操作的目的、方法，以取得合作。
②洗手、戴口罩。
③携用物至床旁，检查监护仪功能及导线连接是否正常，协助患者取平卧位。
④接通电源，指示灯亮后，启动监护仪。
⑤用肝素盐水冲洗测压系统，排出管路中的空气。
⑥压力传感器的连接：压力传感器一端与监护仪连接，另一端直接或经测压连接管连于患者动脉导管，肝素盐水外使用加压输液袋，压力为20.0～40.0 kPa（150～300 mmHg）。
⑦调整传感器位置：位于腋中线第4肋间右心房水平。
⑧设定报警上、下限，确定标名，选择最优标尺。
⑨压力传感器"校零"：将传感器三通通向大气，按监护仪传感器归零键。
⑩归零后将传感器三通通向患者动脉导管，可持续监测动脉压力波形和数值。
⑪观察监护仪上描记的动脉压力波形及数值。动脉内压力波形：a. 正常动脉压力波分为升支、降支和重搏波。b. 升支表示心室快速射血进入主动脉，至峰顶为收缩压。c. 降支表示血液经大动脉流向外周，当心室内压力低于主动脉时，主动脉瓣关闭与大动脉弹性回缩同时形成重搏波，之后动脉内压力继续下降至最低点，为舒张压。
⑫处理用物，洗手，做好记录。

4. 患者指导

告知患者测压侧肢体如有不适及时通知护士。

5. 注意事项

（1）一般情况下有创直接测压较无创测压所得结果高0.67～2.67 kPa（5～20 mmHg），从主动脉到周围动脉，随着动脉管径和血管弹性的降低，动脉压力波形也随之变化，表现为升支逐渐陡峭，波幅逐渐增加，因此下肢动脉的收缩压比上肢高1.33～2.67 kPa（10～20 mmHg），舒张压比上肢低2.0～2.67 kPa（15～20 mmHg），不同部位的平均动脉压比较接近。

（2）压力传感器位置应平齐第4肋间腋中线水平，即相当于右心房水平，过低或过高均可造成误差。

（3）压力传感器归零。要获得准确的压力读数，监护仪需要一个有效的零点，以下情况下必须执行归零：①当使用新的传感器或连接管时。②每次重新连接传感器电缆与监护仪时。③怀疑监护仪压力读数不正确，波形异常。

（4）测压装置的延长管不宜长于100 cm，直径大于0.3 cm，质地需较硬，以防压力衰减。

（5）测压系统的通畅及冲洗：可分为连续冲洗和间断冲洗，连续冲洗速度为3 mL/h。

（6）每次经测压管抽取动脉血后，应立即对管路进行快速冲洗。

三、中心静脉压监测

（一）目的

1. 监测血容量（心脏前负荷）与右心功能。
2. 指导输液量和调节速度的参考指标。

（二）评估

1. 患者评估

（1）评估患者的病情、意识状态、血压、血容量、合作程度。
（2）评估患者中心静脉置管位置，穿刺部位情况，导管通畅度。

2. 用物准备

（1）用监护仪测压时备监护仪、压力插件、导联线、压力传感器、2.5 U/mL的肝素盐水。

（2）用水压力计测压时备玻璃（或塑料）测压管、三通、刻度标尺。

3. 环境评估

环境安静、整洁，光线充足。

（三）操作规程

1. 核对，向患者解释操作的目的、方法，以取得合作。
2. 洗手、戴口罩。
3. 携用物至床旁，协助患者取平卧位。
4. 测压：

（1）压力传感器测压。①接通电源，指示灯亮后，启动监护仪；②用肝素盐水冲洗测压系统，排出管路中的空气；③压力传感器的连接：压力传感器一端与监护仪连接，另一端直接或经测压连接管连于患者中心静脉导管；④调整传感器位置：位于腋中线第4肋间右心房水平；⑤设定报警上下限，确定标名、选择最优标尺；⑥压力传感器"校零"：将传感器三通通向大气，按监护仪传感器归零键；⑦归零后将传感器三通通向患者中心静脉导管，可持续监测中心静脉压的波形和压力；⑧观察监护仪上描记的中心静脉压波形及数值。

（2）水压力计测压。①将直径 0.8～1.0 cm 的测压管及刻有"cmH_2O"的标尺一起固定在输液支架上；②准备输液系统使三通开关一端与输液器相连，另一端接中心静脉导管（连接管内应充满液体，排出气泡）；③调节参考点（零点）：标尺零点对准腋中线第4肋间右心房水平；④测定中心静脉压：调整三通方向，阻断输液器一端，将中心静脉导管与玻璃（或塑料）测压管相通，此时可监测CVP。

5. 处理用物，洗手，做好记录。

（四）患者指导

告知患者测压过程中保持正确体位。

（五）注意事项

（1）保持测压管道通畅、无空气。较长时间测压时，由于血液反流、血凝块堵管或导管尖端存在活瓣状的血凝块造成通道不畅，常影响测压值的准确性。

（2）确保连接管牢固可靠，注意预防空气栓塞。

（3）测压系统的通畅及冲洗可分为连续冲洗和间断冲洗，连续冲洗速度为 3 mL/h。

（4）一旦零点确定，应固定好，若患者体位发生改变，应及时调整零点。

（5）患者咳嗽、屏气、伤口疼痛、机械通气等因素均可影响胸膜腔内压而改变中心静脉压的数值。

四、心功能监测技术

（一）肺动脉漂浮导管

肺动脉漂浮导管，一般称为Swan-Ganz导管，常用4腔导管，全长110 cm，每隔10 cm有明显标记，其尖端为一可充气球体，可随血流漂动至右心房、有心室再到肺动脉处，测得患者血流动力学上的一些压力数值。

1. 目的

（1）评估左心室或有心室功能或双心室功能。

（2）监测血流动力学状态。

（3）指导药物或非药物治疗。

（4）提供预后信息。

2. 评估

（1）患者评估：

①评估患者的病情、生命体征、意识状态、凝血情况。

②评估穿刺部位皮肤是否完整，有无炎症、破溃、手术瘢痕等。
③评估患者身高、体重。
（2）用物准备：
①监护仪具有有创压力监测功能和心排血量测定功能。
②Swan-Ganz导管1套，穿刺针及导管鞘1套，敷料套包1套。
③监测压力物品：压力传感器1套，三通板1套，加压输液袋，2.5 U/mL的肝素盐水。
④心排血量测定物品：注射液温度探头、热敏电阻连线、冰盒、冰盐水、注射器。
⑤其他物品：抢救药品，电复律器，有条件者备X线透视设备。
（3）环境评估：
环境安静、整洁，光线充足，温度适宜，隔帘遮挡。
3. 操作规程
（1）操作前准备：
①核对，向患者解释操作的目的、方法，以取得合作。
②洗手、戴口罩。
③携用物至床旁，根据置管位置协助患者取合适的体位。
④常规备皮。
⑤导管检查：检查穿刺针、扩张器、导丝、外鞘管是否配套，并用肝素盐水冲洗备用。Swan-Ganz导管应有一正常弯度，如有明显曲折应弃去。检查气囊完整性、是否漏气，使用肝素盐水预冲浸润导管。
⑥监测压力系统：连接压力监测装置，彻底排除管道内所有气体，确定传感器位置。
⑦调节监护仪，确定标名、最佳标尺。
（2）导管置入技术：
①置管部位首选颈内静脉，其次为锁骨下静脉或股静脉置管。
②外鞘管置入：选择确定置管部位常规消毒后，采用Seldinger技术将Swan-Ganz导管外鞘管置入，用肝素盐水冲洗鞘管备用。
③漂浮导管置入：①经外鞘管末端单向活瓣处将Swan-Ganz导管送到右心房；②用1 mL注射器将气囊充气并关闭注气口阀门，导管随着气囊漂移前进；③出现PAWP图形时，说明气囊已嵌顿在肺小动脉，故导管不再继续推进；④在监护仪上依次出出右心房、右心室、肺动脉、肺小动脉楔压特征性波形变化，从腔静脉到获得肺小动脉楔压的部位需要10～20 s；⑤测压结束后，气囊放气，关闭注气口阀门。
④依次妥善固定外鞘管、Swan-Ganz导管，行X线检查以明确导管位置。
（3）密切观察患者病情变化，连续监测各项指标。Swan-Ganz导管血流动力学常用指标及参考值：
①右房压（RAP）可替代中心静脉压（CVP）：0.8～1.6 kPa（6～12 mmHg）。
②平均肺动脉压（MPAP）：1.47～2.13 kPa（11～16 mmHg）。
③肺小动脉楔压（PAWP）：0.67～2.0 kPa（5～15 mmHg）。
④心排血量（CO）：4～6 L/分。
⑤心脏指数（CI）：2.5～4.2 L/（min·m^2）。
处理用物，洗手，做好记录。
4. 患者指导
（1）清醒患者告知置管侧肢体应限制活动，避免导管脱出、移位。
（2）禁止触摸管路，如有任何不适及时向医护人员反映。
5. 注意事项
（1）严格执行无菌技术操作。
（2）密切观察患者生命体征变化，注意患者的意识、面色改变，保持患者安静配合，清醒患者必要时给予镇静药。

（3）Swan-Ganz 导管置入过程中，成人颈内静脉需要插入 10～15 cm，锁骨下静脉大约需要插入 10 cm，股静脉需要插入 35～40 cm，插入过程中密切监测心电监护变化。

（4）导管置入到肺动脉的过程要迅速，因为缓慢的操作会导致导管硬度下降，导管的原材料是特种聚氯乙烯，在体内会变软。若操作时间过久，软化的导管导致其在右心室内盘绕，增加置入的困难。

（5）导管的护理：

①妥善固定导管，检查导管置入的长度，做好标记，严格交接。

②注意保护导管无菌套袖膜完整性，以此保证导管的无菌状态。

③保持各管道通畅，观察有无渗血漏液，导管有无扭曲。导管端孔应持续缓慢以肝素盐水滴入，每 2 h 冲洗一次，若证实管腔堵塞，禁忌推注液体，以免造成栓塞，同时应立即拔管。

④伤口定期更换敷料，同时注意观察穿刺点有无红肿、分泌物，如有异常及时更换。患者如有不明原因突发高热、寒战，应怀疑导管相关性感染，应即刻拔除导管，并做导管培养。导管外部分应以无菌治疗巾包裹。

（6）压力测量的注意事项：

①导管冲洗指征：压力波形异常；每次测量前。

②注意零点的校准，调整压力传感器零点在腋中线第 4 肋间，即右心房水平。

③影响压力测定的因素很多，应保持导管通畅，测压时应该仔细排出测压系统内气体，以使压力传递更为准确。持续测压波形有异常时，应及时查找原因并调整好导管的位置。

④测定肺楔压时气囊不宜长时间充气，一般不超过 2～3 min，以免肺动脉及肺组织形成梗死性坏死；不测压时，导管气囊应处于放气状态。

（7）拔管过程中也有并发症发生的危险，应谨慎小心。拔管前排尽气囊内气体（此时应主动排气）。拔管时易发生心律失常，因此在拔管时密切监测心电监护变化及准备抢救药品（如利多卡因）和电复律器等。

（8）常见并发症：心律失常、血栓形成和栓塞、气囊破裂、导管打圈或打折、肺动脉破裂、感染。

（二）脉搏指示剂连续心排血量监测

脉搏指示剂连续心排血量监测（PiCCO）是将经肺热稀释法与动脉脉搏波形分析技术结合起来，它同时具备了心排血量连续监测功能和容量指标，并可监测血管阻力变化。其基本原理是利用一根上腔静脉导管和一根股动脉导管，用温度指示剂注入中心静脉后，分布于胸腔内的各个腔室，根据股动脉测得的温度衰减曲线，得出一系列数据。

1. 目的

（1）连续监测心排血量，评价心脏前负荷。

（2）判断输液反应性，指导液体治疗。

（3）评价心肺功能，评估肺水肿程度，指导治疗。

2. 评估

（1）患者评估：

①评估患者的病情、生命体征、意识状态、合作程度。

②评估患者的身高、体重。

③评估穿刺部位皮肤有无破溃、硬结、感染、瘢痕等。

（2）用物准备：

①心电监护仪、脉搏指示连续心排血量监测仪（PiCCO plus 监测仪）。

②中心深静脉包、动脉热稀释导管、穿刺套包、无菌手套、2% 利多卡因、注射器。

③压力传感器、加压输液袋、2.5 U/mL 的肝素盐水、无菌冷生理盐水（小于 8℃）。

（3）环境评估：

环境安静、整洁，光线充足，温度适宜，隔帘遮挡。

3. 操作规程

（1）核对，向患者解释操作的目的、方法，以取得合作。

（2）洗手、戴口罩。

（3）携用物至床旁，协助患者取合适体位。

（4）采用 Seldinger 技术行上腔静脉穿刺置管（颈内静脉或锁骨下静脉）及股动脉穿刺置动脉热稀释导管，置管成功后连接压力传感器于 PiCCO plus 监测仪。

（5）妥善固定导管，记录置入时间。

（6）调整传感器位置：位于腋中线第4肋间右心房水平。

（7）压力传感器"校零"。

（8）调整最佳动脉波形并测量中心静脉压。

（9）将患者的身高、体重、CVP 等输入 PiCCO pLus 监测仪。

（10）定标：从中心静脉快速（5 s 内）注入无菌冷生理盐水，经上腔静脉→右心房→右心室→肺动脉→血管外肺水→肺静脉→左心房→左心室→升主动脉→腹主动脉→股动脉→PiCCO 导管接收端。计算机可将整个热稀释过程画出热稀释曲线，并对曲线波形进行分析，得出心排血量。重复操作3次，取平均值，得出 PiCCO 数据。然后结合 PiCCO 导管测得的股动脉压力波形自动计算得出一系列具有特殊意义的重要临床参数。

（11）连续监测各项参数（PiCCO 血流动力学主要测定参数及正常值见表3-1）。

表3-1 PiCCO血流动力学主要测定参数及正常值

参数	正常值	单位
CI	3.0～5.0	L/（min·m^2）
ITBI	850～1 000	mL/m^2
EVLWI	3.0～7.0	mL/kg
CFI	4.5～6.5	L/min
HR	60～90	B/min
CVP	0.27～1.33（2～10）	kPa（mmHg）
MAP	9.33～12.0（70～90）	kPa（mmHg）
SVRI	1 200～2 000	Dynes·s/（cm^5·m^2）
SVI	40～50	mL/m^2
SVV	小于10	%

（12）处理用物，洗手，做好记录。

4. 患者指导

（1）告知患者克服紧张心理，保持稳定情绪，以免影响测量结果。

（2）指导患者取平卧位，避免咳嗽、翻身。

5. 注意事项

（1）严格执行无菌技术操作。

（2）置管过程中严密观察生命体征，特别是心律的变化。

（3）置管后妥善固定导管，密切观察穿刺部位，如发现局部红、肿、有脓性分泌物、导管脱出、缝线脱落等异常情况及时处理。

（4）密切观察穿刺侧下肢足背动脉搏动情况，有无肿胀、疼痛、皮肤温度、颜色变化等动脉缺血栓塞的表现，如有异常及时处理。

（5）及时检查管路通畅性，疑有管路堵塞时禁忌强行冲注，以免造成栓塞。

（6）测量时，注射无菌冷生理盐水应快速均匀，时间不超过5 s，注射液体量必须与 PiCCO plus 监测仪预设液体容积一致。

（7）每 6～8 h 校正一次，全身血管阻力变化超过 20% 需重新校正。

（8）出现导管相关性感染征象，应及时拔出导管并留取标本送检。

（三）电阻抗心功能监测

电阻抗心功能监测又称生物阻抗法（TEB），是利用心动周期中胸部电阻抗的变化，测定左心室收缩时间并计算心排血量。

1. 目的

（1）动态观察心排血量的变化趋势，了解血流动力学的功能状态。

（2）评价药物滴定效果，指导药物治疗。

（3）监测血流动力学的同时，进行心电、血压监护。

2. 评估

（1）患者评估：

①评估患者的病情、意识状态、合作程度、年龄、身高、体重、心理状态。

②评估患者的颈根部及剑突下两侧皮肤有无损伤、水疱。

（2）用物准备：阻抗监护仪、银带状电极（8个）、电源。

（3）环境评估：环境安静、整洁，光线充足，温度适宜。

3. 操作规程

（1）核对，向患者解释操作的目的、方法，以取得合作。

（2）洗手、戴口罩。

（3）携用物至床旁。

（4）连接外接电源及导联线。

（5）协助患者取仰卧位，用 75% 乙醇将双侧颈部及胸部贴电极片部位皮肤擦拭干净，并保证干燥。

（6）采用 KubiceK 的四电极导联法，将电极片连接后贴于患者的相应位置。

①两侧颈根部及其水平线上 5 cm 处（E_2 位于颈根部，E_1 位于 E_2 水平线上 5 cm 处）。

②两侧剑突下缘的水平线及其水平线下 5 cm 处（E_2 位于平剑突的水平线，E_4 位于 E_3 水平线下 5 cm 处）。

（7）打开阻抗仪显示屏开关，输入患者的身高、体重、年龄、性别等。

（8）受检者平静呼吸末暂停呼吸数秒，显示屏显示波形稳定时，立即启动走纸。

（9）检查相关记录项目是否齐全，动态观察监测数据和波形，并打印参数报告。

（10）检测完毕，按"停止监护"键结束监测。

（11）处理用物，洗手，做好记录。

4. 患者指导

指导患者保持平静，避免紧张，全身肌肉放松。

5. 注意事项

（1）准确采集患者的信息，减少误差，如身高、体重等。

（2）正确安放电极，左、右两侧电极位置要直接相对的位置（180°）。

（3）皮肤过敏的患者，可以进行间歇监护，经常检查局部皮肤，避免皮肤损伤。

第二节　血氧监护

血氧是反映组织的供氧量与耗氧量的重要指标，常用的血氧指标有：氧分压、氧容量、氧饱和度和动静脉氧分压差等。全面监测血氧情况需要进行动静脉血气分析，而近年来无创监测技术也有了长足进步，因其很大程度上减少了采血次数，且具有快速、动态、能连续监测的特点，因而临床应用日渐广泛。

一、脉搏血氧饱和度（SpO_2）监测

（一）监测原理

1. 氧合血红蛋白（HbO_2）和还原血红蛋白（Hb）的分子可吸收不同波长的光线

HbO_2 吸收可见红光，波长为 660 nm，而 Hb 吸收红外线，波长为 940 nm。运用分光光度计比色原理，测定这两种光的吸收情况，即可分别测得 HbO_2 与 Hb 浓度，从而计算出动脉氧饱和度。

2. 动脉血管床的搏动使其光吸收作用产生脉冲信号

当一定量的光线射入光经过手指或耳垂时传到分光光度计探头，除动脉血血红蛋白可吸收光外，其他组织（如皮肤、软组织、静脉血和毛细血管血液）也可吸收光，但是动脉血吸收的光强度会随着动脉搏动而有所改变，而其他组织吸收的光强度不随搏动和时间而改变，且保持相对稳定。动脉床搏动性膨胀，使光传导路程增大，因而光吸收作用增强，此时光电感应器测得的光强度较小。

利用可测知穿过手指或耳郭的透过光强度，在搏动时与每两次搏动之间测得的光强度比较，其减少的数值就是搏动性动脉血所吸收的光强度。据此，就可计算出在两个波长中的光吸收比率 R，R 值与 SpO_2 呈负相关，在标准曲线上可得出相应的 SpO_2 值。当 R 为 1 时，SpO_2 值大约为 85%。

（二）优点

（1）能够敏感地反映病人即刻的血液氧合情况。
（2）可同时计数脉搏。
（3）能够连续监测，及时诊断低氧血症。
（4）监测为无创性，病人无痛苦。
（5）操作简便，开机即可测定。
（6）适用范围广，可用于多个科病人的监护。便携型脉搏血氧饱和度监测仪还用于院前急救、转院、转科或从手术室回病房途中的监测。

（三）影响因素

1. 血中碳氧血红蛋白（HbCO）含量病理性增高

HbCO 在波长 660 nm 时的光吸收作用与氧合血红蛋白相似，而在波长 940 nm 时的光吸收作用很弱，当血液中有较多的 HbCO 存在时，波长 660 nm 的入射光吸收增加，透过减少，吸收比率（R 值）增高，SpO_2 测定值假性降低。动物试验研究表明，碳氧血红蛋白血症时 SpO_2 与血红蛋白含量的关系为：

$$SpO_2 = \frac{HbO_2 + HbCO \times 0.9}{总血红蛋白} \times 100\%$$

2. 血中正铁血红蛋白（MetHb）含量病理性增高

在波长 660 nm 时 MetHb 的光吸收作用与还原血红蛋白几乎相等，在波长 940 nm 时 MetHb 的光吸收作用比其他几种血红蛋白都强，因此在两个波长上都引起一个大的光吸收脉冲，使吸收比率（R）的分子分母均增大。随着血中 MetHb 的含量增高，R 值趋向于 1，SpO_2 趋向于 85%，而且变得与实际的动脉氧饱和度几乎没有关系，而不能反映病人真实的氧合情况。

3. 静脉内注射染料

动物实验表明，静脉注射亚甲蓝实验、吲哚花青绿等可使 SpO_2 出现假性降低。

4. 肢端循环不良

休克或其他原因引起肢端血液循环不良时，由于脉搏幅度减小，SpO_2 信号将消失或精确度降低。而且此时 SpO_2 仪对外光源（如室内荧光灯）呈敏感状态，由此可影响 SpO_2 值。

5. 测定部位表皮增厚（如灰指甲）或痂壳（如严重烧伤后结痂）

局部组织的病变可能会影响光的透过与吸收，并进而影响 SpO_2 读数的准确性。

6. 静脉搏动

SpO_2 监测仪是以动脉血流搏动的光吸收率为依据，但静脉血流的光吸收也有搏动成分，由此可影响 SpO_2 值，在静脉充血时 SpO_2 读数往往偏低。

7. 感应器未戴好

如果传感器没有正确放在手指或耳垂上，传感器的光束通过组织就会擦边而过，可产生"半影效应"，信号减少，影响SpO_2的准确性，并由此可产生误导。婴幼儿因手指（或足趾）短而细，感应器常不易戴稳或够不着光源。如用指夹式感应器，可夹住两个手指（食指和中指或中指和环指），并将末节手指对准光源；如用指套式感应器，可将指套反方向套在拇指上，以使末节拇指对准光源，方能进行监测。

二、经皮氧分压（$PtcO_2$）监测

（一）基本原理

$PtcO_2$测定是一种监测与动脉化毛细血管平衡后的组织氧张力的无创技术。研究表明：角质层是O_2经皮肤扩散的有效屏障。皮肤加热超过41℃时，角质层由晶状结构转化为杂乱结构，气体通过角质层的扩散速度增加100～1 000倍，从而有效地消除角质层的屏障作用。皮肤加热还可使真皮毛细血管襻顶端的氧分压增加。因此，皮肤加热能使$PtcO_2$传感器迅速地反映皮肤组织氧分压。

（二）监测方法

本法是将加热的氧电极直接置于病人胸骨旁2、3肋间正常皮肤上来测定氧分压，其优点在于无创性的连续监测组织氧合情况。

（三）临床意义

组织血液灌注量正常时，$PtcO_2$与PaO_2具有良好相关性。而当机体血流动力学发生改变，组织血液灌注不良时，$PtcO_2$的变化与心排血量的变化密切相关，能在心排血量减少的早期即起报警作用。临床和动物实验表明：血流充足时，$PtcO_2$随PaO_2的趋势而变化；休克时$PtcO_2$下降并随心排血量变化。将$PtcO_2/PaO_2$作为$PtcO_2$指数，可用来估计外周血流是否充足，$PtcO_2$指数高说明血流灌注好。

（四）注意事项

（1）必须注意$PtcO_2$本身的实际意义，它能无创显示组织氧供的倾向，但是并不能精确估计低氧血症、休克或组织缺氧的严重程度。如需要进行更精确的判断，则要借助血气分析、脉搏氧饱和度等手段进行监测。

（2）必须注意影响$PtcO_2$与PaO_2相关性的因素。首先必须考虑不同年龄人群皮肤的特点，新生儿皮肤表面几乎没有什么角化层且皮肤毛细血管较稠密，故$PtcO_2$监测的准确程度优于年龄大者。随着年龄增长，表皮角化层增厚，氧弥散梯度加大，$PtcO_2$与PaO_2的相关性减小。其他影响因素还包括低血压、低温和某些药物等，故临床应用时须综合分析。

（3）O_2的适宜温度范围为43～45℃（早产儿常用43℃，成人常用45℃）。电极放置部位应无毛、无油，每2 h变换一次。

（4）要经常检查电极有无偏移并加以校正。

（5）要确保电极和皮肤的正确接触，既要避免压迫电极，又要防止电极脱离。

第三节　血气分析

血液气体分析是许多危重症病人急救过程中的常规监测项目。它不仅可用来监测呼吸系统功能状态、组织氧供情况，而且是监测机体酸碱平衡情况的有效手段。现代血气监测技术正日趋成熟和完备，基本能够满足临床需要。

一、标本的留取

（一）基本步骤

1. 选择穿刺部位

采集动脉血时多选择体表较容易扪及或较易暴露部位的动脉，如股动脉和桡动脉。而混合静脉血可

通过肺动脉导管采集。

2. 湿润注射器

抽取动脉血气标本之前，必须用肝素稀释液湿润注射器，其目的在于：①防止送检过程中血液凝结；②在注射器管壁形成液体膜，防止大气和血样的气体交换；③填充无效腔，一般每毫升血样需要 0.05～0.1 mL 肝素。

3. 排气

针尖向上排出气体和多余肝素。

4. 采血

触摸动脉搏动最明显处定位。局部常规消毒，术者左手示食、中指消毒后触摸到动脉搏动处，右手持针，针头斜面向上，逆血流方向与血管成 60° 刺入。穿刺后不必抽吸，如确入动脉，血液可自行进入针内。待血量够 2 mL 时拔针。

5. 封闭注射器

采血后立即退针并将针头斜面刺入橡皮塞内以封闭针头，若注射器内有空气应尽快排出再封闭。

6. 混匀

将注射器轻轻转动，使血液与肝素充分混匀，以防止凝血。

(二) 注意事项

1. 事先做好解释工作

病人的心理因素会对血气分析的结果产生影响。若病人过于紧张、恐惧，呼吸加速而发生过度通气，会使 $PaCO_2$ 下降；而若病人因怕痛而屏气，则可发生通气不足，$PaCO_2$ 升高。因此在穿刺前应向病人做好解释工作，消除其紧张情绪并教会其如何配合，保持平静呼吸。

2. 掌握好采血时机

如吸氧病人应在停止吸氧后 30 min 后再采血进行血气分析，以更好地了解病人呼吸功能的实际状况。

3. 严格遵守操作规程

尤其应注意抗凝和隔绝空气。血液中有凝血块将无法进行检测，而空气进入血标本会使血中的 PO_2 明显上升，PCO_2 显著下降。

4. 及时送检

有研究表明，血细胞正常的血液在 38℃ 环境中存放 1 h $PaCO_2$ 会升高 0.665 kPa（5 mmHg），pH 会降低 0.06，因此血标本应及时送检，若暂时不送，应置于 4℃ 以下冰箱内保存，但一般不宜超过 2 h。

二、常用指标的正常值和临床意义

由血气分析仪器直接测定的参数有 PO_2、PCO_2 和 pH，其他参数则是分析计算产生。

(一) 与氧代谢有关的指标

1. PO_2（氧分压）

血液中物理溶解的氧的张力即为氧分压。

PaO_2（静脉血氧分压）：中青年的正常值为 11.97～13.30 kPa（90～100 mmHg），低于 10.64 kPa（80 mmHg）为缺氧。可引起 PaO_2 降低的因素有：吸入气体中氧浓度降低、病人通气功能或换气功能障碍。

PvO_2（动脉血氧分压）：正常值范围是 5.32～7.98 kPa（40～60 mmHg），可反映组织细胞的摄氧能力，PvO_2 低于 5.32 kPa（40 mmHg）提示组织摄氧增加，PvO_2 低于 3.99 kPa（30 mmHg）提示组织缺氧。

2. PCO_2（二氧化碳分压）

PCO_2 是指物理溶解在血浆中的二氧化碳张力。由于 CO_2 分子具有很强的弥散能力，故动脉二氧化碳分压（$PaCO_2$）可反映肺泡二氧化碳（$PACO_2$）。$PaCO_2$的正常值为 5.32 kPa（40 mmHg），低于 4.66 kPa（35 mmHg）为低碳酸血症，提示有过度通气；高于 5.99 kPa（45 mmHg）为高碳酸血症，提示肺泡通气不足。另外由于 $PaCO_2$ 的改变可直接影响 pH 值，因此 $PaCO_2$ 又是反映酸碱平衡的重要指标。

3. SO_2（氧饱和度）

SO_2 是指血中 HbO_2 占全部 Hb 的百分比值，1 g 血红蛋白最多能与 1.36 mL 的氧结合。动脉血氧饱和度（SaO_2）正常值为 96%～100%，混合静脉血氧饱和度约 75%。

氧饱和度高低可反映氧分压的高低。氧分压与氧饱和度之间的关系，可用氧离曲线来表示。由于血红蛋白的生理特点，氧离曲线呈 S 形，PO_2 7.98 kPa（60 mmHg）以下，才会使氧饱和度明显降低，氧含量明显减少，从而引起缺氧。

氧离解曲线可受多种因素影响而发生左移或右移。判断该曲线是否发生移动的判断指标是 P50，即血氧饱和度达到 50% 时的氧分压数。正常情况下，体温 37℃，pH 7.40，PCO_2 5.32 kPa（40 mmHg）时 P50 为 3.50 kPa（26.3 mmHg）。P50 升高提示氧离解曲线右移，氧与 Hb 的结合力降低；反之，P50 降低提示氧离解曲线左移，氧与 Hb 的结合力增加。可导致 P50 增加的常见因素有碱中毒、低碳酸血症、体温降低、2，3-DPG 减少等；可导致 P50 减少的常见因素则有酸中毒、高碳酸血症、体温升高、2，3-DPG 增加等。

（二）与酸碱平衡有关的指标

1. pH

为血液的酸碱度，是 [H^+] 负对数。参考值 7.35～7.45，pH 小于 7.35 为酸血症，pH 大于 7.45 属碱血症。但 pH 仅能反映是否存在酸血症或碱血症，并不能完全排除无酸碱失衡，更不能反映是代谢性还是呼吸性酸碱失衡。

2. TCO_2（二氧化碳总量）

TCO_2 是指血浆中各种形式 CO_2 含量的总和，代表血中 H_2CO_3 和 HCO_3^- 之和。参考值 3.19～4.26 kPa（24～32 mmHg），其中 95% 为 HCO_3^- 结合形式，5% 为物理溶解 CO_2，极少量以碳酸、蛋白质氨基甲酸酯的形式存在。体内含量受呼吸和代谢两方面影响，但主要是代谢因素。

3. AB（实际碳酸氢根）

AB 是指血浆中 HCO_3^- 的实际含量，参考值 25±3 mmol/L。AB 受代谢和呼吸两种因素的影响。AB 增加，可能为代谢性碱中毒或呼吸性酸中毒代偿；AB 降低，可能为呼吸性碱中毒或代谢性酸中毒代偿；AB 正常则应根据具体情况加以分析。

4. SB（标准碳酸氢根）

SB 是指取全血在标准状态下 [温度 37℃，HbO_2 100% 饱和，PCO_2 5.32 kPa（40 mmHg）]，血中 HCO_3^- 的含量。参考值 25±3 mmol/L。SB 是反映代谢性酸碱失衡的重要指标。临床上常计算 AB 与 SB 的差值来判断酸碱失衡的性质。正常情况下 AB=SB。两者皆低为代谢性酸中毒（未代偿），两者皆高为代谢性碱中毒（未代偿）；AB 大于 SB 为呼吸性酸中毒，AB 小于 SB 为呼吸性碱中毒。

5. BE（剩余碱）

剩余碱是指在标准条件下将 1 L 血液的 pH 值滴定到 7.40 所需要的酸或碱量。参考值为 0，范围是 –3～+3 mmol/L。BE 是反映代谢性因素的重要指标，若滴定所需要的是酸，则 BE 为正，称为碱超，提示缓冲碱增加；若滴定所需要的是碱，则 BE 为负，称为碱缺，提示缓冲碱减少。

6. BB（缓冲碱）

缓冲碱是血浆中具有缓冲能力的负离子总和。正常值为 45～55 mmol/L。BB 增加为代谢性碱中毒或代偿性呼吸性酸中毒；BB 降低提示代谢性酸中毒或代偿性呼吸性碱中毒。

7. AG（阴离子隙）

阴离子隙是指血清中所能测定的阳离子和阴离子总数之差。正常参考值为 12 mmol/L，范围 8～16 mmol/L，是早期发现混合性酸碱中毒的重要指标。例如，当发生高 AG 型代谢性酸中毒合并代谢性碱中毒且两者程度相当时，pH 和 HCO_3^- 的改变均可相互抵消，血气结果正常，此时 AG 是诊断的唯一线索。

三、分析血气报告的基本步骤

血气分析报告单的指标较多,但有的指标意义相近,要抓住主要的和有代表性的,一般酸碱失衡主要看 pH、$PaCO_2$ 和 BE(或 AB)这三项;缺氧及通气状况主要看 PaO_2 和 $PaCO_2$。一般遵循以下步骤。

(1)先看 pH,根据 pH 的大小确定有无酸血症或碱血症。若 pH 超出正常范围,提示确已存在酸碱失衡,但 pH 正常也有可能存在酸碱失衡,对此不能忽视。

(2)根据 $PaCO_2$ 和 BE(或 AB)变化分析酸碱失衡性质:当 $PaCO_2$ 和 BE(或 AB)呈反向变化时,提示为混合型酸碱失衡,如 BE(或 AB)↑,$PaCO_2$ ↓,提示代谢性碱中毒合并呼吸性酸中毒,BE(或 AB)↓,$PaCO_2$ ↑提示代谢性酸中毒合并呼吸性碱中毒。

当 $PaCO_2$ 和 BE(或 AB)呈相同变化时,则可能存在两种情况,其一是存在单纯型酸碱失衡,如 BE(或 AB)原发性↑,$PaCO_2$ 继发性↑,为代谢性碱中毒呼吸代偿,但是代偿不可能过度,即原发的失衡变化必定大于代偿变化。另外一种情况则是发生了混合性酸碱失衡。如代谢性碱中毒合并呼吸性酸中毒时,BE(或 AB)和 $PaCO_2$ 可能均升高。这两种情况的鉴别要根据机体代偿的速率、幅度和限度来判断。例如,若从病人临床实际情况已能确认其原发疾病和可能发生的酸碱失衡,而与原发变量相对应的另一变量数值变化超越了代偿限度则可判断为混合酸碱失衡。

(3)根据阴离子间隙判断酸碱失衡:阴离子间隙(AG)与酸碱失衡的关系密切,根据 AG 诊断代谢性酸中毒非常迅速、可靠。

血浆中阴阳离子总数相等,但一般情况下仅测定 Na^+、Cl^-、HCO_3^-。AG = [Na^+] − [Cl^-] − [HCO_3^-],即 AG 代表未测定的阴、阳离子差值的阴离子部分。AG 正常值为 7 ~ 16 mmol/L。AG 升高时多数情况属代谢性酸中毒,但必须结合病史和用药情况才能确定诊断,应注意排除引起 AG 增高的其他因素,如脱水、大剂量应用钠盐等。

第四节　体温监测技术

一、中心体温监测

(一)目的

(1)监测外周温度不能真实反映中心体温的患者。
(2)监测休克患者,尤其是感染性休克患者的体温。
(3)对需要进行降温或复温的患者进行体温监测。

(二)评估

1. 患者评估

(1)评估患者的病情、意识、合作程度。
(2)观察患者的鼻腔黏膜有无肿胀、炎症;有无鼻中隔偏曲及鼻息肉;有无食管损伤及食管静脉曲张;有无耳道炎症、分泌物等。

2. 用物准备

口温计或肛温计,有盖方盘1个(内衬75%乙醇纱布),体温计置于方盘内,弯盘1个(内衬纱布)、润滑剂、棉签、卫生纸、记录本、表、笔。

3. 环境评估

环境安静,整洁、光线充足。

(三)操作规程

1. 核对,向患者解释操作的目的、方法,以取得合作。
2. 洗手、戴口罩。

3. 携用物至床旁，协助患者取合适的体位。
4. 测量体温。

（1）测量口温：①口表水银端置于患者舌下；②嘱患者闭唇含住体温计，用鼻呼吸，必要时用手托住体温计；③测量3 min，取出体温计，用消毒液纱布擦拭。

（2）测量肛温：①屏风遮挡；②协助患者侧卧、俯卧或屈膝仰卧，暴露肛门区；③婴儿可取仰卧位，以一手抓住其两脚踝并提起，露出肛门；④用棉签蘸润滑剂润滑肛表贮汞槽端；⑤用手分开臀部，将肛表旋转并缓慢插入肛门6～10 cm，婴儿只需将贮汞槽插入肛门即可，一般小儿为2～3 cm，并用手扶固定肛表；⑥测量3 min，取出肛表，用卫生纸擦拭肛门处遗留的润滑剂及污物。

5. 读取数值：旋转体温计，检视读数后将体温计汞柱甩至35℃以下，放置于弯盘内。
6. 整理床单位，患者保持舒适体位。
7. 处理用物，洗手，做好记录。

（四）患者指导

（1）告知患者测量口温前15～30 min勿进食过冷、过热食物，测口温时闭口用鼻呼吸，勿用牙咬体温计。

（2）测量肛温时，给予患者安慰，解除其恐惧心理。

（五）其他测量中心体温的方法

1. 耳鼓膜温度

耳鼓膜温度是测量中心温度准确的方法，应用特殊的温度探头测得。

（1）应用鼓膜温差电偶温度计（放置于鼓膜）。

（2）应用红外线温度探测器（放置于外耳道）。

（3）测温时用棉花堵塞外耳道以排除大气温度的影响。

2. 鼻咽部温度

将温度导线连接监护仪，前端用清水润滑，将温度探头插入鼻孔约10 cm，前端到达鼻咽部后，用粘膏固定温度导线于鼻翼。

3. 食管温度

用柔软的电温度计测量。将温度导线连接监护仪，前端用清水润滑，将温度探头插入鼻孔，使温度探头前端至于食管中下1/3处，妥善固定导线。

4. 膀胱温度

用特殊温度探头置于Foley导尿管中测得。通过无菌操作，将尖端带温度传感器的导尿管插入膀胱进行监测。

5. 肺动脉温度

由置于肺动脉导管上的温度计测量。肺动脉导管经锁骨下静脉或颈内静脉下至肺动脉，导管尖端带有温度感受器，将肺动脉导管经数据转换器连接监护仪，读出中心温度数值。

（六）注意事项

（1）精神异常、昏迷、婴幼儿、口腔疾患、口鼻腔手术、呼吸困难、不能合作者不可采用口表测温。

（2）直肠疾病或手术后、腹泻、心肌梗死患者不宜从直肠测温。

（3）如有影响测量体温的因素时，应当推迟30 min测量。

（4）给婴幼儿、精神病患者、躁动病患者测直肠温度时需手扶肛表，以防体温计断裂或进入直肠，造成意外。

（5）如患者不慎咬破汞温度计，应当立即清除口腔内玻璃碎片，以免损伤口腔及消化道黏膜；再口服蛋清液或牛奶，保护消化道黏膜并延缓汞的吸收；若病情允许，患者可食粗纤维食物，加快汞的排出。

（6）肛表、口表应分别进行清洁、消毒。

（7）测量鼻咽部温度时，要定时更换监测位置，以免造成鼻出血。有明显出血倾向以及乙肝素化的患者不宜应用此法测量。

（8）有食管静脉曲张或有食管损伤者不应通过食管测温。

（9）应用鼓膜温差电偶温度计测量鼓膜温度，需警惕外耳道出血和鼓膜穿孔。

（10）成年人体温正常范围见表3-2。

表 3-2　成年人体温平均值及正常范围

常用部位	平均温度	正常范围
口腔	37.0℃	36.3 ~ 37.2℃
肛门	37.5℃	36.5 ~ 37.7℃
腋窝	36.5℃	36.0 ~ 37.0℃

二、外周体温监测

（一）目的

（1）测量、记录患者的体温。

（2）监测体温的变化，分析热型及伴随症状。

（二）评估

1. 患者评估

（1）询问、了解患者的身体状况、合作程度。

（2）了解患者是否存在影响监测结果的因素，如腋下汗液过多、伤口、炎症、剧烈运动等。

（3）根据患者的情况选择合适的测量部位。

2. 用物准备

（1）测量腋温：有盖方盘1个（内衬75%乙醇纱布），体温计置于方盘内，弯盘1个（内衬纱布），消毒液纱布，记录本、表、笔。

（2）测量末梢皮肤温度：监护仪、温度导线、电极片。

3. 环境评估

环境安静、整洁、光线充足。

（三）操作规程

1. 核对，向患者解释操作的目的、方法，以取得合作。

2. 洗手、戴口罩。

3. 携用物至床旁，协助患者取合适的体位。

4. 根据患者的病情需要选择测量体温的部位。

（1）测量腋温：①解开纽扣，暴露腋下，用于毛巾擦干汗液；②将体温计汞端放至患者腋窝深处，贴紧皮肤，嘱患者曲臂过胸，夹紧10 min；③不能合作者协助患者夹紧体温计；④取出体温计，用消毒液纱布擦拭；⑤旋转体温计，检视读数后将体温计汞柱甩至35℃以下，放置于弯盘内。

（2）测量末梢皮肤温度：①暴露额头或足趾皮肤，清洁，无污渍及汗渍；②将温度电极与所选皮肤紧密贴合；③温度导线与监护仪相连接；④监护仪屏幕显示体温数值。

5. 整理床单位，保持舒适体位。

6. 处理用物，洗手，做好记录。

（四）患者指导

1. 根据实际情况，指导患者学会正确测量体温的方法。

2. 测量腋温时，指导患者正确夹紧腋窝的方法。

（五）注意事项

（1）体形过于消瘦者不宜用腋表测试体温。

（2）测腋温时，如腋下有汗，勿用力擦拭，以免摩擦生热，也不可用过冷或过热的毛巾擦拭，以免影响监测结果。

（3）发现体温和病情不符时，应复测体温。

（4）末梢皮肤温度是临床上连续监测外周温度的方法，受影响的因素较多，其与中心温度的差可作为机体末梢循环灌注的判断依据，常用于评估末梢血流的灌注状态，与中心体温差大于6℃时，预示病情危重，预后不佳。

（5）影响温度的因素。

①昼夜节律性差异：一天的体温有节律性波动，但不超过1℃。

②季节、地区影响：个体体温夏季较冬季一般约高0.3℃。

③性别影响：女子体温平均比男子高0.3℃。

④年龄影响：儿童、青少年体温较高，老年人较低。

⑤精神和体力活动对体温的影响：精神紧张，肌肉活动时体温均升高。

第四章 危重患者的代谢及营养支持

第一节 概述

一、人体的基本营养代谢

从营养治疗角度，人体的基本营养代谢最重要的是蛋白质代谢及能量代谢两方面。

（一）蛋白质及氨基酸代谢

氨基酸是蛋白质的基本单位，可分为必需氨基酸（essential amino acids，EAA）和非必需氨基酸（nonessential amino acids，NEAA）两类。

谷氨酰胺（glutamine，Gln）在组织中含量丰富，它是小肠黏膜、淋巴细胞及胰腺腺泡细胞的主要能源物质，为合成代谢提供底物，促进细胞增殖。Gln还参与抗氧化剂谷胱甘肽的合成。目前，不仅把Gln视作一种条件必需氨基酸，甚至把它看作为一种具有特殊作用的药物。支链氨基酸（branched chain amino acids，BCAA）属EAA范围，包括亮氨酸、异亮氨酸及缬氨酸3种。

从蛋白质合成角度，非必需氨基酸与必需氨基酸具有相同的重要作用，只有在热量保证的情况下，蛋白质才会正常合成。体内糖原的储量很有限，仅能提供热量3 765.6 kJ（900 kcal），为正常日需量的1/2。脂肪是机体储备的主要能源。体内没有储备的蛋白质，一旦蛋白质被氧化供能，则将随之丧失其相应的功能。

蛋白质的合成受多种因素的影响，其中氨基酸的输入，胰岛素、生长激素等作用的加强，均可明显地促进蛋白质合成。正常机体的蛋白质（氨基酸）需要量为0.8～1.0 g/(kg·d)，相当于氮量0.15 g/(kg·d)应激、创伤时蛋白质需要量则增加，可达1.2～1.5 g/(kg·d)，相当于氮量0.2～0.25 g/(kg·d)。

（二）能量储备及需要

机体的能量贮备包括糖原、蛋白质及脂肪。

机体的能量需要，可按Harris-Benedict公式计算出基础能量消耗（basal energy expenditure，BEE）。

$$男性 BEE (kcal) = 66.5+13.7W+5.0H-6.8A$$
$$女性 BEE (kcal) = 655.1 + 9.56W + 1.85H - 4.68A$$

W. 体重（kg）；H. 身高（cm）；A. 年龄（年）。

（三）营养状态的评定

1. 人体测量体重变化

体重低于标准体重的15%，提示存在营养不良。三头肌皮皱厚度是测定体脂贮备的指标；上臂周径测定可反映全身肌肉及脂肪状况。上述测定值若低于标准值的10%，则提示存在营养不良。

2. 其他

三甲基组氨酸、血清蛋白、转铁蛋白、前清蛋白浓度测定，淋巴细胞计数以及氮平衡试验都可以提示患者的营养状况，指导营养支持治疗。

二、饥饿、创伤后的代谢变化

（一）饥饿时的代谢变化

1. 内分泌及代谢变化

为使机体更好地适应饥饿状态，许多内分泌物质参与了这一反应。其中主要有胰岛素、胰高血糖素、生长激素、儿茶酚胺、甲状腺素、肾上腺皮质激素及抗利尿激素等。饥饿时，血糖下降，胰岛素分泌立即减少，胰高血糖素、生长激素、儿茶酚胺分泌增加，以加速糖原分解，使糖生成增加。随着饥饿时间延长，上述激素的变化可促使氨基酸的肌肉动员，肝糖原异生增加，糖的生成由此增加，但也同时消耗了机体蛋白质。饥饿时，受内分泌的支配，体内脂肪水解增加，逐步成为机体的最主要能源。

2. 机体组成的改变

饥饿可导致水分丢失，大量脂肪分解。蛋白质不可避免地被分解，使组织、器官重量减轻，功能下降。长期饥饿可使肺的通气及换气能力减弱，心脏萎缩、功能减退。最终可导致死亡。

（二）创伤、感染后的代谢变化

1. 神经、内分泌反应

此时交感神经系统兴奋，胰岛素分泌减少，肾上腺素、去甲肾上腺素、胰高血糖素、促肾上腺皮质激素、肾上腺皮质激素及抗利尿激素分泌均增加。

2. 机体代谢变化

在抗利尿激素及醛固酮的作用下，水钠潴留，以保存血容量。交感神经所致的高代谢状态，使机体的静息能量消耗（REE）增加。适量的能源提供是创伤、感染时合成代谢的必备条件。创伤时机体对糖的利用率下降，容易发生高血糖、糖尿。蛋白质分解增加，尿氮排出增加，出现负氮平衡。糖异生过程活跃，脂肪分解明显增加。

第二节 危重症患者的代谢

一、危重症患者的代谢特点

危重症患者的基本代谢变化包括内分泌改变与糖代谢紊乱、能量代谢增高、蛋白质分解代谢加速、脂肪代谢紊乱、维生素代谢变化和胃肠功能改变。其反应程度与创伤、感染的程度和部位有关。

（一）糖代谢紊乱

在创伤、手术、感染等情况下，机体发生应激反应。一方面，应激反应使体内儿茶酚胺、糖皮质激素、胰高血糖素、甲状腺素的分泌增加，糖异生明显加强，葡萄糖生成增加；另一方面，胰岛素分泌减少或相对不足，机体对胰岛素的反应性降低，使胰岛素不能发挥正常作用，而刺激组织对葡萄糖的摄取和利用，这种现象称为胰岛素抵抗，机体呈高血糖状态。在MODS的早期血糖明显升高，而高糖血症又加重机体的应激反应，形成恶性循环。

（二）蛋白质分解代谢加速

蛋白质作为功能和结构组织存在于人体，创伤、感染后因蛋白质丢失及分解代谢增加，此消耗用于维持急性应激反应所需的蛋白质与能量。而总体上蛋白质合成降低，尿氮排出增加，机体出现明显的负氮平衡。

（三）脂肪代谢紊乱

在创伤、感染等应激状态下，由于储存的糖原很快被耗尽，脂肪被动员供能。脂肪是人体能量的主要储存形式，通常状态下，约30%的热量由脂肪提供，每克脂肪组织能提供热量33.5 kJ。创伤、感染后，脂肪分解加速，血中游离脂肪酸、三酰甘油及甘油浓度增高，常出现高三酰甘油血症。但酮体的形成则根据创伤的种类和严重程度而有所变化。通常严重休克、创伤和感染后，酮体生成降低或缺乏。轻度创伤或感染时，酮体生成则稍增加，但往往低于非应激的饥饿状态时的酮体水平。

（四）能量代谢增高

静息能量消耗（REE）增加是危重症患者能量代谢的基本特征。REE是患者卧床时热量需要的基数。基础能量消耗（BEE）指人体在清醒而极度安静的状态下，不受肌肉活动、环境温度、食物和精神紧张等因素影响时的能量代谢。REE约为BEE的1.1倍左右。高代谢是指BEE在正常值的110%以上。创伤后，基础代谢率可增加50%~150%，最高可达正常时的2倍。Wilmore（1980年）的研究表明，BEE增高的程度随创伤、感染的原因及程度而异。烧伤面积达60%时，能量需要量增加到原正常值的210%；腹腔感染时，增加到150%左右。机体呈高代谢状态，其程度与危重患者创伤、感染的严重程度成正比。

（五）胃肠道功能改变

有研究者称肠道是创伤应激反应的中心器官。危重患者的胃肠功能发生许多改变，如消化腺分泌功能受抑制，胃肠功能障碍，蠕动减慢，患者出现食欲下降、厌食、腹胀等情况；危重患者常并发应激性溃疡；因禁食和使用广谱抗生素，导致肠道菌群失调，肠道屏障功能障碍和肠源性细菌移位。此外，肠黏膜急性损伤后细胞因子的产生可导致SIRS和MODS。对肠道黏膜屏障损伤与肠道细菌移位的防治效果研究，成为目前危重症患者营养支持领域探讨的核心问题之一。

二、营养状况的评估

营养评估是通过人体组成测定、人体测量、生化检查、临床检查及多项综合营养评定方法等手段，判定人体营养状况，确定营养不良的类型及程度，评估营养不良所致后果的危险性，并监测营养支持疗效的方法。

（一）人体测量

人体测量包括身高、体重、体重指数、皮褶厚度、上臂肌围、腰围、臀围等指标的测量。

1. 体重（BW）

体重是营养评定中最简单、直接而可靠的指标。它可代表脂肪和蛋白质这两大类储能物质的总体情况，体重改变可从总体上反映人体营养状况。测定体重时须保持时间、衣着、姿势等方面的一致，应选择晨起空腹，排空大小便后测定。同时，应注意水肿、腹水、应用利尿剂等因素的影响。体重的常用指标有：①实际体重占理想体重（IBW）百分比，即实际体重/IBW×100%，该值在-10%~+10%为正常。②体重改变（%），近3周体重减轻大于或等于5%基础体重，或近3个月体重减轻大于或等于10%基础体重，提示负氮平衡。注意：应将体重变化的幅度与速度结合起来考虑。

2. 皮褶厚度

人体皮下脂肪含量约占全身脂肪总量的50%，通过皮下脂肪含量的测定可推算体脂总量，并间接反映热量代谢变化。皮褶厚度的测定部位有上臂肱三头肌、肩胛下角部、腹部、髂嵴上部等。临床上常用肱三头肌皮褶厚度（TSF）测定。正常参考值男性为12.5 mm，女性为16.5 mm。实测值在正常值的90%以上为正常，80%~90%为体脂轻度亏损，60%~80%为中度亏损，小于60%为重度亏损。

3. 上臂围和上臂肌围

（1）上臂围（AC）：测量时，被测者上臂自然下垂，取上臂中点，用软尺测量。软尺误差不得大于0.1 cm。

（2）上臂肌围（AMC）：AMC（cm）= AC（cm）- 3.14×TSF（cm）。研究发现，当清蛋白小于28 g/L时，87%的患者出现AMC减少。参考值男性为24.8 cm，女性为21.0 cm。实测值在参考值的90%以上为正常，80%~90%为轻度营养不良，60%~80%为中度营养不良，小于60%为重度营养不良。

(二)实验室指标

1. 血生化测定

(1)清蛋白测定:清蛋白是常用的营养指标,持续的低清蛋白血症被认为是判定营养不良的可靠指标,正常值为 35～45 g/L,若小于 35 g/L 为营养不良,小于 20 g/L 为重度营养不良,由于清蛋白半衰期长达 20 天,故不能迅速反映短期营养变化。

(2)转铁蛋白、甲状腺结合前清蛋白:转铁蛋白(正常值大于 2 g/L)和甲状腺结合前清蛋白(正常值 0.2～0.3 g/L)的半衰期分别为 8 天和 1.3 天,可以了解患者近期的营养变化。

2. 尿生化测定

(1)肌酐身高指数(CHI):是衡量机体蛋白质水平敏感而重要的指标。测算方法为连续 3 天保留 24 h 尿液,取肌酐平均值并与相同性别及身高的标准肌酐值比较所得的百分比即为 CHI。评定标准为大于 90% 为正常,80%～90% 提示机体组织轻度缺乏,60%～80% 提示中度缺乏,小于 60% 提示重度缺乏。目前我国健康成人的标准肌酐身高值尚未建立,且 CHI 还受年龄、疾病等其他因素影响,故临床应用尚有困难。

(2)氮平衡(NB):是评价机体蛋白质营养状况最可靠和最常用的指标。一般食物蛋白质中氮的平均含量为 16%,若氮摄入量大于排出量,为正氮平衡,否则为负氮平衡。两者相等则维持氮的平衡状态,提示摄入蛋白质量可满足基本要求。计算氮平衡时,要求准确收集和分析氮的摄入量与排出量。氮的摄入应记录经口、肠道摄入及经静脉输入的氮。在一般膳食情况下,大部分氮的排出为尿氮(UN),约占排出氮总量的 80%。其他排出途径包括粪氮(FN)、体表丢失氮(IN)、非蛋白质(NPN)、体液丢失氮(BFN)等,四者数量较少且较恒定,临床上常用常数 3 表示。因此氮平衡的计算公式为:氮平衡(g/d) = 摄入氮量(g/d) - [尿中尿氮量(g/d) + 3]。

3. 免疫功能评定

细胞免疫功能在人体抗感染中起着重要作用。蛋白质热量营养不良常伴有细胞免疫功能损害,而增加患者术后感染率和死亡率。

(1)总淋巴细胞计数(TLC):是评定细胞免疫功能的简易方法。计算公式为:TLC% 淋巴细胞百分比 × 白细胞计数。TLC 大于 20×10^8/L 者为正常,$(12～20) \times 10^8$/L 为轻度营养不良,$(8～12) \times 10^8$/L 为中度营养不良,小于 8×10^8/L 为重度营养不良。

(2)皮肤迟发性超敏反应(SDH):该试验是将不同的抗原于前臂屈侧表面不同部位注射 0.1 mL,待 48 h 后测量接种处硬结直径,若大于 5 mm 为正常。常用抗原包括链激酶/链道酶、流行性腮腺炎病毒素、白色念珠菌提取液、植物血凝素和结核菌素试验(OT,1∶2 000)。

(三)综合营养评定

单一指标评定人体营养状况的方法局限性强而误差较大,目前多数学者主张采用综合性营养评定方法,以提高灵敏性和特异性。判断患者有无营养不良,应对其营养状况进行全面评价。营养不良可分为轻、中、重三种程度,其简易评定方法见表 4-1。

表 4-1 简易营养评定法

参数	正常范围	轻度营养不良	中度营养不良	重度营养不良
体重	大于理想体重的 90%	下降 10%～20%	下降 20%～40%	下降 40%
上臂肌围	大于正常值的 90%	大于 80%	60%～80%	小于 60%
三头肌皮褶厚度	大于正常值的 90%	大于 80%	60%～80%	小于 60%
清蛋白(g/L)	≥35	30～35	21～30	小于 21
转铁蛋白(g/L)	2.0～2.5	1.50～1.75	1.00～1.50	小于 1.00
淋巴细胞总数	≥1 500	大于 1 200	800～1 200	小于 800
迟发型超敏反应	硬结大于 5 mm	硬结小于 5 mm	无反应	无反应

三、营养支持的适应证

凡患者存在营养不良、创伤或重度感染等病情，7天内无法正常进食者都可认为是营养支持的适应证。

（1）重度的系统性炎症反应，如大面积烧伤、闭合性颅脑损伤、严重多发伤、复合伤、重度脓毒血症等处于高分解代谢状态的患者。

（2）胃肠道功能障碍，如①胃肠道梗阻，如食管、贲门和幽门的癌肿等梗阻性病变，高位小肠梗阻，新生儿胃肠道闭锁等。②高位胃肠道瘘，如食管和消化液经皮肤瘘口大量漏出，无法为小肠所吸收。③短肠综合征，如小肠广泛切除后，肠黏膜面积锐减致吸收不良。④肠道炎性疾病或术前准备时，如溃疡性结肠炎和克罗恩病活动期。⑤严重腹泻、顽固呕吐的患者。

（3）肿瘤患者化疗或放疗有严重消化道反应无法进食或进食不良者。

（4）急性坏死性胰腺炎的患者，往往需要较长时间禁食，并常伴有腹腔感染和胃肠功能低下。完全胃肠外营养（TPN）是综合治疗中不可缺少的组成部分。

（5）中、重度营养不良患者需接受影响消化道功能的治疗和手术的围手术期应用。

（6）轻度肝、肾衰竭者，采用特殊配方的营养组合行TPN支持。

第三节　营养支持方法

营养支持分为肠内与肠外两大类，临床选择的依据是：①患者胃肠道功能状态。②胃肠道供给量是否能满足需要。③有无胃肠外营养禁忌。一般情况下，PN与EN两者之间优先选择EN；周围静脉与中心静脉营养应优先选择周围静脉营养。

一、全胃肠外营养

全胃肠外营养（total parental nutrition，TPN）指患者所需全部热量与氮量完全由胃肠外供给。可选用中心静脉或周围静脉途径。脂肪乳剂临床的应用使经周围静脉营养支持成为可能。

（一）适应证

适用于需要营养支持但存在胃肠道功能障碍的危重症患者，如蛋白质-热量营养不良、短肠综合征、急性胰腺炎和胰瘘、炎性肠病、高代谢状态（烧伤、创伤、大手术、恶性疾病）、肾衰竭、肝衰竭。

（二）禁忌证

静脉插管经验不足、需限制水入量时、重度糖耐量减低和肝性脑病。

（三）静脉营养物质的选择

1. 氮源选择

临床上氨基酸制剂种类繁多，常用含EAA与非必需氨基酸（NEAA）的平衡型复方氨基酸配方。补充外源性支链氨基酸可减少肌肉分解，促进肝脏蛋白质合成，能在周围组织中代谢供能，有节氮效应。对于肝、肾功能有明显损害患者，应特别注意氨基酸种类与量。肾功能损害者应提供以EAA为主的氨基酸溶液（如肾必氨含8种EAA和组氨酸）。肝功能障碍者应提供富含支链氨基酸（45%）溶液作为氮源。

2. 非蛋白热源选择

葡萄糖和脂肪是TPN常用能源。严重应激患者，大量高渗葡萄糖可促发高血糖昏迷、淤胆和呼吸衰竭等。为预防和纠正这些并发症，葡萄糖输注速度不应超过 4 mg/（kg·min）。不能单纯依靠葡萄糖供能，应配合脂肪乳剂提供（30%～50%）热量。我国成年人脂肪乳剂常用量为 1～1.5 g/（kg·d），高代谢状态下可适当增加，输注速度应小于 0.5 g/（kg·h）。静脉脂肪乳剂应禁用于高胆红素血的新生儿、高脂血、严重肝脏病和蛋白质过敏者。冠心病、中度肝脏损害、凝血功能异常、胰腺炎和某些肺脏疾病慎用。

3. 电解质、微量元素和维生素

体内水溶性维生素并无储备，因此，凡TPN者均应常规加入。机体的微量元素需要量甚微，短期禁食者并不需补充，若禁食超过1月，则应予补充。长期TPN应注意补磷，因磷与能量代谢及蛋白质合成密切相关。某些无机盐如钙、磷易与某些静脉液体成分反应出现沉淀，应引起注意。

（四）TPN方法

1. 外周静脉TPN

经外周静脉输注所有营养物质，适于短期（7~14天）TPN者。

2. 中心静脉TPN

适于外周静脉不易穿刺、限制液体入量、需长期TPN或严重营养不良者。中心静脉TPN液输注速度应从小量开始。前24 h输注1 L，可应用输液泵输注，然后根据情况逐渐增加输注速度，每日增加1 L直至达到需要量。

（五）并发症及其防治

1. 导管并发症

腔静脉置管所致气胸、导管栓子、静脉栓塞、空气栓塞等并发症已很少见。由导管引起的局部感染或全身性感染是TPN主要并发症。高度怀疑导管感染时应及时拔除导管，一般情况下拔除导管12 h后症状逐步缓解。

2. 代谢并发症

代谢并发症包括电解质、酸碱平衡失常、氮质血症、糖代谢紊乱、过度喂养综合征、微量元素缺乏等。最常见糖代谢紊乱，特别易发生HHNKS。因此，进行TPN治疗时应注意逐渐调节输入液中葡萄糖浓度及输注速度，控制血糖在8.4 mmol/L以下，增加脂肪乳剂供能，加强监测，补充胰岛素。停止TPN治疗时应逐渐减量，以防出现低血糖。

3. 肠黏膜屏障功能障碍、淤胆和肝功能异常

长期TPN患者由于缺乏食物对肠道刺激，影响肠道激素分泌。尤其是TPN中缺乏肠道所需营养物质谷氨酰胺可引起肠黏膜萎缩，使肠道黏膜屏障功能受损，对细菌和毒素的防御功能下降，导致肝脏功能损害。此外，由于肠内缺乏食物刺激、缩胆囊素等肠道激素引起胆囊及Oddis括约肌等功能异常，造成淤胆。当前重要的改进方法包括谷氨酰胺和重组激素与营养支持联合应用，谷氨酰胺能促进氮平衡，保持肠黏膜完整，防止细菌易位和肠道毒素入血。应用基因工程重组技术生产的激素，可减少肠黏膜萎缩及胆汁淤积。

（六）TPN时监测

在营养支持时常用监测指征见表4-2。

表4-2 营养支持过程中监测指征

体重	甘油三酯
急性期每日测量；恢复期每周3次	静脉输注前和输注后4~6 h测定
血糖	严重脓毒症和肝肾功能不全者每日测定
第一天或急性期每4 h一次	PT
稳定患者每日一次	每周测定一次
电解质	UUN
每日测定血Na^+、K^+、Cl^-、HCO_3^-、Ca^{2+}、Mg^{2+}、PO_4^{3-}、BUN、Cr	达到预测热量/蛋白质比后测定必要时可重复测定
每日测定BUN、Cr	
恢复期可以延长测定间隔	

这些简单的监测指标足可以避免营养支持过程中的超负荷、能及时发现并发症、评价热量和蛋白质的供给是否适宜。其中最常应用的是与监测血糖有关的参数。当高血糖不易控制时可减少入量，使血糖小于或等于 11.1 mmol/L。控制高血糖的最好办法是静脉输注胰岛素。待病情稳定后可将胰岛素加入 TPN 液中。

（七）PN 向 EN 过渡

一旦患者情况允许应逐渐由 PN 转变成 EN 或经口进食。如患者不能经口摄入每日需要量的 50% 时，可合并应用 EN。经口、EN 或二者联合应用能提供每日需要量的 60% 时，可中断 PN 治疗。

二、肠内营养

EN 是通过鼻/口饲管，或经胃、空肠造瘘的途径给予营养成分。一般情况尽可能采用口饲管，因为鼻窦感染很容易引起脓毒症。需长期（大于 4 周）营养支持者可经胃或空肠造瘘。EN 时营养物质系经肠道和门静脉吸收，可以改善及维持肠道黏膜细胞的结构与功能的完整性和肠道激素分泌，改善局部及全身蛋白质代谢，并使患者对应激反应有较好的适应性，降低应激患者的高代谢状态。综合研究发现，EN 患者较 PN 患者脓毒症发生率可减少一半。某些特殊营养素（如谷氨酰胺、精氨酸、核苷酸、纤维素、ω-3 脂肪酸）只能经胃肠补充，有助于改善患者预后。动物实验发现，长期 TPN 会导致肠黏膜萎缩及肠黏膜屏障受损从而发生细菌易位，增加肠源性感染发生率。EN 可单独应用，亦可与周围或中心静脉营养支持联合应用，以减少静脉营养物质用量。

（一）适应证

胃肠道功能完整者首选 EN。随着要素膳和低渣配方的应用，下消化道瘘患者亦可进行 EN。上消化道瘘患者只要饲管能够达到瘘管远端即可。

（二）禁忌证

1. 绝对禁忌证

顽固呕吐、肠梗阻、消化道大出血和血流动力学不稳定者。

2. 相对禁忌证

腹泻、腹腔内感染、吸收不良综合征、重症胰腺炎及严重肠瘘。

（三）肠内营养制剂

应根据患者的实际情况选择不同的 EN 制剂。

1. 常用肠内营养配方

（1）要素饮食：含有人体必需的各种营养素，蛋白质是以游离氨基酸或肽类形式存在，对消化道刺激小，在肠内很少形成残渣。每日用量 2 000～3 000 mL 可满足人体需要，临床用于胃肠道瘘、消化吸收不良、短肠综合征、放射性肠炎、胰腺炎、胃肠道切除及烧伤患者等。但其比较昂贵，不能提供肠道生长因子，长期应用有可能引起肠黏膜萎缩。

（2）匀浆饮食：根据患者蛋白质和热量需要量，由营养师计算出相应食物量，加工处理而成。其在肠腔内形成残渣较多，对消化道刺激较大，其在维持肠道免疫方面优于要素饮食。故危重症患者尽可能应用匀浆饮食，而不用要素饮食。

2. 肠内营养制剂添加物

随着对 EN 研究的进展，在 EN 时添加某些物质可减少长期 EN 的并发症。

（1）支链氨基酸：研究表明支链氨基酸能提供谷氨酰胺，富含支链氨基酸 EN 制剂，尤其适于肝性脑病患者。

（2）谷氨酰胺：是血浆和细胞内最丰富的氨基酸，是血管之间氮的载体。谷氨酰胺在肾脏产生，骨骼肌分解，是肠道细胞和淋巴细胞的主要代谢燃料，是分解代谢状态时所必需的。补充谷氨酰胺可减少细菌易位。

（3）精氨酸可刺激 GH、尿促卵泡素、胰岛素、胰高糖素和胰岛素样生长因子（IGF）释放，是 NO

前体，能促进损伤后 T 淋巴细胞的增殖。

（4）核苷酸：在维持正常免疫功能中起着重要作用，缺乏时可抑制 T 淋巴细胞和 IL 生成，是 DNA 和 RNA 前体，在细胞分裂和蛋白质合成中起重要作用。

（5）纤维素在肠道内被细菌分解，是结肠黏膜营养的重要底物，能延缓葡萄糖的吸收，有利于肠道正常菌群生长。

（四）EN 制剂选择

根据患者临床特点选择相应营养制剂（表4-3）。

EN 营养液给予速度应根据其浓度而定：4.18 kJ/mg 者 25～50 mL/h；6.27 kJ/mg 者 20～25 mL/h；8.36 kJ/mg 者 15～20 mL/h。长期饥饿或 TPN 向 EN 过渡者应从小量开始，缓慢增加，避免过度喂养综合征。每 4～6 h 调整营养液的给予速度，直至达到所需速度。如果患者不能耐受肠道营养，出现腹泻时应评价其腹泻原因（如抗生素性、难辨梭状芽孢杆菌感染、胃潴留），此时可减少营养液的量或改换成等张液；有肠道运动功能减低时应注意有无肠麻痹，怀疑下胃肠道运动功能异常时可应用西沙必利（cisapride）。除消化性溃疡和 GCS 应用者外，一旦能适应肠道营养即可停用胃黏膜细胞保护剂。

表 4-3 肠道营养制剂选择

患者状态	饮食调整	营养制剂选择
正常饮食（无应激）	无须调整	多聚合物（4.18 kJ/mL）
饮食替代（中度应激）	高热量、高蛋白质易消化蛋白质	浓缩多渣（6.27 kJ/mL）饮食多肽聚合物
消化功能障碍	葡萄糖、氨基酸	少渣或要素膳
吸收功能障碍	低盐、含水分少	高热量（8.36 kJ/mL）、低盐
心力衰竭、SIADH	高脂、低碳水化合物	减少 VO_2 和 VCO_2
Ⅱ型呼吸衰竭	改变氨基酸配比	低渣饮食高支链氨基酸、低芳香族氨基酸
肝衰	改变氨基酸配比	高蛋白质低渣饮食，补充支链氨基酸
重度应激或脓毒症肾衰	改变氨基酸配比	低蛋白低渣饮食，高比例 EAA

（五）EN 制剂供给方法

每日营养需要量可通过持续（8～24 h）或间断方法（4～8 次/天）供给。

1. 间断喂养

将患者一日需要量分 4～8 次供给，每次给予 250～400 mL，20～30 min 经饲管注入。注入速度过快患者可出现腹胀、恶心、腹痛。为防止患者恶心、呕吐和误吸，应在每次注入营养液前测定胃残留液，以不超过 100 mL 为宜。残留液过多应延迟 EN 营养液注入，1 h 后重新检查。如果持续存在，则应暂终止 EN，可给予促胃排空药。

2. 持续喂养

将每日总量按一定速度在 8～24 h 内经饲管注入。适于不能耐受一次注入大量液体的患者。输液泵有助于保证精确和恒定的输注速度，每 4～6 h 检测胃残留液量，以不超过前 2 h 注入量为好。

（六）并发症及其防治

EN 的代谢并发症与 TPN 相似，但其发生率和严重程度均明显低于 TPN。腹泻、腹胀、呕吐、腹痛等肠道功能改变是 EN 期间常见并发症（表 4-4）。腹泻常发生于 EN 开始及使用高渗饮食时，故 EN 前应有 2～3 天适应期。如果患者禁食时间过长或接受 TPN 2 周以上，适应期应延长。EN 开始的饮食以等渗为宜，再逐渐增加浓度，直至能使患者耐受并可满足营养需求时为止，通常需 2 周时间。

表 4-4　EN 常见并发症

腹泻		
	感染	便常规和培养，可应用抗生素。配制的营养液 24 h 内用完
	食物	降低营养液浓度，减少蛋白质含量。短肠综合征、胰腺功能不全可改用 TPN，乳糖不耐者改用无乳糖配方
	药物	检查所用药物如抗生素、甘露醇或镁制剂，避免应用肠蠕动抑制剂果胶酸钾（kaopetatale）或消胆胺
	恶心，呕吐	检查有无麻醉药等药物、有无饲管堵塞。胃排空延迟和心理障碍，可应用普瑞博思，也可考虑小肠造瘘
代谢		
	液体平衡	有无容量负荷过度，检查营养液中钠含量，亦应避免容量不足
	葡萄糖代谢	皮下或静脉给予胰岛素，以保持血糖的相对稳定
	血浆高渗	定期监测，及时补充
	电解质	定期监测，及时补充
	误吸	检查鼻/口饲管的位置，抬高床头（大于 30°），使饲管远端接近幽门，最好放置在 Treitz 韧带以下。高危患者可行空肠造瘘或胃造瘘
感染、创伤		
	鼻咽部	可改用经口或经皮放置饲管
	鼻窦炎	很少见，可应用小口径管
	食管炎	H_2 受体阻断药
	饲管堵塞	注意有无营养液过度黏稠或饲管用药与营养液发生反应，尽量不经饲管给药

上述症状亦可能由于原发病引起，此时应治疗原发病。

总之，EN 突出优点在于，营养液直接作用于肠黏膜表面，保持黏膜完整性及其功能。在营养支持过程中应根据患者情况，逐步完成由 PN 向 EN 过渡，达到维持机体正常营养状况和正常口服饮食的目的。

（七）EN 监测

EN 时监测指标见表 4-5。

表 4-5　EN 过程中监测

监测项目	监测方法
营养评价	EN 前和 EN 开始 7～10 d
生命体征（血压、体温、脉搏和呼吸）	每 4 h 测定一次
胃残留液	每 4～6 h 一次
尿量	8 h 一次
体重、电解质和 BUN	每日测定（EN 开始 7～10 d）

第四节　营养支持的监测

营养支持期间的监测有两个重要的意义：①通过监测了解营养支持的治疗效果，以便及时发现问题并调整治疗方案，以更适合于患者的需要，提高营养支持的效果。②通过监测及时发现、预防和处理可能发生的并发症。

一、营养支持效果监测

营养支持实施前，需要对患者做一次全面的营养状态评定，在营养支持期间，也需反复地对患者的营养状态做出评价。现简单介绍有关测定项目。

(一) 体重

体重是评价营养状态的一项重要指标，在 TPN 应用初期或小儿患者应每 1~2 天测量一次，对能下床活动的稳定期患者，可每周测 1~2 次，对稳定的卧床患者也应每周测一次体重。一般来说，在治疗过程中，体重增加是营养状况好转的表现，但水、钠潴留或脂肪存积亦表现体重增加，因此，最好用理想体重百分率来表示。

(二) 上臂中点肌肉周径

主要是判断骨骼肌量的变化，建议每周测定一次。

(三) 肱三头肌皮肤皱褶厚度

用于判断脂肪存储量，建议每周测定一次。由于 MAC 与 TSF 无国人群体的平均值，仅能作患者治疗前后的自身对比。

(四) 迟发型过敏皮肤试验

主要了解机体的免疫能力。蛋白质营养不良时，患者对本试验的反应减弱或消失，随着营养状态的不断改善，这些反应将再出现或更明显。可每 2 周测定一次。在有条件的单位可测定血清免疫球蛋白、补体 C3、IL-2、IL-6 等。

(五) 总淋巴细胞计数

总淋巴细胞计数是常用的反映免疫功能的一项简易参数，正常值为 $(1.5~3.0) \times 10^9/L$，随着营养状态的改善，总淋巴细胞计数可逐步恢复至正常。建议每周测定一次。

(六) 尿中 3- 甲基组氨酸测定

尿中 3- 甲基组氨酸（3-MH）含量反映机体肌肉蛋白分解程度，也可作为评定机体代谢状态的一项参数。营养支持过程中必要时可动态观察尿液中 3-MH 值的改变，观察肌肉蛋白分解是否有所改变，其量的减少说明分解在减少。

(七) 肌酐/身高指数

肌酐是肌酸在肌肉中代谢后的产物，其排泄量大致与机体组织成正比。收集 24 h 尿液测出肌酐值，除以与身高相应的理想肌酐值，可求出肌酐身高指数。大于 90% 为理想营养状态，可每 2 周测一次。

(八) 氮平衡

机体蛋白质分解代谢的产物，最终以某一含氮物质的形式排出体外，因此，排出的氮量可以反映体内蛋白质的分解量。比较每日摄入的氮量与排出的氮量，称为氮平衡测定，是判定营养支持效果与组织蛋白质代谢状况的一项重要指标。氮平衡测定结果有 3 种可能：①摄入与排出氮量基本相等，称为总平衡，代表机体蛋白质的分解与合成代谢处于动态平衡之中。②排出氮少于摄入氮，称为正氮平衡，即摄入的蛋白质除补偿组织的消耗外，尚有一部分构成新的组织而被保留。③排出氮多于摄入氮，为负氮平衡，表明体内蛋白质分解多于合成。应激、创伤或营养供给不足均可出现负氮平衡。为计算氮平衡，必须了解每日摄入与排出的氮量。摄入氮量即该日输入的总氮量，即静脉输入的氨基酸含氮量（各品种含量不一）和（或）经肠摄入氮量。血液制品系整蛋白，不计入氮平衡计算中。

摄入氮量（g/d）= 输入氨基酸液总氮量 + 肠道摄入氮量

体内代谢过程产生的氮，大部分经尿排出，一般情况下，尿氮占氮总排出量的 85%~90%，其他氮经汗（0.5 g/d）及粪（1.5 g/d）排出，而尿氮中尿素氮占大多数，据估计，尿中其他含氮物质，如肌酐、氨、尿酸、肽片段、氨基酸等约占尿液中氮量的 1/6，约 2 g/d。

24 h 排出氮量 = 24 h 尿素氮（g）+ 2（g）（粪、汗氮）+ 2（g）（其他尿氮）

（禁食状态时，粪氮可不计，此系数为 1.5）

因此，常规应用的氮平衡计算公式是：

氮平衡（g/d）= 摄入氮量 − [尿中尿素氮（g/d）+ 3.5]

在肠内营养支持时，应考虑到肠道吸收情况，需收集每日全部粪便测定粪氮。

近年来，对氮平衡的测定又有些新的看法，Candio JA（1991 年）认为，12 h 尿尿素氮测定可代替 24 h 尿氮测定，但必须做到：①在 12：00～24：00 收集尿液。②TPN 要持续等量输注。③绝对禁食。

氮平衡应每日测算，并需测算一段时间，如 7 天的累积氮平衡量，还可按体重测算每千克体重的氮平衡量。

（九）内脏蛋白质测定

机体蛋白质的代谢情况通过血清有关蛋白质的含量得到反映，尤其是半衰期短的蛋白质，见表 4-6。这些蛋白质中的一部分可每周监测一次，以比较营养支持效果。

表 4-6　有关血清蛋白质的半衰期及正常含量

蛋白质	半衰期（h）	正常含量
维生素结合蛋白	12	
纤维连接蛋白	15～20	190～128 mg/L（19～28 mg/dL）
前清蛋白（PA）	2	280～350 mg/L（28～35 mg/dL）
纤维蛋白原（FB）	2.5	2.0～4.0 g/L（200～400 mg/dL）
铜蓝蛋白	4.5	230～440 mg/L（23～44 mg/dL）
酸糖蛋白	5	550～1 400 mg/L（55～140 mg/dL）
抗胰蛋白酶蛋白（AT）	4～7	2,0～3.0 g/L（200～300 mg/dL）
转铁蛋白（TF）	8	2.4～2.8 g/L（240～280 mg/dL）
清蛋白（AL）	21	35～50 g/L（3.5～5.0 g/dL）

近年来，有学者发现，体重、氮平衡、上臂皮肤皱褶等指标不能确切地反映重症应激患者的营养状态，因此，提出通过影屏计（shadow shield counter）所测定的总体钾，通过标记氚稀释示踪及体内中子活性分析（in vivo neutron activation analysis，IVNAA）等方法来测算机体总水分（TBW）、总蛋白（TBP）、总脂（TBF），统称为机体总成分（body composition）测定。

二、营养支持并发症监测

（一）体温

要注意营养支持患者的体温，以便及时了解感染并发症。

（二）24 h 出入量

了解体液的平衡情况，尤其是每日记录尿量及胃肠液的丢失。

（三）每日液体的输入情况

一般要求是每日营养液量在 24 h 内均匀输入，在用输液泵控制时，比较容易做到，依靠重力点滴时，就要求相对均匀。短时间内大量进入营养液会造成血液或肠道内的高糖高渗状态。

（四）微生物培养

配制静脉液体的空气净化台及周围空气采样做细菌、真菌培养，要求每月一次。导管入口处皮肤创口的棉拭子细菌、真菌培养，每周 2 次。配制肠内营养时应注意无菌操作，液体应做培养，特别是真菌培养，正常情况下，每周测定 2 次，当有发热，怀疑与 TPN 有关时，应立即取营养瓶残液、患者血液送细菌、真菌培养，必要时每日 2 次。有必要时做厌氧菌培养。

（五）胆囊 B 超

要求每周一次，必要时每周 2 次。主要探测胆囊容积、胆汁稠度、胆泥等，结合有关生化检查评定肝胆系统损害及淤胆情况。

（六）血气分析

了解酸碱紊乱情况，一般情况下每周 2 次，有明显异常时则应作严密监测。

（七）血液常规

血液常规包括红细胞计数、血小板计数、白细胞计数加分类等，每周 1~2 次，以监测有关并发症。如血小板计数下降，除考虑其他因素外，尚需想到是否有必需脂肪乳和铜的缺乏。有感染情况时，急查血细胞。

（八）血糖、尿糖

一般情况下，血糖每周 2~3 次，尿糖每日 2 次，当患者处于不稳定状态或有应激等情况时，应增加血糖及尿糖的测定次数。

（九）血清渗透压

正常值为（儿童）270~285 mmol/L，（成人）285~295 mmol/L。当怀疑有高渗情况时应做测定。在没有渗透压测定仪的单位，可按以下公式做出计算：

血清渗透压（mmol/L）= 2（$Na^+ + K^+$）+ 血糖 + 血尿素氮

（十）血清电解质

包括血清钾、钠、氯、钙、镁、磷。通常情况下，每周测定 2 次，电解质紊乱时，则应勤测，必要时每日 2 次。

（十一）血清微量元素及维生素

不一定列为常规监测，只是怀疑有缺乏时做测定。

（十二）肝功能测定

肝功能测定包括总胆红素、直接胆红素、GPT、GOT、AKP、γ-GT 等项，要求每周 1~2 次。

（十三）血脂测定

血脂测定主要包括胆固醇、甘油三酯、低密度脂蛋白－胆固醇、高密度脂蛋白－胆固醇等。可每 1~2 周测一次。在输注脂肪乳剂的过程中，应监测血脂廓清情况，亦即每日在脂肪乳剂输完后 6 h 采取血标本，观察脂肪廓清的情况，以便观察脂肪乳剂是否能被利用。

（十四）血清氨基酸分析

可每周测定一次或不定期测定。

（十五）必需脂肪酸、血氨等

必要时做测定。

（十六）尿电解质

主要是 24 h 尿钠、尿钾，每日测定一次。正常值：尿钠为 130~261 mmol/24 h（3~6 g/24 h），尿钾为 51~102 mmol/24 h（2~4 g/24 h）。

（十七）粪常规与培养检查

应用全肠外营养时，可发生肠道菌群失调，产生肠炎腹泻，肠内营养可因污染而有肠炎、腹泻。如有发生，应进行粪便常规检查与细菌培养。

第五章 急诊常见症状的评估与救治

第一节 急性胸痛

急性胸痛是急诊科常见症状，病因繁多，严重性悬殊极大。胸痛包括非创伤性和创伤性胸痛，本节所讲的主要是非创伤性胸痛。急性非创伤性胸痛既包括任何解剖学胸部范围内的原因所导致的任何不适，也包括躯体其他部位疾患放射至胸部的疼痛。不同病因所致急性胸痛的危重程度差异巨大，疼痛程度常与预后不完全平行，诊治措施的不同可致预后相差甚大。

一、病因

常见致命性病因包括：急性冠状动脉综合征（acute coronary syndrome，ACS）、主动脉夹层、急性肺栓塞、张力性气胸；常见低危性病因包括：稳定型心绞痛、自发性气胸、反流性食管炎、食管裂孔疝、胆结石、胆囊炎、急性肋软骨炎、心脏神经症、胸膜炎、心包炎等。其中，ACS 是致命性非创伤性胸痛的最常见病因，占 90% 以上。具体病因见表 5-1。

表 5-1 急性胸痛的病因

分类		病因
心血管系统疾病		急性冠状动脉综合征、稳定型心绞痛、心肌炎、梗阻性肥厚型心肌病、急性心包炎、二尖瓣病变、主动脉瓣狭窄、主动脉夹层、主动脉瘤破裂、主动脉窦瘤破裂、肺栓塞、肺动脉高压、梅毒性心血管病等
非心血管系统疾病	呼吸系统疾病	气胸、胸膜炎、胸膜肿瘤、血胸、血气胸、脓胸、肺炎、急性气管支气管炎、肺癌等
	消化系统疾病	反流性食管炎、食管裂孔疝、食管癌，胆结石、胆囊炎、肝癌、肝脓肿等
	胸廓疾病	急性肋软骨炎、肋间神经炎、带状疱疹、急性皮炎、蜂窝织炎、肌炎、非化脓性肋软骨炎（Tietze 病）、肋骨骨折、胸椎疾病、流行性胸痛（Bornholm 病）、胸腹壁血栓性静脉炎（Mondor 病）等
	纵隔疾病	纵隔气肿、纵隔炎、纵隔肿瘤等
	其他病变	颈椎疾病、膈疝、膈下脓肿、急性白血病、多发性骨髓瘤、强直性脊柱炎、脾梗死、心脏神经症等

二、病情评估与危险分层

（一）病情评估

对急性胸痛患者，应立即评估意识、呼吸、脉搏、心率、血压、氧饱和度等基本生命体征，"先抢救生命、再辨别病情"，识别引起胸痛的致命性疾病。

1. 识别危及生命的症状和体征

包括无脉搏、呼吸困难或停止、突发晕厥或抽搐、发绀、大汗淋漓、血压小于 90/60 mmHg、氧饱和度小于 90%、咳粉红色泡沫样痰、双肺湿啰音、四肢湿冷等，需立即抢救。

2. 初步识别 ACS 和非 ACS 疾病

无危及生命的情况或经抢救处理生命体征稳定后，识别胸痛的病因。

提示 ACS 的胸痛特征：胸痛为压迫性、紧缩性、烧灼感或沉重感；无法解释的上腹痛或腹胀；放射至肩部、背部或左臂或双上臂、颈部、下颌、牙齿、耳；胃灼热（烧心），胸部不适伴恶心和（或）呕吐，伴持续性气短或呼吸困难；伴无力、眩晕、头晕或意识丧失，伴大汗。须注意，女性、糖尿病患者和老年患者有时症状不典型。

提示非 ACS 疾病的胸痛特征：以胸闷、呼吸困难、咯血为主，伴有轻微胸痛；刀割样或撕裂样胸痛，部位随时间延长向上或下逐渐移动；胸痛为锐痛，与呼吸或咳嗽有关；疼痛部位多变、不固定；胸痛与体位或按压身体局部有关；胸痛的持续时间很短（小于 15 s）。非典型胸痛不能完全除外 ACS。

3. 尽早完成体格检查

主要注意颈静脉有无充盈、胸痛与呼吸的关系、双肺呼吸音是否对称一致、双肺有无啰音、双上肢血压是否一致、心音是否可听到、心脏有无杂音、腹部有无压痛和肌紧张等情况。

4. 了解相关病史

向患者本人或其家属了解病史，包括此次胸痛发作时间，既往胸痛史，既往心脏病、糖尿病和高血压等病史，既往药物治疗史，既往药物过敏史等情况。

5. 尽早完成相关辅助检查

10 min 内完成第一份心电图，并尽快完成血气分析、心肌损伤标志物、D-二聚体、肝肾功能、血常规、血生化等实验室检查；患者身体条件许可情况下，完成床旁胸部 X 线、床旁超声心动图、主动脉增强 CT 或胸部 CT 检查等。

（二）危险分层

评估病情的同时开展危险分层。存在危及生命的症状或体征时应评估为极高危，需立即抢救。经抢救生命体征稳定后，应早期初步诊断，怀疑为 ACS、主动脉夹层、急性肺栓塞、张力性气胸等的患者应评估为高危患者，需迅速检查治疗，避免病情恶化；考虑为其他疾病，如自发性气胸、带状疱疹、急性肋软骨炎等往往不会危及生命，可评估为低危患者，应逐步完善检查，对症处理。

若判断为 ACS，需进一步进行评分以评估危险性，这对于判断 ACS 患者预后有重要意义，并可指导选择合理的临床治疗方案。目前常用的 ACS 危险分层评价方法包括：心肌梗死溶栓治疗（thrombolysis in myocardial infarction，TIMI）评分和全球急性冠状动脉事件注册（global registry of acute coronary events，GRACE）评分。

1. TIMI 评分

TIMI 评分包括 7 项指标：年龄大于或等于 65 岁；至少具有 3 个冠心病危险因素；冠状动脉狭窄大于或等于 50%；心电图 ST 段变化，24 h 内至少有 2 次心绞痛发作；7 天内使用阿司匹林；心肌损伤标志物水平升高。每项指标计 1 分，相加后得到 TIMI 危险计分（表 5-2）。低危：0~2 分；中危：3~4 分；高危：5~7 分。

2. GRACE 评分

GRACE 评分系统包括 8 项指标：年龄、心率、动脉收缩压、血肌酐、心电图 ST 段变化、心功能 Killip 分级、入院时心搏骤停、心肌损伤标志物水平升高。GRACE 评分系统虽较为复杂，但其变量容易获得，且评分可通过向相应软件输入变量直接得到。GRACE 评分大于 140 分者考虑为病情危重，需行急诊介入手术。

表 5-2 不同 TIMI 危险计分的心血管事件发生率

TIMI 危险计分（分）	心血管事件*发生率（%）
0、1	4.7
2	8.3
3	13.2
4	19.9
5	26.2
6.7	40.9

*心血管病事件包括 14 天内的总的死亡、新发生或复发的 MI，严重缺血需紧急血运重建

三、诊断思路与流程

（一）根据病情，判断患者胸痛的病因性质

1. 心血管系统疾病

（1）心脏疾病：如 ACS、肥厚型心肌病、主动脉瓣狭窄、二尖瓣脱垂、二尖瓣狭窄。多在劳累、情绪波动、饱食、排便、输血输液等增加心脏负荷诱因下出现，常表现为心前区或胸骨后压榨样剧痛，持续时间多在 10～15 min，严重者在 20 min 以上，可伴肩臂、后背、腹部、下颌等放射痛。疼痛可在休息、含服硝酸酯类药物后逐渐缓解。辅助检查：心电图可有 ST-T 段缺血改变，或心肌酶学有动态变化；心脏彩色多普勒超声有助于诊断心肌病、心脏瓣膜病变。

（2）心包炎：咳嗽、体位变化可使疼痛加剧，早期即有心包摩擦音，心电图除 aVR 外，其余导联均有弓背向下的抬高，T 波倒置，无异常 Q 波。

（3）主动脉夹层：胸骨后持续性剧痛，疼痛一开始即达高峰，常放射至背、胁肋、腹、腰和下肢，两上肢血压和脉搏可有显著差异，可有主动脉瓣关闭不全的表现，但一般无心肌酶学显著升高，行主动脉增强 CT 和超声检查有助于诊断。

（4）肺栓塞：可发生胸痛、咯血、呼吸困难和休克，但有右心负荷急剧增加的表现如发绀、肺动脉瓣区第二心音亢进、颈静脉充盈、肝大、下肢水肿等，心电图典型表现为 SⅠQⅢTⅢ征（即Ⅰ导联 S 波加深，Ⅲ导联出现 Q/q 波及 T 波倒置），肺动脉增强 CT 检查有助于鉴别。

2. 呼吸系统疾病

（1）胸膜炎和累及胸膜的肺炎：为炎症累及壁胸膜所致，为单侧和刀割样锐痛，吸气时加重，行胸部 CT 检查可帮助鉴别。

（2）自发性气胸：多见于瘦高体型男性青壮年，X 线检查可见局部肺纹理消失，行胸部 X 线、CT 检查有助于诊断。

3. 消化系统疾病

可根据病史、诱因、体格检查、心电图、血清生化标志物、CT 和超声、胃镜检查等协助诊断。

4. 胸廓疾病

（1）颈、胸椎骨质增生，椎间盘突出，胸脊髓外肿瘤压迫神经后根，疼痛常呈持续性，有神经压迫症状，可行 CT 检查明确诊断。

（2）带状疱疹：可见数个或成簇的水疱沿一侧肋间神经分布并伴剧痛，疱疹不超过体表中线。

5. 纵隔疾病

纵隔气肿常表现为剧烈胸痛，向肩部放射，伴呼吸困难、发绀，可有皮下气肿，常因食管穿孔所致，可行胸部 CT 检查鉴别。

（二）诊断为 ACS 者，进一步明确亚型

1. ST 段抬高型心肌梗死（ST-elevation myocardial infarction，STEMI）

根据症状、心电图 ST 段抬高或新发左束支传导阻滞等典型改变，结合心肌损伤标志物可明确。

2. 不稳定型心绞痛（unstable angina pectoris，UA）/非 ST 段抬高型心肌梗死（NSTEMI）

根据临床表现、心电图改变及心肌损伤标志物可做出诊断。

（三）怀疑 ACS 者，进入 ACS 筛查流程

（1）就诊时心电图和肌钙蛋白正常患者，需重复观察 6 h 后心电图或肌钙蛋白变化。若患者持续胸痛，或需应用硝酸甘油缓解，提示高危，建议早期、连续复查心电图和肌钙蛋白。

（2）若患者复查心电图示 ST-T 段动态变化或肌钙蛋白升高或血流动力学异常，则提示为 UA 或 NSTEMI，进入 UA/NSTEMI 救治流程。

（3）若患者就诊后间隔 6 h 或胸痛后 6 ~ 12 h 心电图无 ST-T 段动态变化或肌钙蛋白没有升高，提示患者近期发生心肌梗死或死亡的风险为低危或中危，危险分层可用 TIMI 评分或 GRACE 评分。

（四）非 ACS 疾病筛查流程

未确诊 ACS 者，均需结合病史、胸痛特点、体征等，如有必要接受主动脉或肺动脉 CT 检查明确诊断，尽快排除主动脉夹层、肺栓塞或张力性气胸等致命性疾病，进一步完善相关辅助检查以确定病因。

四、救治原则

（一）紧急处理原则

若患者存在生命危险，立即建立静脉通路和吸氧，并给予药物对症处理，以求尽快稳定生命体征，必要时进行心肺复苏。

（二）ACS 的紧急处理

1. STEMI 的紧急处理

立即进入 STEMI 救治流程，目标是尽可能降低再灌注时间，挽救生命，改善预后。治疗措施包括：进行心肌再灌注治疗（急诊经皮冠状动脉介入术或溶栓治疗），并给予抗血小板、抗凝及优化心肌能量代谢等对症处理。

2. UA 或 NSTEMI 的紧急处理

治疗关键是准确进行危险分层，早期识别高危患者，根据不同危险分层给予相应介入或药物治疗方案。

3. ACS 筛查流程后提示 UA 或 NSTEMI

按照 UA/NSTEMI 流程处理。

4. ACS 筛查流程复查结果为阴性者，可进行危险分层

低危患者若没有其他引起胸痛的明确病因，可出院后 72 h 内行心脏负荷试验或冠状动脉 CT 检查并于门诊就诊；中危者建议请心内科医生会诊，出院前行上述检查。

（三）非 ACS 疾病治疗原则

（1）怀疑主动脉夹层、肺栓塞或张力性气胸等致命性疾病者，需迅速对症治疗，避免病情恶化，并急请相应专科协助诊治。

（2）怀疑其他低中危疾病者，应对症处理，逐步完善检查，症状缓解后到相关专科门诊进一步诊疗。

五、注意事项

（1）急性胸痛病因繁多、严重性悬殊极大，预后常与疼痛程度不完全平行，早期诊断、危险分层十分重要。

（2）对急性胸痛患者，应立即评估生命体征，先救命，再辨病。

（3）ACS 是致命性非创伤性胸痛最常见的病因，对于急性胸痛患者必须常规做心电图检查。

第二节　急性腹痛

急性腹痛是急诊常见的主诉之一，占全部急诊就诊患者主诉的10%。其中大于65岁的腹痛患者中需要住院处理的可高达65%。由于有些引起腹痛的疾病可以迅速致人死亡，所以首先应对生命体征进行评估。接下来进行问诊，注意了解：腹痛的发生时间、部位、程度、规律、性质（撕裂样痛、绞痛、隐痛）、外伤情况等；伴随症状，如食欲缺乏、恶心、呕吐、腹泻、便血、发热、排尿等情况；女性月经及性生活等。

一、病因

首先确定部位，然后分析原因，如出血、缺血、梗阻、穿孔、炎症（表5-3）。

表5-3　急性腹痛的常见病因

腹痛性质	腹腔内疾病	腹腔外疾病
弥漫性腹痛	腹膜炎、胰腺炎、胃肠炎、主动脉夹层、肠梗阻、肠系膜上动脉缺血、早期阑尾炎等	糖尿病酮症酸中毒、急性溶血、重金属（如铅）中毒、腹型过敏性紫癜、系统性红斑狼疮等
右上腹痛	急性胆囊炎、胆绞痛、急性肝炎、肝破裂、消化道穿孔、胰腺炎、急性阑尾炎等	带状疱疹、急性冠状动脉综合征、右下肺炎、肺栓塞等
右下腹痛	急性阑尾炎、肠炎、憩室炎、异位妊娠、卵巢黄体破裂、卵巢囊肿蒂扭转、盆腔炎、输尿管结石、疝等	腹壁血肿、精囊炎、腰肌损伤等
左上腹痛	胃炎、胰腺炎、脾破裂、脾梗死、腹主动脉瘤等	急性冠状动脉综合征、左下肺炎、肺栓塞等
左下腹痛	憩室炎、异位妊娠、卵巢黄体破裂、卵巢囊肿蒂扭转、盆腔炎、输尿管结石、疝等	腰肌损伤等

二、病情评估与危险分层

首先根据生命体征进行评估，如果不平稳，则表明病情危重。同时可以根据腹痛的持续时间及程度来判断。持续时间长的剧烈疼痛多表明病情危重。若患者有心、脑等器官的基础疾病，其危险程度亦增加，病情随时有急转恶化的可能，尤其应该引起重视。老年人阑尾炎腹痛更弥散，多半没有反跳痛。另外，也需要注意到艾滋病患者腹痛的情况，这些患者可由巨细胞病毒感染所引起的腹泻导致，也可以是卡波西肉瘤导致的肠梗阻，还可以是巨细胞病毒等引起的胆系感染。

三、诊断思路与流程

先按部位诊断（表5-3）。对于腹痛的性质，则按下述流程进行诊断（图5-1）。

在进行上述诊断的过程中，应该注意以下情况。对于上腹痛原因不明的老年人，尤其是具有心脏病危险因素者，应进行心电图检查。诊断盆腔炎或泌尿系感染时，要注意与阑尾炎相鉴别。年龄大于50岁的腹痛原因不明者，应该进行腹部超声或CT检查以除外主动脉夹层。

四、救治原则

首先要对患者的全身情况进行正确评估，稳定患者的生命体征，然后早期诊断；其次，要注意判断是否为外科疾病、是否需要手术治疗，并与外科医生协调好；再次，若需要进行手术治疗，则确定何时手术，做好术前的各项检查，并做好准备工作，让患者在恰当的手术时机得到治疗。

五、注意事项

（1）不论是什么主诉，以维持生命体征为第一要务。明确是否有大量呕吐、是否意识不清，如有，则须马上进行呼吸道保护。未明确诊断前，应禁食、水观察，同时静脉补液，以防脱水。

（2）在整个诊治过程，一定要注意首先除外危及生命的几个疾病，如腹主动脉夹层、实质性器官（肝、脾）破裂出血、肠系膜动脉缺血、空腔脏器（胃、肠、阑尾）穿孔等。若的确存在上述情况，注意掌握外科手术时机。

（3）腹痛有部分原因是腹腔以外疾病，诊断时需要考虑。尤其是对危及生命的疾病，如急性心肌梗死、肺栓塞的识别。

（4）对于有肠梗阻或肠麻痹的患者，给予胃管进行胃肠减压，并进行肛诊。许多临床医生因为肛诊的不方便而将其忽略，但这个简单的检查可以帮助判断直肠、下段结肠的解剖情况，因此可以进行这部分肠梗阻的原因鉴别。对于有感染倾向的患者，尽早应用抗生素。

（5）镇痛是否镇痛一直是值得讨论的问题。过去的主张是不轻易应用药物，以免影响诊断。现在倾向于适当使用镇痛药物，以减轻患者痛苦。以吗啡类为佳，可不掩盖腹部体征。解热镇痛药物有抗炎作用，可以掩盖早期腹膜炎的表现，不建议使用。

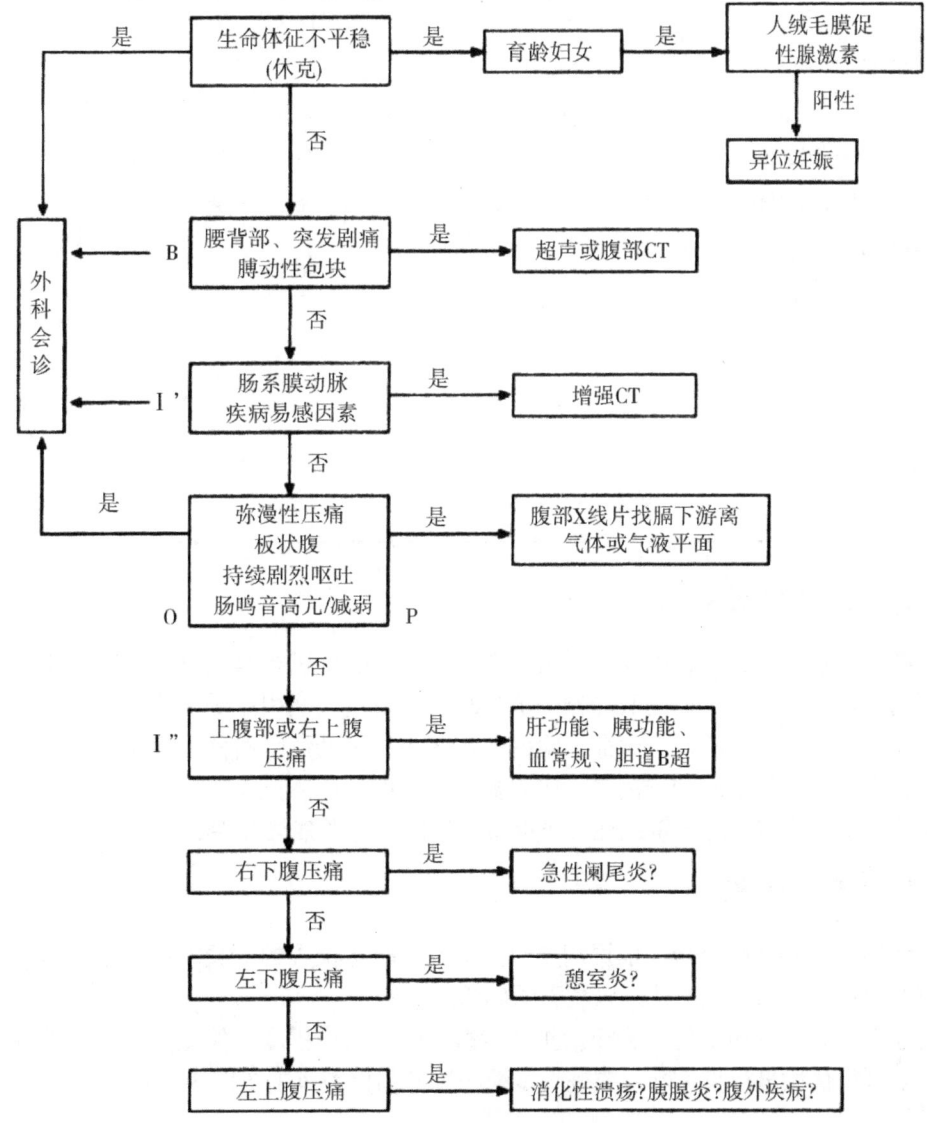

图 5-1 急性腹痛的诊断流程图

B（bleeding，出血）：非外伤性出血，如异位妊娠、脾破裂、腹主动脉瘤破裂，肝癌破裂、消化道出血。I'（ischemia，缺血）：肠系膜血管阻塞、主动脉夹层。O（obstruction，梗阻）：胃肠梗阻，胆管、胰管、输尿管阻塞。P（perforation，穿孔）：胃肠道穿孔。I"（inflammation，炎症）：急性阑尾炎、肝炎，胰腺炎等

第三节 急性头痛

头痛（headache）是临床常见的症状，一般头颅上半部（包括眉弓、耳轮上缘和枕外隆突连线以上部位）的疼痛统称头痛。病程在2周内的为急性头痛，病程在3个月内的为亚急性头痛，病程大于3个月为慢性头痛。急性头痛主要为急性发作的头部疼痛，是神经急危重病常见症状，给患者带来极大痛苦，有时甚至威胁患者生命。

一、病因

引起急性头痛的原因很多，可分为器质性和非器质性两大类（表5-4）。

表5-4 急性头痛的常见病因

器质性头痛	非器质性疾病
颅内疾病	偏头痛
颅脑外伤（脑挫裂伤、硬膜下血肿、硬膜外血肿等）	丛集性头痛
急性脑血管病（高血压性脑出血、脑室出血、蛛网膜下腔出血等）	紧张性头痛
颅内感染性疾病（如病毒性脑炎、化脓性脑膜炎等）	慢性阵发性偏侧头痛
颅内肿瘤（神经胶质瘤、脑膜瘤等）	神经性头痛等
颅内压降低或增高等	
颅外疾病	
全身感染性疾病	
内分泌代谢病	
中毒性疾病	
五官科疾病如鼻窦炎	
药物戒断等	

二、病情评估与危险分层

很多疾病都能导致急性头痛，关键是对引起急性头痛的病因进行全面分析，明确诊断。要对病情轻重进行合理评估，对一般疾病引起的头痛作一般处理，对危重疾病引起的头痛要高度重视。要有危险分层意识，由非器质性病变引起的没有生命危险的急性头痛属于低危，由器质性病变引起的有生命危险的急性头痛属于高危。对高危情况如蛛网膜下腔出血、严重的颅内感染等要做好医患沟通，避免出现不必要的医疗纠纷。对诊断不明确的严重急性头痛患者按高危进行观察与处理。

三、诊断思路与流程

对急性头痛的诊断要全面分析，根据病史、查体及实验室检查的有关资料，结合所掌握的理论知识作全面而辨证的分析，找出其规律性，以利于明确诊断。

按头痛的起病方式、头痛部位、头痛发作及持续时间、头痛程度、伴随症状和加重或缓解因素等方面进行分析，常可很快做出初步诊断，或进一步缩小思考和检查范围（图5-2）。

四、救治原则

（一）急诊处理

1. 镇痛镇静

无论任何原因所致头痛，特别是剧烈难以忍受者，均需立即给予镇痛处理，可给予异丙嗪与氯丙嗪镇静，给予曲马多、布洛芬等镇痛。

2. 伴随呕吐症状

怀疑颅内压增高者即刻给予高渗性脱水剂进行降颅内压治疗。

（二）迅速明确诊断，针对病因进行治疗

（1）头痛突然发生、无发热、无偏瘫体征但脑膜刺激征阳性者要高度怀疑原发性蛛网膜下腔出血或脑室出血，在镇静镇痛、降颅内压情况下立即作颅脑 CT 检查或腰椎穿刺检查。

（2）头痛突然发生、伴随偏瘫体征而有或无脑膜刺激征者要高度怀疑脑出血，在镇静镇痛、降颅内压情况下立即作颅脑 CT 检查。

（3）头痛急性发生、伴随发热、脑膜刺激征阳性者要怀疑颅内感染性疾病，在镇静镇痛、降颅内压情况下立即作腰椎穿刺检查及脑电图检查，必要时作颅脑 CT 检查。

（4）头痛突然发生，而神经系统无阳性体征，且以往有类似发作者要高度怀疑血管功能性头痛，排除器质性头痛后给予镇静、镇痛等对症处理。

（5）偏头痛给予麦角胺咖啡因、曲普坦类药物（triptans）等治疗。

（三）综合治疗

诊断明确前根据经验或相关指征采取抗感染、脱水降颅内压等综合治疗，诊断明确后给予病因治疗。有手术适应证者积极做好术前准备，如立体定向微创颅内血肿清除术等。

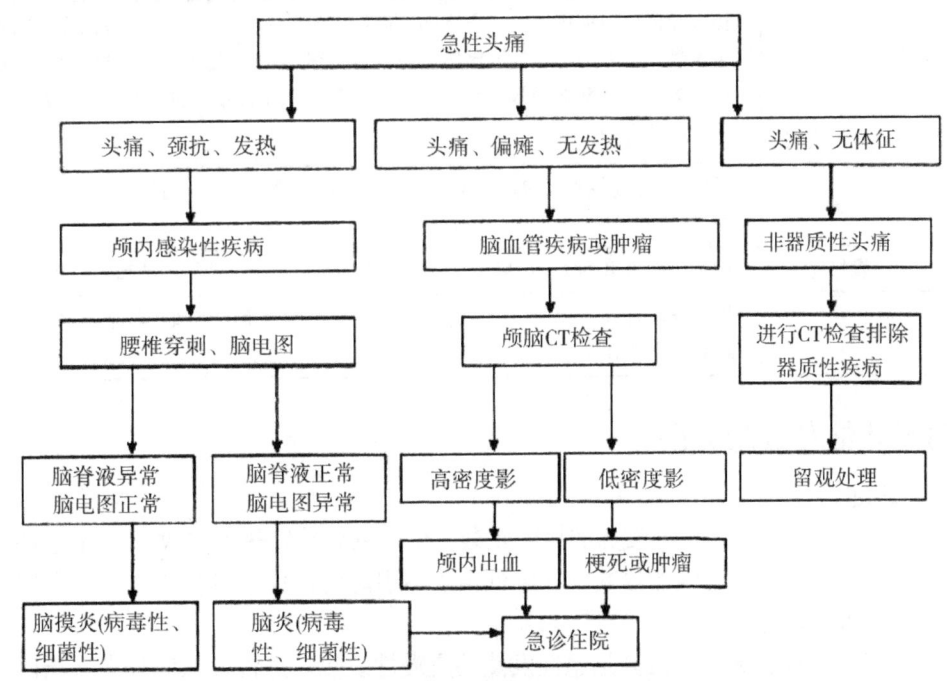

图 5-2 急性头痛的诊断流程

第四节　发热

临床上按热度高低将发热分为低热（37.3~38℃）、中度发热（38.1~39℃）、高热（39.1~41℃）及超高热（41℃以上）。因发热的病因复杂，诊断困难，其常是急诊的复杂疑难病症。

一、病因

按有无病原体侵入机体分为感染性发热和非感染性发热两大类，以前者多见，占发热病因的60%~70%。引起感染性发热的病原体有细菌、病毒、支原体、衣原体、立克次体、螺旋体、真菌及寄生虫等。不论急性还是慢性、局灶性还是全身性感染均可引起发热。非感染性发热是由病原体以外的其

他病因引起的发热。详见表5-5。

表5-5 发热的常见病因

类型		病因
感染性发热	病毒感染	流行性感冒及其他病毒性、上呼吸道感染病因急、慢性病毒性肝炎，流行性出血热，严重急性呼吸综合征，艾滋病，传染性单核细胞增多症，流行性乙型脑炎，脊髓灰质炎等
	细菌感染	急性细菌性上呼吸道感染，细菌性肺炎，支气管扩张并发感染，胸膜炎，结核病，炭疽，心包炎，感染性心内膜炎，急、慢性泌尿系感染，急、慢性胆道感染，急、慢性腹腔感染（包括急腹症），局灶性细菌感染如肝脓肿、肺脓肿、膈下脓肿、肾周脓肿、臀肌脓肿、脑脓肿及浅部化脓性感染（疖、痈、皮下急性蜂窝织炎），脓毒症，急性细菌性痢疾，伤寒或副伤寒，流行性脑脊髓膜炎等
	支原体、衣原体感染	鹦鹉热，支原体肺炎，衣原体肺炎等
	立克次体感染	斑疹伤寒，恙虫病
	螺旋体感染	钩端螺旋体病，回归热，鼠咬热
	真菌感染	深部真菌感染与真菌性脓毒症（包括隐球菌病、念珠菌病、曲霉菌病）等
	寄生虫感染	疟疾、急性血吸虫病、阿米巴肝脓肿、丝虫病、人旋毛线虫病等
非感染性发热	吸收热	物理和机械性损伤：大面积烧伤，创伤，大手术后，骨折，内脏出血和热射病。血液系统疾病：白血病，恶性淋巴瘤，恶性组织细胞病，骨髓增生异常综合征，多发性骨髓瘤，急性溶血，血型不合输血等。肿瘤：血液恶性肿瘤之外的各种恶性肿瘤
	变态反应性疾病	药物热，血清病
	结缔组织病	风湿热，系统性红斑狼疮，结节性多动脉炎，皮肌炎，多发性肌炎，成人Still病，干燥综合征，硬皮病，原发性血管炎，白塞综合征
	中枢性发热	中暑，颅内出血或颅内肿瘤，间脑综合征，自主神经功能紊乱和感染后低热
	其他病因	甲状腺功能亢进症，甲状腺危象，亚急性甲状腺炎，痛风，严重脱水，输液或输血反应，坏死性肉芽肿及原因未明等

二、病情评估与危险分层

（一）病情评估

发热的临床表现多种多样，引起发热的病因复杂。尽管感染性发热占多数，但有近10%的患者最终亦不能明确病因。为提高发热病因的诊断率，降低由发热引起的机体病理生理变化而导致的脏器功能不全或衰竭，要关注病史和病情特点。

（1）识别热度、热程、热型，区分是急性发热还是慢性发热。急性发热病程在2周以内，以感染性疾病最为常见。慢性发热指发热持续3周以上，发热病因较复杂。

（2）初步判断是感染性发热还是非感染性发热，了解引起这两类发热的常见疾病的诊断依据。

（3）尽快筛查出危及生命的高危发热患者。

（4）进行全面细致的体格检查，重点检查皮肤、黏膜有无皮疹及出血点，精神意识状态及肝脾、淋巴结是否肿大。

（5）仔细、反复询问病史，了解患者的基础病、免疫及营养状况、用药史及近期住院史。关注发热伴随症，如①发热伴寒战多见于脓毒症、大叶性肺炎、亚急性细菌性心内膜炎、流行性脑脊髓膜炎、急性胆道感染、药物热、急性肾盂肾炎、输液或输血反应。②发热伴黄疸、右上腹痛应考虑肝、胆道系统的感染。③发热伴局部淋巴结肿大常提示局部急性炎症病变，伴全身性淋巴结肿大是广泛性淋巴组织病变或全身性感染的病征。④发热伴意识障碍、头痛或抽搐应考虑中枢神经系统感染。⑤发热伴多系统症状，要考虑脓毒症或全身多部位感染。⑥发热伴全身多部位出血可见于某些血液病，也可见于重症感染及某些急性传染病。

（6）进行全面深入的辅助检查。辅助检查可补充病史与体格检查的不足，尤其对一些仅以发热为主要症状而缺乏明确反映脏器损害的症状和体征的患者有重要的诊断与鉴别诊断意义。除常规检查外，要做各种体液和传染病的病原学及血清学检查、炎症和肿瘤标志物的血清学检查、结缔组织病相关检查及活体组织检查等。

（二）危险分层

评估病情的同时进行危险分层。危及生命的发热的患者需进入重症监护病房，在生命体征监护下进行诊治。对不危及生命的发热的患者主要采取病因治疗。对慢性不明原因发热的患者，进行深入全面细致的检查，多学科会诊查找病因。

发热患者具备下列其中一项或以上者应视为高危发热患者：①年龄大于75岁；②发热伴不同程度的意识障碍；③发热伴抽搐或精神障碍；④发热伴呼吸窘迫；⑤发热伴血流动力学不稳定；⑥发热伴内环境紊乱；⑦发热伴低氧血症；⑧发热伴免疫缺陷性疾病；⑨发热伴多器官损害；⑩发热伴全身皮疹或出血；⑪发热伴基础病，尤其是患有糖尿病者。

三、诊断思路与流程

对大部分发热患者通过仔细询问病史、仔细查体可明确诊断。对小部分患者根据病史和体格检查结果指导选择相关的辅助检查以明确诊断。有少数患者，通过各种检查也难以做出病因诊断，需要继续密切观察病情变化或按可能性较大的病因进行经验性诊断治疗。发热诊断的流程见图5-3。

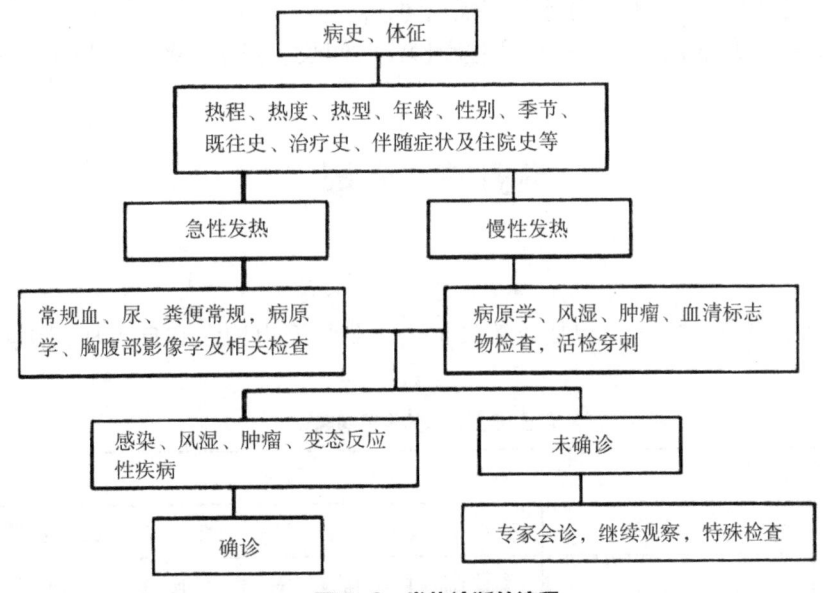

图5-3　发热诊断的流程

在临床实践中，以发热为主诉就诊者是急诊最常见情况之一，其中以急性发热最常见。

引起急性发热的原因很多，绝大多数为感染性发热，以呼吸道、泌尿道和消化道感染最为多见。除需要鉴别这些系统感染性疾病外，还要注意某些急性传染病和其他系统的感染。这些疾病的发热常伴有不同的临床表现和相应系统或部位的症状和体征，不难诊断。其中要重视脓毒症，这是目前急诊常见的全身性严重感染，其常见致病原有：金黄色葡萄球菌、需氧性革兰阴性杆菌、表皮葡萄球菌、肠球菌、厌氧菌及真菌等。其次为结核病、伤寒、副伤寒以及少见的人感染猪链球菌病、炭疽等。脓毒症、脓毒性休克和中枢神经系统感染强调早期综合救治。

四、救治原则

主要是病因治疗。根据热程、热度、年龄及临床表现反映的病情变化作为诊断、评估病情和预后的重要参考。对于低热和中度发热，在疾病未得到确诊和有效治疗时，不宜采取解热治疗。即使是高热患者，未有依据诊断感染性发热和诊断未明确前，也不要轻易应用抗菌药和解热药。

1. 高危发热患者

收入监护病房加强医疗护理，建立静脉通路，实施气道管理，必要时予以呼吸支持治疗。立即采集血、痰、尿标本进行病原学及相关辅助检查，可疑感染性发热可进行初始经验性抗菌药治疗，尽快根据病原学检查结果针对致病原用药。

2. 轻度的局限性细菌或病毒感染患者

可选择院外口服抗菌药治疗。

3. 支持、对症治疗

卧床休息，补充水、电解质，进食清淡饮食，补充营养及对症治疗。高热时可采取物理降温和适当的药物降温。

4. 其他

（1）注意纠正和维护重要脏器的功能。

（2）稳定内环境和进行免疫调理治疗。

（3）防治基础病发作和并发症。

五、注意事项

（1）对复杂发热的患者，若涉及多学科疾病，请相关专科会诊，共同诊治。

（2）部分发热的患者具有传染性，注意做好隔离防护。

（3）交代病情，若发热病因复杂，存在病程和诊疗时间长、费用高甚至难以确诊的可能，应做好记录。

第五节 心悸

一、病因

心悸的病因常见的有三个方面，包括心律失常、心肌收缩力增强和自主神经功能紊乱，具体见表5-6。

表5-6 心悸的常见病因

类型		病因
心律失常	缓慢性心律失常	窦性心动过缓、病态窦房结综合征、二度或三度房室传导阻滞等
	心肌收缩力增强	窦性心动过速、阵发性室上性心动过速、心房扑动或心房颤动伴快速心室率、室性心动过速等
	自主神经功能紊乱	房性期前收缩、房室交界区性期前收缩、室性期前收缩等
心肌收缩力增强	生理性原因	健康人在剧烈活动、大量吸烟、饮酒、饮浓茶或咖啡或精神过度紧张之时，应用某些药物如麻黄碱、咖啡因、氨茶碱、肾上腺素类阿托品、甲状腺片等
	病理性原因	感染性心内膜炎、心肌病、心包炎、心肌炎、脚气性心脏病等
	非血管疾病	贫血、高热、甲状腺功能亢进、低血糖发作、嗜铬细胞瘤、胸腔积液、气胸、活动性肺结核、腹水、肠梗阻等
自主神经功能紊乱		心脏神经症等

二、诊断思路与流程

应立即评估其神志、呼吸、脉搏、心率、血压、氧饱和度等基本生命体征，面对血流动力学不稳定患者时，需迅速而正确地做出诊断。应注意只有排除器质性病变，才能诊断功能性疾病；只有排除病理性原因，才能考虑生理性原因。诊断思路：询问病史，进行体格检查，尽快明确有无心律失常及性质，明确有无器质性心脏病。

1. 询问病史

应详细了解心悸的诱因、发作持续时间、伴发症状、既往史等。

（1）发作诱因：了解患者发病前有无大量饮浓茶或咖啡、过量吸烟及饮酒等；有无服药史；注意有无外伤、精神刺激等。若心悸多在静息时发生，转移注意力（如聊天、适量运动等）后症状可消失，一般为神经功能紊乱。

（2）发作的频率、病程：了解患者心悸发作为阵发性还是持续性，发作和终止是突然的还是渐缓的，以及整体病史的长短。心律失常如室上性心动过速所引起的心悸多表现为突发突止，此时还应注意患者是否伴有意识改变及周围循环障碍等，以便及时处理。

（3）伴随症状：①伴心前区疼痛：见于急性冠状动脉综合征、心肌炎、心包炎等，亦可见于心脏神经症。②伴发热：见于急性传染病、风湿热、心肌炎、感染性心内膜炎等。③伴晕厥或抽搐：见于高度房室传导阻滞、心室纤颤或室性心动过速、病态窦房结综合征等。④伴呼吸困难：见于急性心肌梗死、心力衰竭、心肌炎、心包积液、肺栓塞、重度贫血等。⑤伴消瘦及出汗：见于甲状腺功能亢进、结核、低血糖发作等。⑥伴贫血：见于多种原因引起的急性失血，同时可伴有出汗、血压下降或休克。慢性贫血所导致的心悸多在劳累后明显。⑦伴失眠、头晕及乏力等神经衰弱表现：多见于心脏神经症。

（4）既往病史：询问患者有无心血管疾病（如高血压、冠心病、心脏瓣膜病等）、内分泌疾病（甲状腺功能亢进、糖尿病、嗜铬细胞瘤等）、肾疾病（如肾性贫血等）、神经症等。

2. 体格检查

首先进行生命体征和一般检查，然后按照头、颈、胸、腹、四肢等顺序进行检查。

（1）生命体征：监测体温、血压、心率、呼吸、脉搏、氧饱和度等。

（2）头部：是否存在二尖瓣面容、突眼、睑结膜有无苍白、口唇有无发绀等。

（3）颈部：甲状腺大小、有无震颤、血管杂音、有无颈静脉怒张等。

（4）胸部：有无心界扩大；有无病理性杂音等。

3. 尽快完善相关辅助检查

（1）测定血常规、血生化、血糖、甲状腺功能等，以明确病因是否为非心血管疾病。

（2）心电图或动态心电图可明确心律失常性质，必要时可行心脏电生理检查以确定心悸是否为心律失常所致。

（3）超声心动图明确有无器质性心脏病并评价心功能。

三、救治原则

明确病因，积极治疗原发病，根据心律失常类型做相应处理，对无心律失常者对症治疗。如属机体对内、外环境突然变化的正常应激反应，无须特别治疗；机体神经功能失调所致心悸，可给予心理治疗；对于病理性原因所致者应积极治疗原发病（图5-4）。

四、注意事项

（1）应仔细询问病史，进行体格检查，以求明确诊断。

（2）注意患者的生命体征情况，及时处理。

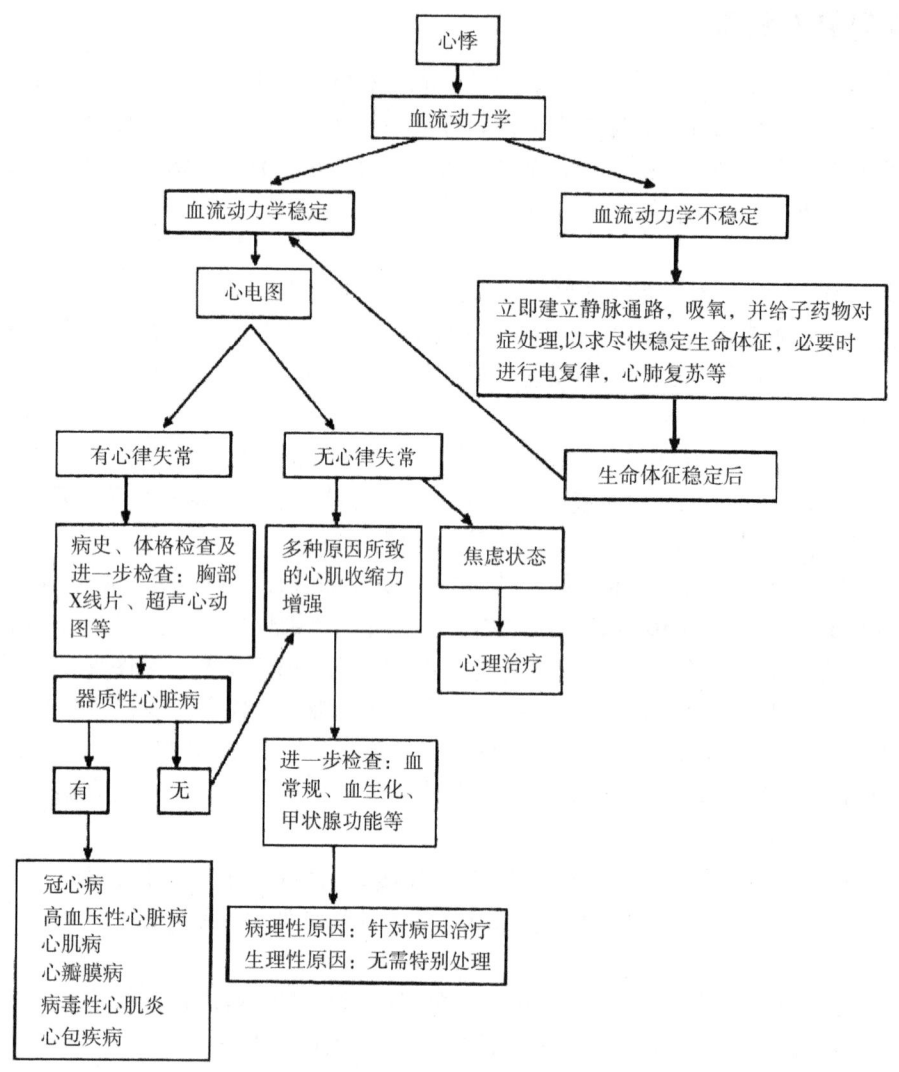

图 5-4 心悸的救治流程

第六节 呼吸困难

呼吸困难（dyspnea）是指患者主观上感到空气不足、气急、呼吸费力或呼吸不适，临床表现为呼吸频率、幅度和节律的改变，辅助呼吸肌参与呼吸，严重时可出现端坐呼吸、鼻翼翕动、发绀等。

一、病因

呼吸困难的常见病因见表 5-7。临床上以呼吸系统疾病及心源性呼吸困难多见。

二、病情评估与危险分层

（一）病情评估

（1）对于呼吸困难患者，应立即评估神志、呼吸、脉搏、心率、血压、氧饱和度等基本生命体征，迅速进行必要的体格检查，判断并识别有无呼吸停止、气道阻塞、严重低氧血症、心律失常、血流动力学障碍、低血压、休克等危及生命的症状和体征，并立即实施抢救。

（2）尽快完善相关的辅助检查进行血常规、D-二聚体、电解质检查，血气分析、胸部 X 线检查、胸部 CT 检查、心电图、超声心动图、肺功能检测、纤维支气管镜、支气管造影、肺部血管造影等。

表 5-7 呼吸困难的常见病因

类型		病因
呼吸系统疾病	肺部疾病	大叶性或支气管肺炎、肺脓肿、肺水肿、肺不张、肺尘埃沉着症、慢性阻塞性肺气肿、慢性阻塞性肺疾病、肺梗死、弥漫性间质纤维化、传染性非典型肺炎（严重急性呼吸综合征）、急性呼吸窘迫综合征等
	呼吸道梗阻	喉、气管、大支气管的炎症、水肿、肿瘤或异物所致的狭窄或阻塞，如急性会厌炎、急性喉炎、喉水肿、喉与气管异物、气管肿瘤、气管受压（甲状腺肿大、纵隔肿瘤等）、支气管哮喘、支气管肺癌等
胸壁、胸廓与胸膜疾病		气胸、大量胸腔积液、广泛显著的胸膜粘连增厚、胸廓外伤、严重胸廓及脊柱畸形等
神经-肌肉疾病与药物不良反应		脊髓灰质炎和运动神经元疾病累及颈髓、急性多发性神经根神经炎、重症肌无力、药物（肌松剂、氨基糖苷类抗生素、克林霉素等）导致呼吸肌麻痹等
横膈疾病与运动受限		重度肠胀气、膈肌麻痹、大量腹水、过度肥胖、腹腔巨大肿瘤、胃扩张和妊娠晚期等
心血管系统疾病		心力衰竭、急性冠状动脉综合征、心瓣膜病、高血压性心脏病、心肌病、心肌炎、心包积液等
中毒性疾病	各种原因引起的酸中毒	急慢性肾衰竭、糖尿病酮症酸中毒、肾小管性酸中毒等
	急性感染与传染病	感染性毒血症等
	药物和化学物质中毒	吗啡类、巴比妥类、苯二氮䓬类药物、有机磷农药或灭鼠剂中毒，化学毒物或毒气如一氧化碳、亚硝酸盐、苯胺、氯气、氨、光气、二氧化硫、氰化物等中毒
血液和内分泌系统疾病		重度贫血、白血病、输血反应、甲状腺危象等
神经精神性疾病	器质性颅脑疾病	脊髓灰质炎、重症肌无力、格林-巴利综合征、颅脑外伤、脑血管意外、脑炎、脑膜炎、脑脓肿及脑肿瘤等
	精神或心理疾病	癔症、抑郁症等
其他		中暑、高原病、肺出血性钩端螺旋体病等

（二）危险分层

早期对呼吸困难患者进行危险分层。出现呼吸弱或不规则、严重发绀、氧饱和度极低等危及生命的体征时应评估为极高危，需立即抢救。经抢救生命体征稳定后，给予初步诊断，怀疑为气道阻塞、急性肺栓塞、急性肺水肿、张力性气胸等的患者应评估为高危，需迅速给予相关的检查和对症处理；其他如哮喘、肺心病、肺炎、胸膜炎等生命体征平稳者，可评估为低危，应逐步完善相关检查，进行病因治疗。

三、诊断思路与流程

（一）呼吸系统疾病

1. 上呼吸道疾病

常见于喉及气管内异物、喉水肿或肿物。有异物吸入史、过敏史等相关病史，表现为吸气性呼吸困难、三凹征，可听见喉鸣音，用喉镜或支气管镜进行咽喉部或支气管上段检查时可发现阻塞性病变或异物。

2. 支气管及肺部疾病

急性支气管炎、肺炎、支气管哮喘、急性肺水肿等，有相关病史，肺部可闻及干湿啰音，胸部 X 线或CT、血常规检查等可诊断。

3. 肺血管疾病

如急性肺栓塞。多有长期卧床、手术后、持续性心房颤动等病史，突然出现呼吸困难，伴胸痛、咯血等症状，给予D-二聚体、肺动脉造影等检查可诊断。

4. 其他

如气胸、胸腔积液等，胸部X线检查可明确诊断。

（二）心血管系统疾病

1. 急性左心衰竭

患者常有冠心病、高血压等病史，呼吸困难常于夜间发作，端坐呼吸，咳粉红色泡沫样痰，双肺可闻及干湿啰音，超声心动图、胸部X线、心力衰竭标志物脑钠尿肽检查等可诊断。

2. 急性冠状动脉综合征

患者常伴有心前区或胸骨后压榨样剧痛，心电图可有ST-T段缺血性改变，或心肌酶谱有动态变化。

3. 其他

心肌炎、心瓣膜病等。心电图、心肌酶谱、心脏彩色多普勒超声检查等可诊断。

（三）中毒性疾病

中毒性疾病包括一氧化碳、有机磷农药、药物中毒等，常有毒物接触史。

（四）血液和内分泌系统疾病

血液和内分泌系统疾病包括重度贫血、糖尿病酮症酸中毒、甲状腺危象等，有贫血、糖尿病、甲状腺功能亢进等相关病史，血常规、血糖、血酮体、甲状腺功能检查等有助于诊断。

（五）神经精神性疾病

神经精神性疾病包括严重颅脑病变，如出血、肿瘤、外伤史等，常伴有神经系统症状和体征，颅脑CT、颅脑MRI可协助诊断。精神刺激后出现的呼吸困难常为癔症。

呼吸困难的诊断流程见图5-5。

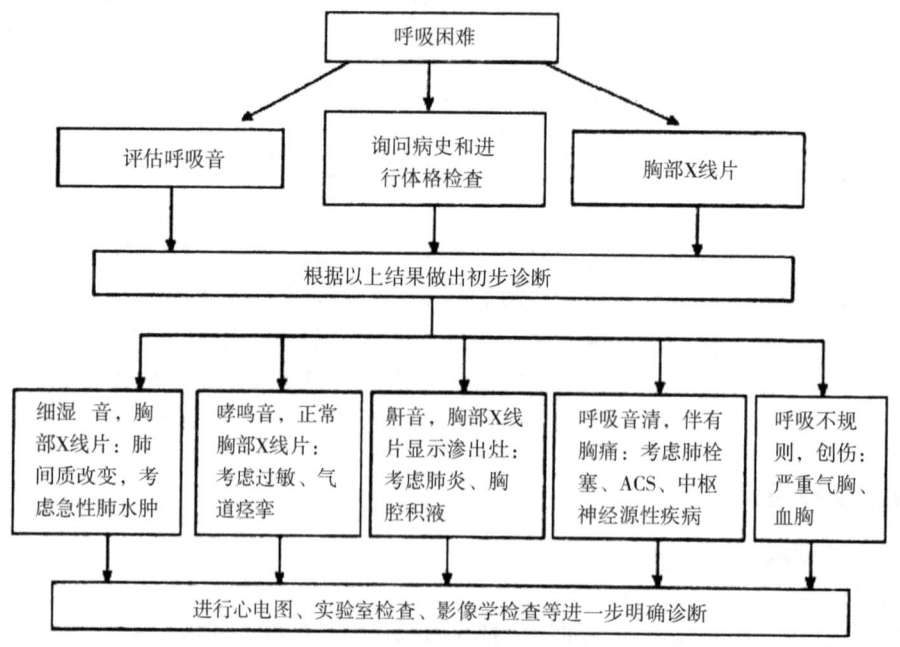

图5-5 呼吸困难的诊断流程

四、救治原则

呼吸困难的初始评估和处理主要包括开放气道，听诊呼吸音，观察呼吸模式变化，考虑有无辅助呼吸肌参与，给予心电、血压监护，监测生命体征和氧饱和度，反复评估意识状态，有无心脏、肺部疾病或创伤史。保持充分的通气和氧合，维持血流动力学稳定，及时发现并处理致命性或不稳定性呼吸困难是首要处理原则，继而考虑原发病和相关并发症的处理。呼吸困难的救治流程见图5-6。

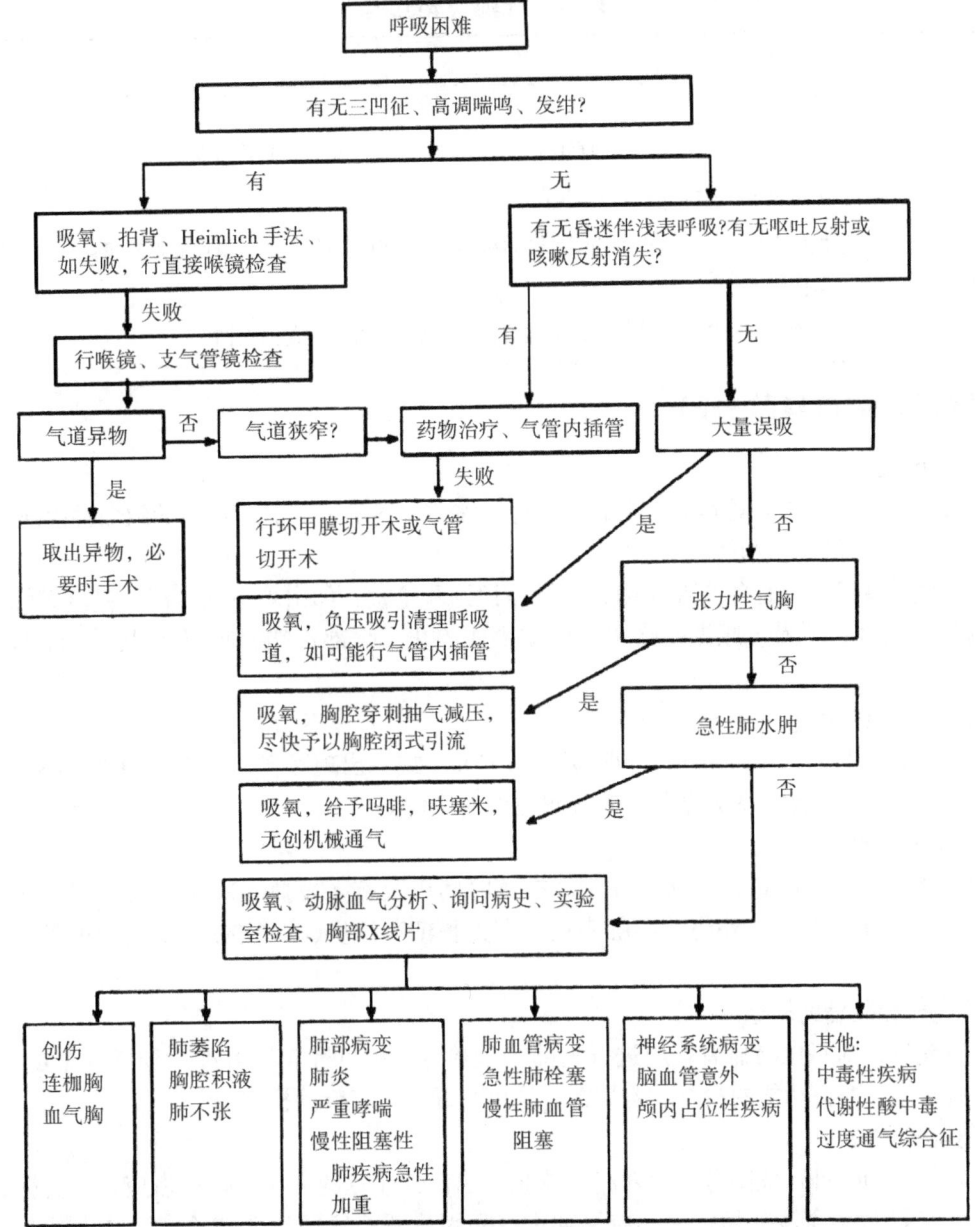

图 5-6 呼吸困难的救治流程

五、注意事项

（1）引起呼吸困难的疾病很多，病因复杂，识别致命性呼吸困难十分重要。

（2）对于呼吸困难患者，注意呼吸的频率、幅度以及节律的变化。

第七节 咯血

声门以下的呼吸道或肺组织出血，经口腔排出称为咯血（hemoptysis）。通常大咯血是指：每次咯血量大于300 mL或24 h内咯血量超过500 mL。大咯血时血液从口鼻涌出，常可阻塞呼吸道，造成窒息而死亡。

一、病因

咯血的原因很多，可以涉及心、肺等多个器官，可归纳为以下几类（表5-8）。

表5-8 咯血的常见病因

器官系统	常见病因
支气管	支气管扩张，急、慢性支气管炎，支气管内膜结核，支气管良、恶性肿瘤，支气管内结石
肺	肺结核，肺炎，肺脓肿，肺真菌病，肺囊肿，肺寄生虫病，肺转移癌
心血管	二尖瓣狭窄，肺栓塞，心力衰竭，原发性肺动脉高压
全身性	急性传染病（如肺出血性钩端螺旋体病、流行性出血热等），自身免疫性疾病合并肺损伤，子宫内膜异位症
外伤	胸部刺伤、挫伤，肋骨骨折，胸腔或肺穿刺等医疗操作引起的损伤

二、病情评估与危险分层

（一）病情评估

对于咯血的患者，应立即对其基本生命体征进行评估，尽早识别引起咯血的致命性疾病。

1. 识别危及生命的症状和体征

窒息是咯血患者迅速死亡的主要原因，应及早识别和抢救，如出现下列情况应高度警惕窒息的可能性：明显胸闷、憋气、烦躁、原先的咯血突然减少或停止，喉部作响、呼吸浅快、大汗淋漓甚至神志不清。

2. 尽早完成体格检查

体检重点应放在胸部，注意有无单侧呼吸音减弱和（或）出现啰音，有无局限性喘鸣音，肺野内有无血管性杂音，另外要注意有无杵状指，有无淋巴结肿大等。

3. 了解相关病史

包括此次咯血的量、颜色、性状、发生和持续时间以及有无发热、咳痰、关节痛等伴随症状。注意询问有无长期卧床、骨折、外伤及心脏病史，有无长期吸烟史，既往有无支气管扩张、慢性咯血病史等。

4. 尽快完成相关辅助检查

只要病情允许，对每位咯血者均应进行胸部X线检查，对可疑病灶可进一步行胸部CT检查。尽早进行痰液、血常规、凝血功能的检查。若病情允许可行纤维支气管镜检查。

（二）危险分层

在病情评估的同时进行危险分层。对存在窒息、出血性休克的症状和体征者应评估为极高危，需立即给予抢救。经抢救生命体征稳定后，应早期进行病因诊断，怀疑急性肺栓塞、肺水肿等的患者应评估为高危，此类患者如不及时给予处理，病情可迅速恶化，危及生命。若考虑为其他疾病，如支气管扩张、支气管肺癌、肺结核等，在短时间内往往不会危及生命，可评估为低危，应逐步完善检查，进行对症处理及病因治疗。

三、诊断思路与流程

（1）根据咯血的表现和特点，排除口腔、鼻咽及齿龈等部位出血和消化系统疾病所致的呕血。

（2）明确病变性质：①发热伴咳嗽、多痰、外周血白细胞和（或）中性粒细胞增高，见于肺部感染性疾病；②低热、盗汗、乏力、结核菌素试验阳性、痰涂片抗酸杆菌阳性或痰培养示结核分枝杆菌、胸部X线片有肺部特征性异常表现，见于肺结核；③长期吸烟史、慢性病程、乏力、少量咯血、消瘦、胸部X线片提示有占位性病变、纤维支气管镜检查有阳性发现等，见于肺部恶性肿瘤；④急性发病伴流行病学史，多见于传染病；⑤伴心血管症状和体征，见于心脏疾患；⑥伴有肺外症状或其他脏器功能损害，见于结缔组织疾病、免疫性疾病或血液病。

（3）判断严重程度：咯血的严重程度决定于咯血量、速度及持续时间。咯血量的估计存在一定的困难，因有时混入痰液、唾液，以及有时吞入胃内。此外，应注意咯血的严重程度还与患者的年龄、基础状态、基础疾病有关（图5-7）。

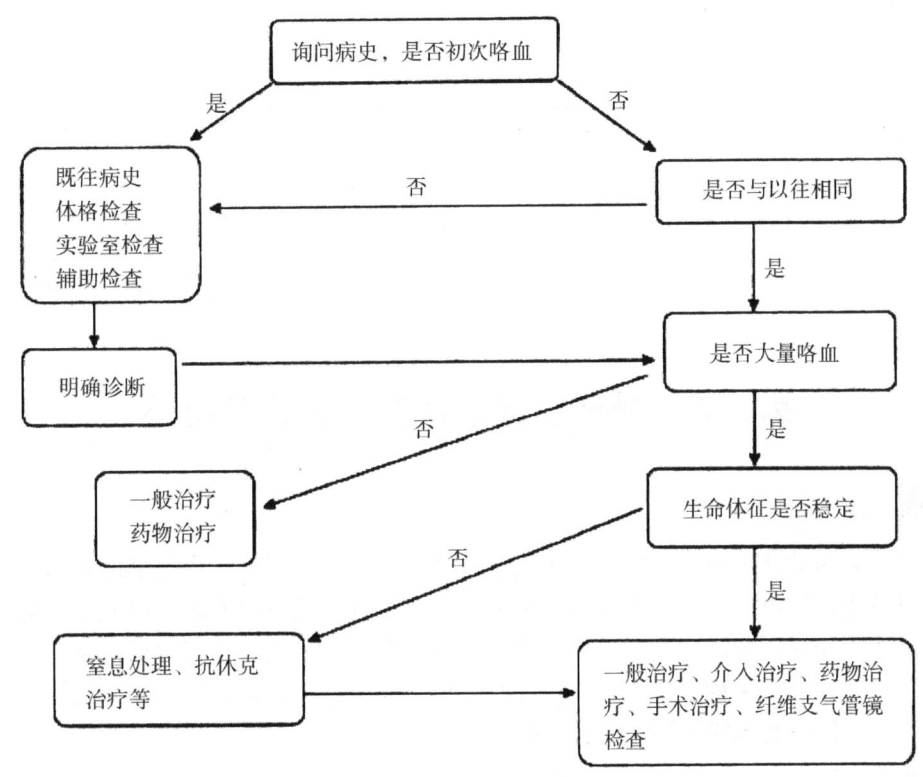

图5-7 咯血的诊治流程

四、救治原则

咯血急诊治疗的原则是：①制止出血；②保持呼吸道通畅，防治窒息；③维持患者的生命体征；④同时进行病因治疗及防治并发症。

五、注意事项

（1）对咯血患者时刻注意保持呼吸道通畅，防止窒息。

（2）对咯血患者，应立即进行生命体征评估，先维持生命体征，后对因治疗。

第六章　常用急救技术

第一节　外伤止血、包扎、固定及搬运

一、止血

止血急救主要是指动脉出血的急救。在实施止血之前，要首先了解出血类别的判断。根据血管破裂的类型，出血可分为动脉出血、静脉出血和毛细血管出血三种。动脉出血时，出血呈喷射状，色鲜红，此时需紧急救治才能止血；静脉出血时，出血呈泉涌状，颜色呈现暗红，多数情况不能自行止血；而毛细血管出血时，出血在皮肤表面呈现水珠状或片状渗出，色鲜红，可以自行止血。院前急救动脉止血方法有多种，可根据具体情况选择不同的止血方法。

（一）指压法

这是一种简单而有效的临时自救或互救的止血方法，常用于头部、颈部或四肢的动脉出血。若是四肢出血，应同时抬高患肢。此法操作时比较费力，操作者很难持久，因此多用于现场临时应急止血，转而改成其他止血方法。

1. 直接压迫出血点止血

紧急情况下在出血的大血管处或稍近心端用手指加压止血。

2. 动脉行径按压法

如果无法直接按压出血点处或直接按压而效果不佳时，可在动脉行径中将动脉压在骨的表面达到止血的目的。此法只能减少出血量，不能达到完全止血，并且要求救护人员必须熟悉各血管的解剖位置和出血的压迫点。只能用于短时间内控制大出血。应尽快转用其他止血方法。

（1）颈总动脉压迫止血法：同侧气管外侧、胸锁乳突肌前缘的中点，此处可以摸到强烈搏动的颈总动脉，用大拇指向后、向内指向第5颈椎横突处压下。此法不能同时压迫两侧颈动脉，否则有可能中断脑部的血流供应，损伤脑组织。

（2）面动脉压迫止血法：多用于一侧颜面部的止血。于双侧下颌角前约3 cm的凹陷处用拇指、食指或中指压向下颌骨面。由于面动脉在面部有许多相互吻合的小分支，所以即使一侧面部出血也要同时压迫双侧面动脉。

（3）颞浅动脉压迫止血法：用拇指或食指在伤侧耳前对着下颌关节将其压向下颌关节面。

（4）锁骨下动脉压迫止血法：适用于腋窝和肩部出血时，在同侧锁骨中点上方的锁骨上窝中部摸到锁骨下动脉搏动点，后用拇指向下、向后压向第一肋骨面。

（5）肱动脉压迫止血法：适用于前臂出血时，在前臂内侧中部，摸到肱动脉的搏动，用手指压向

肱骨干。

（6）尺、桡动脉压迫止血法：适用于手掌、手背出血时。先在手腕稍上处的内外两侧摸到尺、桡动脉的搏动，后用两拇指压向尺、桡骨的表面。

（二）止血带止血法

多用于四肢较大的动脉出血。临床常用止血带有：充气加压止血带、橡皮止血带、卡式止血带。止血带虽然能有效地控制四肢出血，但其损伤最大，用后可能引起或加重肢体坏死、急性肾功能不全等严重并发症，故应尽量少用。使用止血带的注意事项如下：

（1）先扎止血带后包扎。

（2）务必注明扎止血带的时间，便于在后送途中按时松解止血带，扎止血带时间越短越好，通常每隔1 h松解一次为宜，每次松解2～3 min，在放松止血带期间需用指压法临时止血。

（3）扎止血带的部位应该用衣服、纱布、棉布或毛巾等做衬垫，避免勒伤皮肤，用橡皮止血带时应先在绑扎处垫上数层纱布。

（4）止血带必须扎在靠近伤口的近心端，而不强求标准部位。原则是尽量靠近伤口以减少缺血范围，但上臂止血带不能扎在中下1/3处，而应在中上1/3处，切忌扎在中部，避免损伤桡神经。

（5）扎止血带要松紧适度，以达到压迫动脉的目的，以出血停止、远端摸不到动脉搏动为准。否则过松会达不到止血目的，反而可能增加出血量，过紧容易造成肢体的肿胀和坏死。

（6）扎止血带的伤员必须带有明显的标志（如红色布条）。

（7）前臂和小腿出血一般不适宜扎止血带，因其有两根长骨，其动脉在两骨间走行，使血流阻断不全。

（8）一定不可使用非弹性的绳索、电线，甚至是铁丝等物品当作止血带。

（9）需要施行断肢（指）再植手术者不适宜用止血带，如伤员患有动脉硬化症、糖尿病、慢性肾病等，也需对其慎用止血带。

（10）松解止血带前，应先输液或输血，准备好止血药品。在松解止血带时，应缓慢松开，同时观察是否仍有出血，避免突然完全松开止血带。

（三）加压包扎止血法

该法适用于小动脉和静脉出血时的止血。先用干净敷料盖在伤口上，然后用三角巾或绷带再适当加压包扎，要注意松紧适度。

（四）加垫屈肢止血法

该法适用于没有发生骨折的前臂和小腿出血时的止血。

前臂出血时，在肘窝处加垫、屈肘；上臂出血时，在腋窝内加垫，上臂紧靠胸壁；小腿出血时，在腘窝下加垫，屈膝。但此法对伤员造成的痛苦较大，故不应首选。

二、包扎

包扎在外伤救护中应用非常广泛，其作用有保护伤口、帮助止血、防止污染、扶托伤肢以及固定敷料和夹板。常用三角巾、绷带卷和医用弹力绷带。任何一种包扎法，均要求达到包扎后既松紧适度而又固定不移动，全部覆盖伤口，且尽可能做到无菌操作。

（一）绷带包扎法

绷带包扎法是临床外科治疗和战伤外科救护中常用的一项技术，其目的是固定敷料或夹板，以防止移动或脱落；或急救时固定骨折或受伤的关节，支持或悬吊肢体，对创伤出血可达到加压包扎止血的效果等。

1. 环形包扎法

该法多用于肢体粗细大略相等部位，如手腕部、胸腹部、颈部等。绷带卷放在需要包扎位置稍上方，第一圈作稍斜缠绕，后环行缠绕数圈，每圈需盖住前一圈。最后将绷带尾端撕开打结固定或用别针、胶布等将尾部固定。

2. 螺旋形包扎法

此法用于肢体粗细相差不多的部位，如上臂、大腿、躯干、指等。先环行包扎数圈，然后将绷带渐渐地向上倾斜缠绕，即成螺旋状缠绕。每圈盖过前圈 1/3 至 2/3。

3. 螺旋反折包扎法

此法与螺旋包扎法相同，但每圈必须反折，先作两圈环行包扎，再作螺旋状缠绕，待到渐粗处，左手拇指按住绷带上面折转处，右手将绷带反折向下，此时绷带上缘变成下缘，然后围绕肢体拉紧。后圈覆盖前圈 1/2 或 1/3，每一圈的反折必须整齐地排列成一直线，但折转处不可在伤口处或骨突出处。此法主要用于肢体粗细悬殊不均的部位，如前臂、小腿或大腿等。包扎伤臂或伤腿时，要尽量设法暴露手指尖或脚趾尖，以便观察肢体血运情况。

4. "8"字形包扎法

此法适用于四肢各关节处的包扎，如肘、腕、膝、踝等。于关节上下将绷带斜形缠绕，一圈向上、一圈向下相互交叉作 8 字形来回包扎，每圈在正面与前圈交叉，并叠盖前圈 1/2 或 1/3，如膝关节处的包扎。

5. 头顶双绷带包扎法

将两条绷带连接在一起，打结处包在头后部，分别经耳上向前于前额中央交叉。然后，一条绷带经头顶到枕部，另二条绷带反折绕回到枕部，并压住第一条绷带。第一条绷带再从枕部经头顶到前额部，第二条则从枕部经耳部上方环绕到前额部，又将第一条压住。这样来回缠绕，包扎形似帽状。

绷带包扎法包扎时要掌握"三点一走行"原则，即绷带的起点、止点、着力点（多在伤口处）和绷带走行方向的顺序，以达到包扎既牢固又松紧适度，以免过松滑脱或过紧至组织缺氧坏死。包扎时先在伤口处覆盖无菌纱布，操作者面向伤员，左手拿绷带头，右手拿绷带卷，让绷带的外面贴近皮肤，自左向右，自下向上缠绕。由于绷带用于胸、腹、臀、会阴等部位时，包扎效果不好，容易滑脱，所以绷带包扎法多用于四肢和头部损伤。肘部包扎时要弯曲，膝部包扎时要伸直，以保持肢体的功能体位。

（二）三角巾包扎法

三角巾制作简单、方便，容易掌握并且有包扎面积大的优点。分为普通三角巾和条带形、燕尾式、双燕尾式、蝴蝶式三角巾。包扎要做到快、准、轻、牢。包扎时操作既要迅速敏捷，且动作要轻，以免碰撞伤口，增加伤口的疼痛和流血。包扎虽然几乎能适应全身各个部位，但要求包扎部位必须准确。包扎既要牢靠，但又要松紧适宜，以免妨碍血液循环。

1. 三角巾的头面部包扎法

（1）三角巾风帽式包扎法：适用于颅顶部、面部、下颌、枕部和伤肢残端的外伤包扎。先将无菌纱布覆盖在伤口上，将三角巾顶角打结放在前额中央，在底边的中点打结放在枕外隆突处，然后两手拉住两底角向下颌包住并交叉，再绕到颈后的枕部打结固定。

（2）三角巾帽式包扎法：适用于颅顶部的包扎，先用无菌纱布覆盖伤口，然后将三角巾底边折叠约两指宽，放于前额眉上，顶角经头顶拉到枕后，再将左右两底角沿两耳上方往后，拉至枕外隆突下方交叉，并压紧顶角，后返回到前额中央打结，最后拉紧顶角并反折塞在枕后交叉处。

（3）三角巾面具式包扎法：适用于颜面部较大范围的损伤，如面部烧伤或较广泛的软组织损伤。方法是把三角巾的顶角打一结，结头放在下颌，将三角巾往上套住下颌和罩住头面部，拉紧两底角向枕部交叉，绕至前额打结。包好后，根据伤情可在眼、鼻和口处将三角巾小心提起，剪成小孔，使眼、口、鼻外露。

（4）眼部三角巾带式包扎法：分单眼和双眼三角巾包扎法。将无菌纱布覆盖在伤眼上，后将三角巾折成约四指宽的带状，将其斜放，其上 1/3 处盖住伤眼，下 2/3 从同侧耳的下端绕经枕部向健侧耳上绕到前额部并压上上端带巾打结固定。如包扎双眼，可将上端反折向下，压住另一伤眼，再经耳下至对侧耳上打结，呈八字形。

（5）下颌、耳部、前额三角巾包扎法：先将无菌纱布覆盖在伤部，将条形三角巾放在下颌处，取 1/3 处托住下颌，两手将带巾两底角经双耳分别向上提起，长的一端绕头顶与短的一端在颞部交叉，然后将短端经枕部、对侧耳上至颞侧,长端经前额也至对侧的颞部与短端打结固定。

2. 胸背部三角巾包扎法

如果前胸壁损伤,将急救包包皮的内面覆盖到伤口上,再盖上多层纱布。后将三角巾底边向下,顶角在上,包裹胸部两底角在背后打结,其顶角绕过伤侧肩上,拉紧至三角巾底边并打结固定。如为背部受伤,包扎方法与胸部损伤相反,两底边角在胸部打结。如在发生胸部穿透伤、开放性气胸时,应立即用大块无菌敷料堵塞封闭伤口,此时既能有效止血,更能将开放性气胸变为闭合性气胸,以防纵隔扑动和血流动力学改变。

发生锁骨骨折时,可用两条条形三角巾分别包绕两个肩关节,将三角巾的两底角向背后拉紧,使两肩过度后张,然后在背部打结。

3. 上肢包扎法

先将三角巾平铺于伤员胸前,顶角伸向肘关节稍外侧,屈曲伤肢,并压住三角巾,然后将三角巾下端底角提起,绕到患侧肩部后方,另一端从健侧肩部绕到颈后打结。肘部的顶角反折用别针扣住。

4. 肩部三角巾包扎法

此法分单肩和双肩包扎法。先将三角巾放在伤侧肩上,顶角朝下,两底角拉至对侧腋下打结,然后分别拉紧三角巾底边中点和顶角于腋窝处打结固定。

5. 腋窝三角巾包扎法

先在伤侧腋窝下垫上消毒纱布,将三角巾一腰边距顶角1/3处放在腋下,一底角绕胸前与顶角在腋下打结,然后把另一腰边和底边拉向锁骨上窝,再取另一底角绕肩及上臂上1/3处,经腋窝拉向锁骨上窝打结。

6. 下腹(会阴)部三角巾包扎法

将三角巾底边包绕腰部在后方打结,顶角往下兜住会阴部在臀部后方与两底边打结在一起。

7. 残肢三角巾包扎法

用无菌纱布先包裹残肢,将三角巾铺平,残肢放在三角巾上,使其对着顶角,后将顶角反折并覆盖残肢,再将三角巾两底角交叉,环绕残肢打结。

8. 几种特殊伤的三角巾包扎法

(1)开放性颅脑伤:开放性颅脑伤时应使用脑膨出包扎法。颅脑伤有脑组织膨出时,不要将脑组织随意还纳入颅腔内,应以等渗盐水浸湿大块无菌敷料后覆盖其表面,再扣上无菌治疗碗,或者用纱布卷成保护圈,套住膨出的脑组织,以防止脑组织进一步脱出,随后再用三角巾或绷带小心包扎固定。同时伤员应取侧卧位,并及时清除其口腔内的分泌物及血块,保持呼吸道通畅。

(2)腹部内脏脱出:腹部外伤时,如果内脏脱出不多,不要随意还纳,应用等渗盐水浸湿大块无菌敷料后将其盖好,再扣以无菌换药碗或无菌的盛物盆或用纱布卷制成保护圈套好,以阻止肠管等内脏的进一步脱出,然后再包扎固定。如果脱出的肠管已经破裂,则直接用肠钳将破裂处钳夹后再一起包裹在敷料内。

(3)异物插入眼球:严禁从眼球拔出异物,最好先用一只纸杯将异物固定,然后用无菌的敷料卷围住,再用绷带包扎。

(4)异物插入体内的包扎法:刀或其他异物如果刺入体内,不能立即拔除,以防引起大出血。应用大块敷料支撑异物,然后用绷带固定以减少出血。如果伤者是被铁栏杆或铁架等大型物件穿刺挂住,则更不能立即将伤员"拔出",在等救护机构到达的同时,应在现场进行抗休克处理,用切割机等将伤员连同刺入体内的钢筋一起"割下"后再送往医院,在切割时要不停地以冷水浇注钢筋,防止热传导至体内而烧伤体内脏器。

三、固定

在现代创伤中,特别是在城市交通事故、房屋倒塌、坠落事故中,四肢骨、关节、脊椎损伤已越来越常见,如果急救现场处置和搬运不当,可引起十分严重且不可逆转的后果。

骨或关节或大面积软组织损伤时固定制动，可以减轻伤员的疼痛、防止骨折片损伤周围重要脏器、血管和神经等，也可避免骨折断端再移位，并能防止休克，便于伤员的转运。固定时可选择合适的木制或金属夹板，可塑性或充气式夹板，紧急时就地取材，如树枝、木棍、硬纸板、甚至书本等，也可将上肢与躯干、下肢与对侧健肢固定在一起。怀疑脊椎损伤时用颈托效果较好。固定分内、外固定两种，内固定要通过手术完成，在急救现场实施有些困难，所以多用外固定。

（一）骨折的固定方法

1. 肱骨骨折

用两块夹板分别放于上臂内、外侧或用一块夹板放于上臂外侧，三、四条布带捆扎固定后用三角巾或布条将其悬吊于胸前，也可再将其整体固定于胸壁。

2. 前臂骨折

选择两块合适的夹板，要超过肘关节至腕关节的长度，将其放于前臂的内外两侧，捆扎上下两端，然后使伤员屈肘90°，呈功能位，用三角巾或布条悬吊于胸前。

3. 股骨骨折

用一块长木板从足跟至腋下放于伤肢外侧，而另一块从大腿根部至膝下放于伤肢内侧，然后用多条布带分段捆扎固定。在髋关节、膝关节、踝关节等处垫上棉垫。

4. 颈椎骨折

伤员仰卧位，在枕后轻轻放一薄软枕，然后再用软枕或沙袋固定于头两侧，再用布带将头部与担架同定。

5. 小腿骨折

伤员仰卧位，选择两块从足跟到大腿的长夹板，放于伤肢的内外侧，后用多条布带捆扎固定。如无夹板，可将伤员仰卧位，两下肢并紧，两脚对齐，将伤肢和健肢捆扎在一起，但在关节和两小腿之间用棉花充垫。

目前临床上已经有针对各部位骨折定制的各种固定管型，使用更加方便、快捷，使伤病员倍感舒适，各级医疗救护机构可以酌情选择配备。

（二）固定术的注意事项

（1）对怀疑有骨折的伤员，均应按骨折做固定处理。

（2）开放性软组织损伤者，应对其先止血、后包扎固定。如有休克，应先进行抗休克治疗，待病情好转后再固定。

（3）固定前应尽量牵引伤肢或矫正畸形，然后将伤肢固定于夹板或其他支架上。

（4）固定时不要求过分强调姿势和功能体位，而以方便转运伤员为宜，所以此种固定称为输送固定或后送固定（处理后进一步的固定则要求尽量满足肢体功能和治疗的长期需要，而称为治疗固定）。

（5）开放性骨折在未清创前，不能把骨折断端送回伤口内，以防增加感染。

（6）固定的夹板或支架等要便于透视、摄片和检查观察伤部。夹板放在创伤部位的两侧或下方，固定包扎缠绕至少应有两处，最好用纱布包裹两头；夹板长度和宽度要与骨折的肢体相适应，其长度需超过骨折处的上下两个关节，固定时除固定骨折部位，还要固定上下两关节；夹板与皮肤不能直接接触，中间应以棉花或其他软质物品充垫，尤其是夹板两端、骨突出处和悬空部位，防止受压。

（7）固定应松紧适度，以捆扎夹板的布带可上下各移动1 cm为宜，防止影响血液循环。固定四肢时，应尽可能暴露手指（足趾），以便随时观察末梢血液循环情况，如有指（趾）尖发紫、肿胀、麻木、疼痛、发冷等，应松解捆扎的布带，重新固定。

（8）固定后，尽量避免不必要的搬动，更不可强制伤员进行各种活动。

四、搬运

现场初步救治伤员后，必须尽快后送，搬运是转运伤员必不可少的重要环节。把伤员从急救现场搬至担架，或从担架搬至救护车后再搬下，用担架搬至医院的过程就是搬运。搬运不能看成是一种简单的体力劳动，正确、稳妥、迅速地搬运对伤员的救治和预后情况至关重要。

（一）常用的搬运方法

1. 徒手搬运法

该发适用于转运路程较近、伤势比较轻的伤员。

（1）单人搬运法：有扶持法、抱持法、背负法。临床少用，战地救护时可用。

（2）双人搬运法：有椅托式、轿式、拉车式、平托式。

（3）三人搬运法：三人一侧并排，一人托住肩胛骨，一入托住腰部和臀部，另一人托住两下肢，三人同时轻轻抬起伤员。

（4）多人搬运法：适用于脊柱损伤的伤员。六人可分成两排，面对面站立，两人专管头部，保持颈部不动，使头部与躯干始终保持在一条直线上。另两人托住背部和臀部，两人托住下肢，轻轻将伤员抱起。

2. 担架搬运法

担架是灾难急救伤员转运中最常用的工具，有结构简单、轻便耐用的特点。担架搬运法适用于转运路程较远、躯干或下肢骨折、危急重症的伤员。转运时，伤员头部在后，足部在前，这样有利于后面抬担架者能够随时观察伤员病情变化，有利于伤员头部的血流供应。抬担架者要脚步一致，平稳前进，在上下坡时应及时调整担架高度，使伤员保持水平位。

3. 车辆搬运法

该法常用于转运路途较远、并需紧急转运的伤员。伤员上车后，一般取仰卧位，胸部损伤的伤员取半卧位，颅脑损伤或昏迷伤员将头偏向一侧，脊柱损伤的伤员取仰卧位的同时，应在其身下置硬板床。途中注意伤员的保暖。

（二）搬运后送的一般原则

（1）必须在原地检伤、包扎、止血、固定之后再行搬运。

（2）最好选用装备齐全的救护车运送伤员，以提高转运效率和救治成功率。

（3）在救护车不能迅速到达的偏远地区，宜选择能使伤员平卧的车辆转运伤员，如果条件允许，最好航空救护。

（4）颈部固定时，注意要轴线转动，不只是颈部不能前屈、后伸、扭曲，身体其他的骨关节、脊椎也要避免弯曲和扭转，以免加重损伤。

（5）在转运途中，专业医务人员应严密观察伤员生命体征的变化，保持呼吸道通畅，防止窒息。应注意保暖，对于意识不清或感觉障碍的伤员，忌用热水袋，以免烫伤。

（6）对于严重创伤的伤员应尽量减少搬动。

（7）对创伤病人，如果无明显禁忌证，可注射小剂量吗啡或哌替啶镇痛，以减轻转运途中的疼痛，防止创伤性休克。

（8）需要特别注意的是，伤情是变化和发展的，由于现场时间仓促，初次评估可能并不十分准确，所以分类分拣是一个动态过程。伤员到达医院后，应对伤员进行再次评估和分类。

第二节　气管插管术

一、概述

气管插管能有效地保持呼吸道通畅，便于清除气道分泌物异物，增加肺泡有效通气量，减少气道阻力及无效腔，提高呼吸道气体交换效率；便于应用机械通气或加压给氧，并利于气道雾化及气道内给药等。

二、适应证

①呼吸功能不全或呼吸困难综合征，需行人工加压给氧和辅助呼吸者。②呼吸、心脏骤停行心肺脑

复苏者。③呼吸道分泌物不能自行咳出，需行气管内吸引者。④各种全麻或静脉复合麻醉手术者。⑤颌面部、颈部等部位大手术、呼吸道难以保持通畅者。⑥婴幼儿气管切开前需行气管插管定位者。⑦新生儿窒息的复苏。

三、禁忌证

①喉头水肿、急性喉炎、喉头黏膜下血肿、插管创伤引起的严重出血等。②咽喉部烧灼伤、肿瘤或异物存留者。③主动脉瘤压迫气管者，插管可导致主动脉瘤破裂。④下呼吸道分泌物潴留所致呼吸困难、难以从插管内清除者，应做气管切开。⑤颈椎骨折脱位者。

四、插管前准备

1. 喉镜

喉镜有成人、儿童、幼儿三种规格。镜片有直、弯两种类行，一般多用弯行镜片。

2. 气管导管

应按患者的年龄、性别、身材大小选择不同型号带气囊的导管。经口插管时成年男性一般选用直径 7.5～8 mm 的插管，成年女性选用直径 7.0～7.5 mm 的插管。经鼻插管应相应小 2～3 号。

3. 导管管芯

可用粗金属条。长度以插入导管后其远端距离导管开口 0.5～1 cm 为宜。

4. 其他

另备牙垫、喷雾器（内装局麻药）、10 mL 注射器、听诊器、简易呼吸器、呼吸机、负压吸引装置等。

五、操作方法

1. 经口插管术

（1）病人仰卧，头向后仰，使口咽气管基本重叠于一条轴线，如喉头暴露不好，可在病人肩背部或颈部垫一小枕，使头尽量后仰。

（2）操作者站于病人头侧，用右手将病人口腔打开，左手拿喉镜，使带照明的喉镜直角倾向喉头，顺右侧舌面插入，镜片抵咽部后，可见到腭垂，然后顺舌背将喉镜片稍伸入至舌根，上提喉镜，即可看到会厌的边缘，可继续稍深入，上提喉镜即可看到声门。

（3）暴露声门后右手持插好管心的气管导管，将其前端对准声门，轻柔地将导管插入。导管插过声门 1 cm 左右，迅速拔出导管心，将导管继续旋转深入气管，插入深度 22～24 cm。插入所需深度后放入牙垫，退出喉镜，给气囊注气 3～5 mL，气管导管连接简易呼吸器，向导管内吹入空气，观察胸部有无起伏运动，同时用听诊器听两肺呼吸音，注意是否对称；如呼吸音两侧不对称，可能为导管插入过深，进入一侧支气管，此时可将导管稍稍后退，直至两侧呼吸音对称。

（4）证实导管已准确插入气管后，用长胶布妥善固定导管和牙垫。用吸痰管向气管导管内试吸分泌物，了解呼吸道通畅情况。

2. 经鼻明视插管术

术前仔细检查病人鼻腔有无鼻中隔偏曲、息肉及纤维瘤等异常现象，选择好合适的鼻孔。

（1）选择好合适的导管，头端涂抹凡士林油，也可向插管侧鼻孔滴入少量液状石蜡。

（2）病人仰卧，头向后仰，使口、咽、气管基本重叠于一条轴线。将导管与面部呈垂直方向插入鼻孔，沿下鼻道经鼻底部，出鼻后孔至咽喉腔。插入导管深度相当于鼻翼至耳垂长度时，再使用咽喉镜暴露声门，右手继续将导管深入，使其进入声门。其他步骤同经口明视气管插管。

六、注意事项

（1）对呼吸困难或呼吸停止者插管前应先行人工呼吸、吸氧等，以免因插管费时而增加病人缺氧时间。

（2）插管前检查用物是否齐全，喉镜灯泡是否明亮，气囊有无漏气等。

（3）导管的选择应根据病人的年龄、性别、身材、插管途径来决定。

（4）插管时向上拉喉镜手柄，使着力点在镜片前端。切忌以门牙作为支点，以免造成门齿脱落损伤。

（5）插管成功与否，关键在于良好的暴露声门。遇有颈短、喉结过高、体胖等插管困难患者，可借助于按压喉结、肩垫薄枕或导管沿会厌的后下盲探插入等法。

（6）导管插入气管后，应检查两肺呼吸音是否正常，防止误入一侧支气管。

第三节　气管切开术

一、概述

通过气管切开，可防止或迅速解除呼吸道梗阻，或取出不能经喉取出的较大的气管内异物。气管切开可减少呼吸道解剖无效腔的50%，增加有效通气量，也便于吸痰、气管内给药、加压给氧等。

二、适应证

（1）呼吸道梗阻，分泌物潴留，气管内肿瘤或气管受压，导致呼吸困难者。

（2）呼吸功能不全，气管内插管超过48～72 h仍需呼吸机支持呼吸者。

（3）严重咽喉部水肿导致呼吸困难及缺氧者。

（4）深度昏迷抽搐、呕吐，有窒息危险者。

三、禁忌证

严重出血性疾病或气管切开部位以下占位性病变引起的呼吸道梗阻者。

四、切开前物品准备

1. 气管切开包：内有弯盘、注射器、手术刀、气管钩、有齿镊、无齿镊、止血钳、拉钩、持针钳、缝针、洞巾、纱布、气管套管等。

2. 无菌手套、皮肤消毒用品、局麻药、生理盐水、吸引器、吸痰管、照明灯。

五、操作方法

（1）患者仰卧位，垫高肩部，头后仰，充分暴露气管。

（2）消毒颈部皮肤，在颈正中线，甲状软骨下，做局部浸润麻醉。

（3）可做横切口或直切口。施行横切口时，可于环状软骨下2～3 cm处做一长3～5 cm的切口。直切口在颈中线、甲状软骨下缘到胸骨上切迹做切口，确认气管前壁后，用尖刀将第3、4环刺挑切开，插入气管套管。

（4）随时用吸引器吸出痰液和血液。

（5）术后保持气管通畅，随时吸引分泌物。分泌物黏稠者，可在气管内滴入3～4滴盐水或抗生素溶液，稀释分泌物，以利排出。用湿纱布覆盖管口，除能起到一定的防尘作用之外，还可保持一定的湿度。

（6）病情缓解，气管内分泌物减少，堵住气管套管能发音，且无呼吸困难时，可考虑拔管。

六、注意事项

①注意保持气管套管通畅，勿让套管滑出。②经常吸痰，注意无菌操作。③内套管每日清洗、消毒1次。

第四节　环甲膜穿刺术

一、适应证

（1）任何原因引起的上呼吸道完全或不完全梗阻，如喉头水肿、颈部或面颌部外伤所致的气道阻塞。

（2）牙关紧闭而且经鼻部气管插管失败者。

（3）3岁以下小儿，不适宜做环甲膜切开者。

（4）用于气管内给药。禁用于出血倾向者。

二、物品准备

环甲膜穿刺针或16号粗针头、无菌注射盘、T型管、给氧装置、1%丁卡因（地卡因）溶液和所需的治疗药物等。

三、操作方法

（1）确定环甲膜位置：病人仰卧位，头尽量后仰，在喉结下方，甲状软骨和环状软骨之间前方正中的柔软部位，易于从体表触及。

（2）穿刺：消毒皮肤，右手持16号粗针头在环甲膜处垂直下刺，进入气管腔时有落空感，回抽注射器有空气抽出。穿刺深度要掌握恰当，防止刺入气管后壁。

（3）根据需要通过T型管接氧气装置或进行人工呼吸，或者根据需要注入药物。

四、注意事项

（1）环甲膜穿刺仅仅是临时的急救措施，常规待呼吸困难稍缓解后（临床急救复苏或异物消除成功后）即应行气管切开术，最迟不应超过24 h。

（2）穿刺时进针不要过深，避免损伤喉后壁黏膜或食管壁。

（3）注射药物时嘱病人不要吞咽及咳嗽，注射速度要快，注射完毕后应迅速拔出注射器及针头，以消毒干棉球压迫穿刺点片刻。在针头拔出之前应防止做吞咽动作，否则容易损伤喉部的黏膜。

（4）如穿刺点皮肤出血，应注意止血，以免血液返流入气管内，适当延长压迫止血时间。

（5）术后病人常常咳出带血的分泌物，嘱病人勿紧张，一般均在1~2天内即消失。

（6）穿刺用物应随时消毒备用，接口必须紧密不漏气。

第五节　锁骨下静脉穿刺置管术

一、适应证及禁忌证

（一）适应证

（1）行全胃肠外营养疗法者。

（2）外周静脉穿刺困难，比如周围静脉塌陷、硬化等不宜穿刺而需长期建立静脉通路者。

（3）中心静脉压测定。

（4）急救时需快速静脉补液、输血、给药者。

（二）禁忌证

（1）有出血倾向者，穿刺时易发生血肿或血胸。

（2）局部感染。

二、物品准备

清洁盘，深静脉穿刺包，中心静脉导管，穿刺针，血管扩张器，金属导引丝，生理盐水 250 mL，5 mL 注射器及针头，1% 普鲁卡因或 2% 利多卡因。

三、操作方法

1. 定体位

病人取头低（大约 15°）肩高仰卧位，头转向穿刺对侧（一般取右侧穿刺），使静脉充盈，减少空气栓塞的机会。

2. 定穿刺点

一般首选右锁骨下静脉，以防损伤胸导管。可经锁骨上和锁骨下两种进路穿刺。①锁骨上进路：取胸锁乳突肌锁骨端外侧缘、锁骨上方约 1 cm 处为穿刺点，针头指向胸锁关节，一般进针 1.5～2 cm 可进入静脉。该方法穿刺目标范围大，成功率高，安全性好，可避免损伤胸膜或刺伤锁骨下动脉。②锁骨下进路：取锁骨中、内 1/3 交界处，锁骨下方约 1 cm 处为穿刺点。此法进针过深易引发气胸，目前较少采用。

3. 消毒及检查

消毒皮肤，铺无菌洞巾。检查中心静脉导管是否完好，用生理盐水冲洗，排除空气后备用。

4. 局部麻醉

在穿刺点及进针方向用 1% 普鲁卡因局部浸润麻醉。

5. 穿刺

右手持穿刺针进行穿刺，边缓慢进针边抽吸。

6. 置入

静脉导管见静脉回血后，左手固定穿刺针，右手取导引钢丝，自穿刺针尾孔插入导引钢丝，拔出穿刺针，用尖刀在进针皮肤处切一小口，必要时用扩张器扩张，将备好的静脉导管在导引钢丝引导下插入静脉，取出导引钢丝，缝合两针固定导管，以无菌纱布覆盖并固定。

四、护理注意事项

（1）如果操作不当，易发生气胸、血肿、血胸、气栓、感染等并发症，故不应视作普通静脉穿刺，应严格掌握其适应证。

（2）对于躁动不安而无法约束，或不能取肩高头低位的呼吸急促者，或胸膜顶上升的肺气肿病人，不宜施行此手术。

（3）严格无菌技术，预防导管感染，每日用 75% 酒精消毒穿刺处，无菌纱布覆盖。

（4）由于导管置入上腔静脉，常为负压，输液时绝对不能滴空输液瓶，更换接头时应先夹毕导管，以防空气吸入，发生气栓。

（5）每日输液完毕，用 10～50 U/mL 肝素液 10 mL 脉冲式正压封管，以防止血液在导管内凝集。

第六节　胸腔穿刺与闭式引流术

一、胸腔穿刺术

1. 适应证

胸腔积液性质不明者，做诊断性穿刺；大量胸腔积液压迫导致呼吸循环障碍者；结核行胸膜炎化学疗法后中毒症状减轻仍有较多积液者；脓胸、脓气胸患者；肺炎并胸膜炎胸腔积液较多者；外伤性血气胸；脓胸或恶性胸腔液需胸腔内注入药物者等。

2. 禁忌证

病情危重，有严重出血倾向，大咯血，穿刺部位有炎症病灶，对麻醉药过敏者。

3. 操作要点

（1）用物准备：无菌胸腔穿刺包、无菌手套、皮肤消毒液、局麻药、靠背椅或靠背架。

（2）体位：

①坐位：适用于病情较轻或能下床活动的患者。患者面对椅背反坐在椅上，双前臂放于椅背上缘，腹部垫一薄枕，暴露穿刺部位。

②床上坐位：适用于不能下床活动的患者。床上置一矮桌，桌上放一薄枕，患者双臂放在桌面枕上，将头伏于手臂上，暴露穿刺部位。

（3）穿刺部位：

①排气：患侧锁骨中线2~3肋间。

②排液：一般常在患侧肩胛线7~8肋间或腋中线5~6肋间。

（4）方法：

①穿刺部位皮肤常规消毒，术者戴无菌手套，铺无菌治疗巾。穿刺部位局部麻醉。

②术者左手绷紧皮肤，右手持穿刺针，沿穿刺点肋骨上缘缓慢刺入，直到阻力消失，连接注射器，抽吸。

③抽吸完毕，拔除针头，覆盖纱布，嘱患者休息。

4. 注意事项

①穿刺前，需做麻药过敏史试验。②穿刺时，嘱患者避免咳嗽或深呼吸。③一次抽液不宜过多，过快。④操作时，应随时观察患者。⑤抽吸过程中注意吸出液的色泽、性质、量。⑥严格无菌操作规程。

二、胸腔闭式引流

1. 适应证

急性脓胸；胸部外伤；肺及其他胸腔大手术后；张力性气胸等。

2. 禁忌证

结核性脓胸。

3. 操作要点

（1）用物准备：胸腔闭式引流包、无菌手套、皮肤消毒液、局麻药、无菌水封瓶。

（2）体位：斜坡位或平卧位。

（3）置入胸腔引流管的部位：若引流液体，一般选在腋中线和腋后线之间的第6~8肋间；引流气体时，常选锁骨中线第2肋间。

（4）方法：

①穿刺部位皮肤常规消毒，术者戴无菌手套，铺无菌治疗巾，局部麻醉。

②在引流部位肋骨上缘做一约2 cm的皮肤切口，将引流管插入2~3 cm。

③引流管末端与无菌水封瓶中长管连接。

4. 注意事项

（1）严格检查整个装置是否密封。引流管各衔接处，包括皮肤接口处，均要求密封，以免漏气及滑脱。

（2）水封瓶的长玻璃管以浸入水面下3~4 cm为宜，以防气体进入。

（3）保持引流通畅，防止引流管道受压、折曲、阻塞。定时往下挤引流管，以免管腔被血块、脓液堵塞。如水封瓶内水柱随呼吸动作上下波动，说明引流通畅。

（4）水封瓶内装无菌盐水500 mL，液面应低于引流管胸腔出口平面60~100 cm，以防液体倒流入胸膜腔。

（5）观察与记录：注意观察引流液的量、性状、水柱波动范围，并准确记录。

第七章　呼吸系统急危重症

第一节　呼吸衰竭

一、诊疗流程

诊疗流程见图7-1。

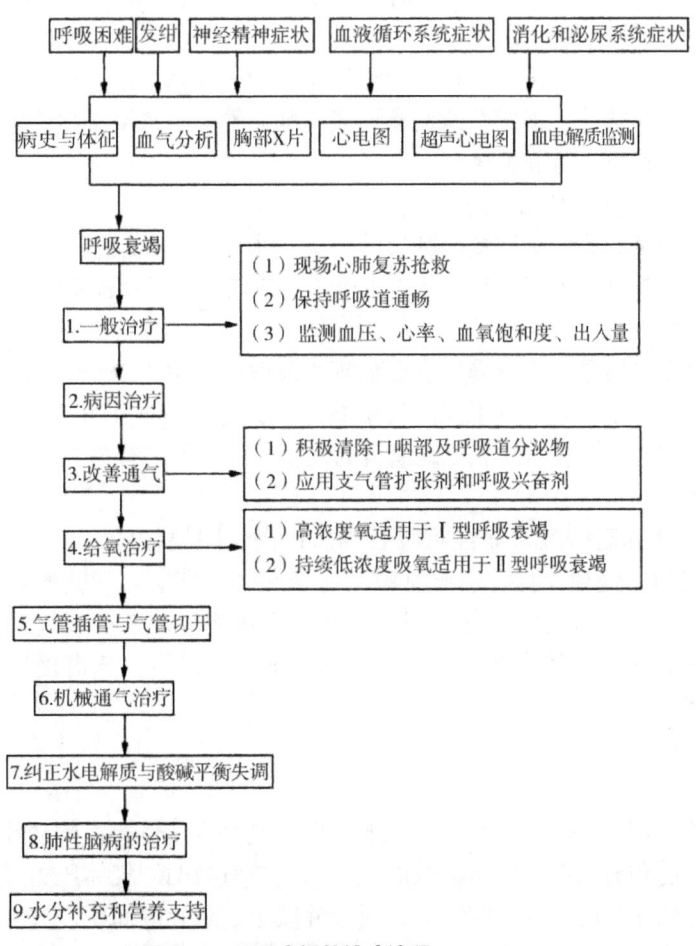

图7-1　呼吸衰竭的诊疗流程

二、病因及发病机制

呼吸衰竭系指多种病因所致的呼吸组织严重受损，呼吸功能严重障碍，导致缺氧和（或）二氧化碳潴留，从而使气体交换不能满足组织和细胞代谢需要的临床综合征。呼吸衰竭目前无统一概念，仍以血气检查结果为准。如在海平面大气压下，排除心血管等疾病后，静息状态呼吸室内空气时，动脉血氧分压（PaO_2）低于60 mmHg（7.89 kPa）或伴有二氧化碳分压（$PaCO_2$）高于50 mmHg（6.65 kPa），即为呼吸衰竭。若在静息状态下动脉血气正常，而在某种程度的劳力后出现血气异常，有人称之为呼吸功能不全。在无血气分析条件下，若在静息状态下即感呼吸困难，出现重度发绀，亦可考虑呼吸衰竭，但可能漏掉无呼吸困难表现的慢性呼吸衰竭者或贫血不出现发绀者。呼吸衰竭可为暂时的可逆的，但也可能造成多脏器功能损害，严重危及患者生命，其病死率的高低与能否早期诊断合理治疗有密切关系。

（一）病因

呼吸衰竭的病因很多，可归纳为以下三大类。

1. 通气功能障碍的病因

（1）阻塞性通气功能障碍：①慢性支气管炎；②阻塞性肺气肿；③支气管扩张；④反复发作的重症支气管哮喘。

（2）限制性通气功能障碍：①胸廓扩张受限：某些胸壁疾病、脊柱后侧突、广泛胸膜增厚、多发性肋骨骨折、胸部外科手术等；②肺膨胀受限：大量气胸、胸腔积液、弥漫性肺间质纤维化等；③膈肌运动受限：大量腹腔积液、腹膜炎、膈胸膜炎、腹部外科手术、极度肥胖等；④神经肌肉疾病：脊髓灰质炎、多发性硬化症、重症肌无力、破伤风、肌肉萎缩、胸和脊髓损伤等；⑤呼吸中枢抑制或受损：脑血管病变、脑炎、脑外伤、电击、各种麻醉剂及镇静剂过量或中毒等直接或间接抑制呼吸中枢。

2. 气体交换和弥散功能障碍

肺水肿（心源性和非心源性），肺血管疾病（肺动脉栓塞：血栓栓塞、肿瘤栓子栓塞、羊水栓塞、骨髓栓子栓塞、脂肪栓塞等，多发性微血栓形成，肺血管炎，肺毛细血管瘤），肺纤维化性疾病（特发性肺间质纤维化、尘肺病、结节病等）。

3. 通气/血流比例失调和右向左的分流

细支气管炎、肺炎、重症肺结核、肺气肿、肺不张、肺血栓栓塞症等，引起肺容量、通气量、有效弥散面积减少，通气与血流比例失调、肺内右至左分流增加，发生缺氧。

（二）发病机制

缺氧和二氧化碳潴留是呼吸衰竭的主要病理生理改变，由于缺氧和二氧化碳潴留在程度和发生速度上的差别，机体组织细胞对它们有不同的代偿能力和耐受性，缺氧和二氧化碳潴留对人体的相互作用又往往是相互交叉影响的。缺氧与二氧化碳潴留的发生与以下因素有关。

1. 通气功能障碍

表现为低氧血症和高碳酸血症性呼吸衰竭。以慢性阻塞性肺病（COPD）最为常见，主要由于呼吸道（尤其是小气道）慢性炎症，引起黏膜充血、水肿、痉挛、管壁增厚、管腔狭窄，同时杯状细胞和黏液腺细胞分泌亢进，分泌物增加，阻塞气道。上述病理改变可致气道阻力增加，空气进入肺泡受阻，肺泡通气不足，影响气体交换，导致缺氧和二氧化碳潴留，气道慢性炎症急性发作明显加速了上述病理过程的发展。

2. 换气功能障碍

表现为低氧血症性呼吸衰竭。

（1）弥散功能障碍：呼吸膜（肺泡毛细血管膜）是完成气体交换的功能单位。气体交换是根据气体物理特性，受膜厚度和通透性，气体弥散面积，肺泡与血液两侧气体压力差，气体与血液接触时间的影响。若呼吸膜发生病变，可使其厚度增大，通透性减小，对弥散面积、分压差及血液流经时间均可产生明显的影响，使气体弥散障碍，最终导致以缺氧为主的Ⅰ型呼吸衰竭，常见于肺动脉栓塞和ARDS等。

（2）通气/血流比例失调：生理情况下，单位时间内通过肺泡的气量和血流量是相对恒定的，前者每分钟约 4 L（以 V 表示），后者每分钟约 5 L（以 Q 表示），通气/血流比例（V/Q）约为 0.8。凡使肺通气或血流减少的病变如肺气肿、肺动脉栓塞、肺间质纤维化、肺炎和肺不张等均可导致 V/Q 比例失调，引起低氧血症。常有以下情况：①病理无效腔增加：病变部位血流减少或停止，即使通气保持良好状态，进入病变区域的气体也不能进行充分的气体交换，使 V/Q 比例明显增加，形成所谓无效腔通气，从而导致不同程度的缺氧，此种情况一般无二氧化碳潴留，这是因为氧和二氧化碳离解曲线具有不同特点，二氧化碳弥散能力比氧大 20 倍，血流通过通气良好的肺泡时，足以将过多的二氧化碳排出体外。②肺内分流样效应：即病变部位肺泡通气量减少或无通气，但血流正常，V/Q 比例小于 0.8，致使肺动脉血未经充分氧合或完全未氧合即进入肺静脉，从而导致缺氧，此种情况的肺泡因低通气常合并二氧化碳潴留。上述两种情况见于不同类型慢性支气管炎患者，红喘型，主要表现为肺泡过度通气，导致 V/Q 比例升高，二氧化碳潴留多不明显；而在紫肿型（blue bloater），主要表现为肺内分流样效应，V/Q 比例降低，出现明显缺氧和二氧化碳潴留，分流样效应氧疗效应较好。③肺内分流：肺病变部位无通气，血流灌注正常，V/Q 比例为 0，静脉血流经无通气肺泡，未经氧合即流入体循环动脉，造成静脉血掺杂，即肺内右向左分流，导致低氧血症，见于 ARDS 患者，系肺泡毛细血管膜严重受损，血浆外渗，充填间质和肺泡，致非心源性肺水肿，因严重肺内分流，患者氧疗效应不好，吸入高浓度氧并不能明显提高患者的 PaO_2。临床上少有单纯通气功能障碍或单纯换气功能障碍，常合并存在，但以其一为主。

三、临床表现及特征

呼吸衰竭的临床症状主要是缺氧和二氧化碳潴留所引起的多脏器功能紊乱表现。

（一）呼吸困难

往往是临床最早出现的症状，并随呼吸功能减退而加重。中枢性呼吸衰竭，呼吸困难主要表现在呼吸节律、频率和幅度方面的改变；呼吸器官病变引起的周围性呼吸衰竭，多伴有呼吸劳累、呼吸辅助肌多参与活动，表现为点头或提肩呼吸。某些中枢神经抑制药物中毒，并无呼吸困难表现，而出现呼吸匀缓、表情淡漠或昏睡。

（二）发绀

发绀是缺氧的典型症状。当血氧饱和度低于 85%，口腔黏膜、舌及指甲即见明显发绀，但合并严重贫血者可无发绀。

（三）神经精神症状

缺氧和二氧化碳潴留都会引起神经精神症状。急性严重缺氧，可立即出现精神错乱、狂躁、昏迷、抽搐等症状，严重二氧化碳潴留可出现所谓"肺性脑病"，呈二氧化碳麻醉现象。首先出现失眠、烦躁、躁动、定向功能障碍等兴奋症状，继而出现神志淡漠、肌肉震颤、间歇抽搐、嗜睡、昏睡、昏迷等中枢抑制症状。二氧化碳潴留本身并不是决定精神症状的单一因素，与 pH 的降低也有密切关系，在严重二氧化碳潴留者，若动脉血二氧化碳分压在 100 mmHg（13.3 kpa）以上，如 pH 代偿，病员仍能保持日常生活活动；而急性二氧化碳潴留，pH 低于 7.3 就可能出现危重精神症状。此外，缺氧降低神经系统对二氧化碳潴留的耐受性和适应性。二氧化碳潴留时，神经检查可出现反射减弱或消失，锥体束征阳性等症状。

（四）血液循环系统症状

缺氧和二氧化碳潴留时，心率增快、心排血量增加，血压上升、肺循环小血管收缩，产生肺动脉高压。心肌对缺氧十分敏感，早期轻度缺氧即可从心电图上显示出来，主要出现 T 波改变，急性严重心肌缺氧，可出现心律不齐、心室颤动以至心搏骤停。故严重缺氧者，心脏衰竭后心肌收缩力就会减弱，每分钟心搏量减少，血压下降，最后导致循环衰竭。

二氧化碳可直接作用于血管平滑肌，使血管扩张，故外周浅表静脉充盈、皮肤温暖、红润、潮湿多汗，血压增高、心排血量增加，故脉搏洪大有力。脑血管在二氧化碳潴留时亦扩张，缺氧又增加脑血流量，故患者常诉血管扩张、搏动性头痛、特别在熟睡醒觉后更为剧烈。

（五）消化和泌尿系统症状

肝细胞缺氧发生变性坏死，肝脏有瘀血，可导致血清谷丙转氨酶增加至 100～200 U 或更高。因消化道黏膜充血水肿、糜烂、溃疡渗出而导致消化道出血，出现呕血或便血。肾功能损害表现为肌酐、非蛋白氮升高、蛋白尿、尿中出现红细胞或管型，甚至少尿无尿。上述情况多为可逆的，随着呼吸衰竭的缓解，肾功能一般可能恢复正常，消化道出血在缺氧和二氧化碳潴留纠正后即可缓解消失。

四、诊断和鉴别诊断

（一）诊断

（1）具有引起呼吸衰竭的病史和诱因，如慢性支气管、肺胸病史和肺血管病史，及 COPD 感染后急性发作病史。

（2）缺氧和（或）二氧化碳潴留的临床表现。

（3）实验室检查：血气分析和阴离子间隙（AG）是确定诊断，判断病情轻重，酸碱紊乱类型和指导临床治疗的依据。

（二）鉴别诊断

呼吸衰竭主要应与呼吸功能不全进行鉴别，后者在静息状态下，PaO_2 大于 7.98 kPa（60 mmHg）和（或）$PaCO_2$ 小于 6.55 kPa（50 mmHg），运动后 PaO_2 小于 7.98 kPa（60 mmHg）和（或）$PaCO_2$ 大于 6.55 kPa（50 mmHg）。

五、急救处理

（一）现场急救

急性意外伤害如溺水、电击、中毒等急性呼衰、呼吸骤停，应立即进行现场心肺复苏抢救。呼吸骤停后，如能保持肺循环，借用肺泡-静脉血氧和二氧化碳存在的分压差，可使静脉血继续动脉化，这种现象称为弥散呼吸或称无呼吸运动氧合。一般认为弥散呼吸的通气量可为机体额外提供 1.5～2 min 时间，这样进行间歇口对口呼吸、冲洗呼吸道和肺泡存气，就可以借弥散呼吸保持动脉血氧在较安全的水平，因此，畅通的呼吸道、有效的体外心脏按压、间歇人工通气，以新鲜空气或高浓度氧冲洗肺泡气，是急性呼吸衰竭现场复苏抢救发挥弥散呼吸作用不可缺少的条件。

（二）病因治疗

呼吸衰竭常见的病因为严重感染。抗生素的应用以广谱、联合、大剂量、静脉内给药为宜，老年患者应尽量避免对胃肠道和肾脏有毒性作用的药物。因控制感染需时较长，所以救急、解危和延续生命的主要措施是改善通气，纠正缺氧，提高应激状况，以便更好发挥抗菌药物疗效，彻底祛除病因。

（三）改善通气

改善通气是治疗呼吸衰竭的首要措施。上呼吸道急性炎症，COPD 急性发作及各种原因所致的昏迷患者，均可发生不同程度的气道阻塞，进而导致呼吸衰竭。应积极清除口咽部及呼吸道分泌物，予以解痉剂以缓解支气管痉挛，在此基础上亦可使用呼吸兴奋剂以改善通气。如无效可建立人工气道，行短期机械通气治疗，对不能维持自主呼吸者尤为必要。行机械通气治疗时，有条件单位应予血气监测，以防通气过度使二氧化碳排出过快而导致代谢性碱中毒，使组织更加缺氧，造成不可逆脑损害，甚至导致患者死亡。

（四）给氧治疗

氧疗是治疗呼吸衰竭的重要措施，可取得以下治疗效果：①提高 PaO_2，保证组织器官供氧，维持人体正常生理和代谢需要；②可消除肺小动脉痉挛，降低肺动脉压，从而减轻右心负荷；③减轻呼吸肌做功，减少氧消耗，有利于恢复呼吸肌疲劳。

给氧治疗应根据呼吸衰竭类型不同而异。I 型呼吸衰竭如重症肺炎、肺水肿和 ARDS 等，气道通畅，无二氧化碳潴留的病理因素存在，所以应予高浓度给氧（60%～80% 或 80% 以上），将 PaO_2 迅速提高到 60 mmHg 以上为宜。因无二氧化碳潴留弊端。故吸入高浓度氧不会导致呼吸抑制；Ⅱ型呼吸衰竭如 COPD、肺心病及急性发作期，特别是长期有二氧化碳潴留的患者，以气道阻塞为主，缺氧和二氧化碳潴留并存，靠低氧刺激兴奋呼吸中枢，以维持通气功能，如给以高浓度氧疗，缺氧得以纠正，呼吸兴奋因素消除，呼吸减慢，二氧化碳潴留加重，使呼吸中枢抑制加深，所以Ⅱ型呼吸衰竭给氧原则目前仍坚持持续低浓度（24%～28%）低流量（1～2 L/min）吸氧，即控制性氧疗。如氧流量 5 L/min 以下时，给氧浓度可按下列公式计算：给氧浓度% = 21 + 4 × 氧流量/min 以下时，Ⅱ型呼吸衰竭经鼻给氧应注意的几个问题：①保持鼻孔通畅，鼻塞吸氧者，注意检查鼻道有无狭窄或阻塞，以免影响氧的吸入；②因鼻阻塞口腔呼吸的患者应适当加大氧流量或经口腔吸氧；③经鼻塞或鼻导管吸氧，禁用镇静安眠药，以防抑制呼吸中枢，导致患者死亡；④不能因为患者吸氧时感到不适而间断给氧或停止供氧；⑤无血气监测的情况下，注意给氧疗效的临床观察，以皮肤发绀减轻，心率减慢，尿量增多，神经精神症状减轻或消失等最为重要。

如经综合治疗无效者，可考虑人工气道和机械通气治疗。

（五）气管插管与气管切开术

Ⅱ型呼吸衰竭患者，经有力控制感染，控制性氧疗和积极改善通气等治疗后，病情继续加重，PaO_2 继续下降，$PaCO_2$ 继续升高，咳嗽无力，痰液阻塞气道，出现球结膜充血水肿，呼吸微弱和节律改变，并出现神经精神症状时，应积极行气管插管或气管切开术，施行人工机械通气治疗。

（六）机械通气治疗

在呼吸衰竭治疗中，机械通气占有极其重要的位置，有不可替代的作用，使用得当可使患者转危为安，起死回生，使用不当可能加速患者死亡。机械通气的目的是通过呼吸支持以改善肺泡通气，纠正缺氧和二氧化碳潴留，使生命活动得以维持。

1. 适应证

COPD 急性发作，出现Ⅱ型呼吸衰竭者，呼吸频率大于 30～40 次/分或小于 6～7 次/分，潮气量小于 200～250 mL 或最大吸气压力小于 20～25 cmH_2O，在适当控制性氧疗情况下，PaO_2 小于 35～45 mmHg，失代偿性呼吸性酸中毒，pH 小于 7.20～7.25，$PaCO_2$ 进行性升高时。上述数据并非绝对，基层单位亦难以做到，应以临床表现为主，如出现呼吸微弱，张口呼吸或呼吸节律改变，并伴有意识障碍者，应不失时机地行机械通气治疗。

2. 呼吸机的选用

轻症患者采用简易呼吸器配合面罩进行辅助加压通气治疗，可改善缺氧和二氧化碳潴留，获得良好效果。重症患者应建立人工气道行机械通气治疗，下列通气模式可用于慢性呼吸衰竭或呼吸衰竭急性加重期的治疗。

（1）持续气道内正压通气（CPAP）：用于有自主呼吸的患者，在整个呼吸周期内人为的施以一定程度的气道内正压，以对抗内源性 PEEP，从而有利于防止气道萎陷，改善肺顺应性，减少呼吸功的消耗，有利于恢复呼吸肌的疲劳。

（2）间歇正压通气（IPPV）：属辅助控制模式。该型呼吸机在有自主呼吸时机械通气随自主呼吸启动，一旦自主呼吸停止则机械通气自动由辅助通气转为控制型通气，其优点是既允许患者建立自己的呼吸频率，也能在呼吸发生抑制暂停时保证必要的通气量，对慢性呼吸衰竭患者是适用的。

（3）间歇指令通气（IMV）和同步间歇指令通气（SIMV）：IMV 是在单位时间内既有强制性机械通气又有自主呼吸，两者交替进行，共同构成每分通气量。机械送气时气道内为正压，自主呼吸时吸气相气道内为负压，SIMV 与 IMV 不同点只是机械通气的间歇指令与自主呼吸同步，无机械通气与自主呼吸对抗，消除了 IMV 的指令通气与自主呼吸对抗的不适感。该型呼吸机优点是减少患者自主呼吸与呼吸机对抗，可防止代谢性碱中毒，减低气道内压力，降低胸腹腔内压升高所致的气压伤。其缺点是患者仍需自主呼吸而呼吸肌不能完全休息，有一定的氧消耗，不能很好消除呼吸肌疲劳，该型呼吸机用于 COPD、呼吸衰竭患者已取得良好效果。

（4）双水平气道正压通气（BIPAP）：可提供两个正压的辅助通气。有一个较高的吸气压作为压力支持通气（PSV）；呼气时又能立即将呼气压自动调到较低水平将气体呼出，故具有呼气末正压的作用。它与定压、定容通气相比产生同样潮气量所产生的最大吸气压及平均气道压都明显降低，以利减少气压伤和对循环功能的影响。该型呼吸机应用密闭性较好的鼻和口鼻面罩通气，避免了气管插管或气管切开给患者带来的痛苦，适合于COPD、肺心病急性发作期呼吸衰竭的治疗。

（5）压力支持通气（PSV）：是一种新型辅助通气模式。在患者自主呼吸的前提下，每次吸气都接受一定程度的压力支持，即患者与呼吸机共同协作完成通气，可使肺顺应性下降的患者获得较大的潮气量，并能以较低的吸气功维持同样的潮气量。因此对肺或胸廓顺应性不良、气道黏膜水肿、分泌物增多、支气管痉挛所致的气道阻力增高及呼吸肌疲劳的患者均有良好的效果，对COPD所致Ⅱ型呼吸衰竭应用PSV治疗可缩短通气时间，用于撤机过程亦可收到良好治疗效果。

（6）SIMV加PSV：两种模式组合可使SIMV中的自主呼吸变成PSV，可有效避免呼吸肌疲劳的发生，主要用于呼吸衰竭的撤机过程。

（7）呼气末正压通气（PEEP）：传统观念认为PEEP不能用于COPD患者，其根据是PEEP主要是改善肺换气功能，因COPD主要是通气障碍，吸氧即能增加PaO_2；COPD已处于过度充气状态，若加PEEP会进一步增加肺容积，从而增加气压伤。近几年的报道，多数学者对低水平PEEP治疗COPD持肯定意见。

3. 注意事项

应用呼吸机应避免发生以下几个主要问题：①防止二氧化碳排出过快导致代谢性碱中毒；②防止送气压力过高导致的肺气压伤；③防止胸腹腔内压增高对循环功能的影响。

（七）纠正酸碱平衡失调

（1）呼吸性酸中毒：主因气道阻塞，二氧化碳潴留使pH降低所致。因此治疗的主要措施应以缓解支气管痉挛，清除呼吸道分泌物，凭借此达到改善通气，促使二氧化碳排出的目的。病情严重者，如pH小于7.20时，可应用碱性药物治疗。首选三羟甲基氨基甲烷（THAM），该药系有机氨缓冲剂，对细胞内外酸中毒均有良好治疗效果，其与二氧化碳结合后形成HCO_3^-，从而使$PaCO_2$下降，pH上升。应用方法：5%葡萄糖液250 mL加3.64% THAM溶液200 mL静脉滴注，每日1或2次，不良反应有快速大量滴注时可引起低血糖、低血压、低血钙和呼吸抑制等，漏出血管外可引起组织坏死，应予以注意。

（2）代谢性酸中毒：Ⅱ型呼吸衰竭时，呼酸合并代酸很常见，代酸系因严重缺氧，葡萄糖无氧酵解，体内乳酸堆积所致，通气改善后缺氧纠正，乳酸所致代谢即可终止，一般无须碱性药物治疗。如病因一时难以祛除，pH小于7.20时可予碱性药物治疗。因呼酸、代酸多合并存在，故一般情况下不主张选用碳酸氢钠治疗，仍以选用THAM为好。

（3）代谢性碱中毒：常在使用强利尿剂，大剂量皮质激素，使K^+和（或）Cl^-大量丢失所致，机械通气使二氧化碳排出过速，从而导致pH明显升高也是常见原因之一。治疗应积极补充氯化钾、谷氨酸钾、精氨酸等药物，严重低氯者，如无明显$PaCO_2$增高，亦可静脉补充氯化铵治疗。机械通气者，应有血气监测或小潮气量通气，使$PaCO_2$缓慢下降，以防发生代谢性碱中毒。

（八）纠正电解质紊乱

Ⅱ型呼吸衰竭者常合并电解质紊乱。以低钾、低钠、低氯最为多见，高血钾者并不多见。多因摄入不足或应用强利尿剂及大剂量皮质激素排出过多有关。治疗仍以积极补充丢失电解质为主，常用药物见前。

低钠者补充方法应按下列公式计算：

（正常血清钠 - 实测血清钠）×（体重×20%）= 应补充血清钠总量

首次补充剂量以总量的1/3为妥，之后用量应根据复查血清钠结果进行调整。

（九）肺性脑病的治疗

肺性脑病系Ⅱ型呼吸衰竭严重并发症，多于COPD急性发作期出现，病死率较高，预后不好，应予高度重视，治疗同Ⅱ型呼吸衰竭，应以改善通气，控制性氧疗和有效控制感染为主。

（十）水分补充和营养支持

（1）水分补充：肺心病急性发作期，呼吸衰竭常与右心功能衰竭合并存在，因消化道瘀血水肿常出现厌食，摄入不足，加之利尿剂使用不当，使体液大量丢失，有效循环血量严重不足，临床表现虽口干舌燥而不欲饮水，常因右心衰竭而出现全身水肿，严重者可出现大量体腔积液，掩盖脱水实质，干扰液体补充，故应积极补充，每日应补充液体 2500～3 000 mL。

（2）营养支持：因摄入过少或消耗过多，理论上应积极进行营养支持。补充原则：在补充糖盐的同时，应补充氨基酸、蛋白制剂和脂肪乳剂，以改善全身营养状况，促进呼吸肌力的恢复，有助于通气功能的改善。

第二节　急性呼吸窘迫综合征

一、诊疗流程

诊疗流程见图 7-2

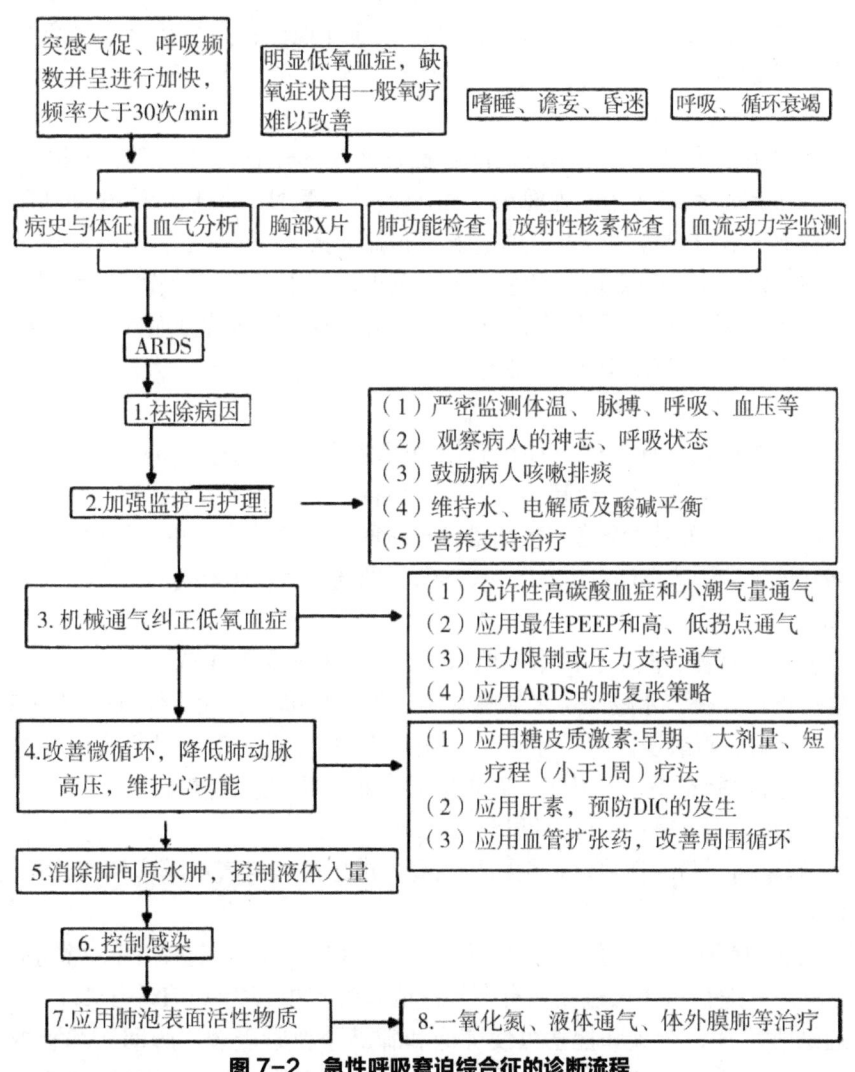

图 7-2　急性呼吸窘迫综合征的诊断流程

二、病因及发病机制

急性呼吸窘迫综合征（acute respiratory distress syndrome，ARDS），是患者原来心肺功能正常，由肺外或肺内造成的急性肺损伤（acute lung injury，ALI）引起的以急性呼吸窘迫和严重低氧血症为主要表现的一种急性呼吸衰竭，是至今发病率、病死率均极高的危重症，共同的病理变化有肺血管内皮和肺泡的损害、透明膜形成、顺应性降低、肺微血管阻塞和栓塞、肺间质水肿及后继其他病变。ALI 为一个急性发作的炎症综合征，ARDS 是病程中最严重的阶段，所有 ARDS 的患者均有 ALI，但 ALI 的患者就不一定是 ARDS。1967 年 Ashbaugh 等首先报道 12 例表现为呼吸窘迫、严重低氧血症为特征的"成人呼吸窘迫综合征（adult respiratory distress syndrome，ARDS）"，以后世界各地对 ARDS 进行了大量的实验和临床研究。1992 年，在西班牙巴塞罗那召开的 ARDS 欧美联席专题讨论会上，提出此病症可发生于各年龄组的人群，提出 ARDS 的"A"由成人（adult）改为急性（acute）。本病发病急骤，发展迅猛，病情进展后可危及患者生命，病死率高达 50% 以上，常死于多脏器功能衰竭（MOF），故必须及时处理。

本病的诱发因素很多，发病机制尚未充分了解。

（一）病因

（1）严重感染：包括肺部及肺外的细菌、病毒、真菌等所致的感染，感染灶所产生的各种有害物质，如内毒素、5-羟色胺、溶酶体、凝血酶及激肽系统的激活产物直接破坏毛细血管壁或形成微血栓等，造成肺组织破坏。

（2）严重创伤：①肺内损伤：如肺挫伤、呼吸道烧伤、侵蚀性烟尘有毒气体的吸入、胃内容物的误吸、溺水、肺冲击伤、放射性肺炎、氧中毒等；②肺外损伤：大面积烧伤或创伤，特别是并发休克或（和）感染者可诱发 ARDS；③大手术后：如体外循环术后、大血管手术或其他大手术后可发生 ARDS。

（3）休克：休克时由于肺循环血量不足、酸中毒及产生的血管活性物质，如组织胺、5-羟色胺、缓激肽、儿茶酚胺、细菌毒素等作用于血管壁，可增加其通透性，损伤肺泡Ⅱ型细胞，影响肺泡表面活性物质的形成，从而导致肺顺应性减退、肺泡萎缩和肺不张。

（4）肺循环栓塞：输血中微小凝块、库血中变性血小板、蛋白质沉淀物等易沉积于肺毛细血管中，形成肺栓塞。骨折后易发生肺循环脂肪栓塞，及 DIC 时均可造成肺血管微血栓形成及组织细胞的损伤。

（5）输液过快过量：正常的细胞间质与血浆的水含量之比为 4∶1，大量快速补液在血浆被稀释后促使血管内液外渗，产生肺间质水肿。

（6）氧中毒：氧在细胞内代谢产生一种超氧化物阴离子（superoxide anion，即氧自由基），氧自由基具有很强的毒性，与过氧化氢合成羟基（OH，即羟自由基），则毒性更甚，它们能破坏细胞膜、改变蛋白质和 DNA 的结构，从而损害细胞，特别是较长时间吸入高浓度氧更易发生。

（7）吸入有毒气体：如吸入 NO_2、NH_3、Cl_2、SO_2、光气醛类、烟雾等；氮氧化物、有机氟、镉等中毒均可导致 ARDS。

（8）误吸：误吸胃内容物、淡水、海水、糖水等，约 1/3 发生 ARDS。

（9）药物过量：巴比妥类、水杨酸、氢氯噻嗪（双氢克尿噻）、秋水仙碱、利妥特灵、阿糖胞苷、海洛因、美沙酮、丙氧酚、硫酸镁、间羟舒喘宁、酚丙宁、链激酶、荧光素等应用过量。

（10）代谢紊乱：肝功能衰竭、尿毒症、糖尿病酮症酸中毒、急性胰腺炎。

（11）血液系统疾病：大量输血、体外循环、DIC 等。

（12）其他：子痫早期、隐球菌血症、颅内压增高、淋巴瘤、空气或羊水栓塞、肠梗阻。

（二）发病机制

ARDS 的共同基础是肺泡-毛细血管的急性损伤。其机制迄今未完全阐明，常与多种因素有关，且错综复杂，互为影响。其途径可为通过吸入有害气体或酸性胃内容物（pH 小于 2.5）直接损害肺泡和毛细血管，使血管通透性增加；严重肺挫伤可使肺泡和肺脏小血管破裂，肺间质和肺内出血；因长骨骨折，脂肪栓塞于肺毛细血管，被肺脂肪蛋白酶转化为游离脂肪酸，可破坏血管内膜，灭活肺表面活性物质。

近年来的研究表明，机体发生创伤、感染、组织坏死和组织缺血灌注时，被激活的效应细胞如巨噬细胞（Mφ）、多核白细胞（PMN）、PCEC、PC-Ⅱ和血小板等一经启动，便失去控制，对细胞因子和炎症介质呈失控性释放，引发全身炎症反应综合征（SIRS），继而并发多器官功能障碍（MOD），ARDS 即是多器官功能障碍在肺部的具体体现。ARDS 的发生和发展，与繁多的炎症介质的综合作用密切相关。

（1）前炎症反应细胞因子（PIC）与巨噬细胞（Mφ）：目前认为PIC包括TNF-α、IL-1、IL-2、血小板活化因子（PAF）、IFN-γ和PLA$_2$等，其中主要为TNF-α。TNF-α在感染性休克、多器官功能障碍综合征（MODS）发病机制中起重要的作用，内毒素是诱导TNF-α产生的最强烈的激动剂。Mφ为多功能细胞，主要来自骨髓内单核细胞，在机体的防御中起重要作用。多种炎症介质与Mφ作用，损伤肺泡毛细血管膜，使其通透性增加，发生渗透性肺水肿。

（2）二次打击学说与瀑布效应：1985年Deitch提出严重创伤、烧伤、严重感染、大手术、脓毒败血症休克、肠道细菌移位、失血后再灌注、大量输血、输液等均可构成第1次打击，使机体免疫细胞处于被激活状态，如再出现第2次打击，即使程度并不严重，也可引起失控的过度炎症反应。首先Mφ被激活，并大量释放PIC，然后又激活Mφ、PMN等效应细胞，并释放大量炎症介质，再激活补体、凝血和纤溶系统，产生瀑布效应，形成恶性循环，引发ARDS，此时机体处于高代谢状态、高动力循环状态及失控的过度炎症反应状态。氧自由基是重要的炎症介质之一，Mφ和PMN等细胞被激活后，可释放大量氧自由基，而氧自由基又可使Mφ和PMN在炎症区聚集、激活，并释放溶酶体酶等，损伤血管内皮细胞，形成恶性循环。PAF是一种与花生四烯酸（AA）代谢密切相关的脂质性介质，可激活PMN并释放氧自由基、AAM和溶酶体酶等炎症介质，并呈逐级放大效应，出现瀑布样连锁反应，引发MODS和ARDS。

（3）氧供（DO$_2$）与氧耗（VO$_2$）：DO$_2$表示代谢增强或灌注不足时血液循环的代偿能力，VO$_2$表示组织摄取的氧量，是检测患者高代谢率最可靠的指标。生理条件下，氧动力学呈氧供非依赖性VO$_2$，即血液通过组织时依靠增加氧的摄取以代偿之。但在病理条件下，如严重休克、感染、创伤等，由于血液的再分配，病区的血流量锐减，出现氧供依赖性VO$_2$，由于失代偿而出现组织摄氧障碍发生缺氧，ARDS患者的微循环和细胞线粒体功能损伤，DO$_2$与VO$_2$必然发生障碍；ARDS发生高代谢状态时，VO$_2$随DO$_2$的升高而升高，DO$_2$不能满足需要，导致组织灌注不足、氧运输和氧摄取障碍，此时即使DO$_2$正常或增加，仍然发生氧供依赖性VO$_2$。

（4）肠黏膜屏障衰竭与细菌移位：胃肠黏膜的完整性是分隔机体内外环境，使免受细胞和毒素侵袭的天然免疫学屏障。创伤、休克、应激、缺血再灌注和禁食等均可导致胃肠黏膜损伤，引起炎症反应，形成持续性刺激，造成胃肠黏膜屏障衰竭与细菌移位。其结果内毒素吸收，激活效应细胞与释放大量的炎症介质，引发全身炎症反应综合征和ARDS。

（5）肺表面活性物质减少：高浓度氧、光气、氮氧化物、细菌内毒素及游离脂肪酸等，可直接损伤肺泡Ⅱ型细胞，另肺微栓塞使合成肺表面活性物质（PS）的前体物质和能量供应不足，合成PS减少，大量血浆成分渗入肺泡腔，可使PS乳化，形成不溶性钙皂而失去活性，多种血浆蛋白可抑制PS功能，大量炎症细胞释放糖脂抑制PS功能，弹性蛋白酶与磷脂酶A$_2$破坏PS，故PS明显减少，且失去活性，致使肺泡陷闭、大量血浆渗入肺泡内，出现肺泡水肿和透明膜形成。

三、临床表现及特征

当肺刚受损的数小时内，患者仅有原发病表现而无呼吸系统症状，随后突感气促、呼吸频数并呈进行性加快，呼吸频率大于30次/min，危重者60次/min，缺氧症状明显，患者烦躁不安、心率增快、口唇指甲发绀。由于明显低氧血症，引起过度通气，导致呼吸性碱中毒。缺氧症状用一般氧疗难以改善，亦不能用其他原发心肺疾病解释。伴有肺部感染时，可出现畏寒发热、胸膜反应及少量胸腔积液。早期可无肺部体征，后期可闻及哮鸣音、水泡音或管状呼吸音。病情继续恶化、呼吸肌疲劳导致通气不足、二氧化碳潴留，产生混合性酸中毒，患者出现极度呼吸困难和严重发绀、伴有神经精神症状，如嗜睡、谵妄、昏迷等。最终发生循环障碍、肾功能不全、心脏停搏。

四、辅助检查

（一）血气分析

（1）PaO$_2$呈进行性下降，当吸入氧浓度达60%时，PaO$_2$小于8.0 kPa（60 mmHg）。

（2）PaO_2 增大，其正常参考值：PaO_2 小于 2 kPa（15 mmHg）、年长者小于 4 kPa（30 mmHg）、吸入氧浓度为 30% 时小于 9.3 kPa（70 mmHg）、吸纯氧小于 13.3 kPa（100 mmHg）。

（3）PaO_2/FiO_2 小于 26.7 kPa（200 mmHg）。

（4）发病早期 $PaCO_2$ 常减低，晚期 $PaCO_2$ 升高。

（二）胸部 X 线检查

肺部的 X 线征象较临床症状出现晚。已有明显的呼吸急促和发绀时，胸片仍常无异常发现，发病 12～24 h 后，双肺可见斑片状阴影、边缘模糊。随着病情进展，融合为大片状实变影像，其中可见支气管充气征。疾病后期，X 线表现为双肺弥漫性阴影，呈白肺改变或有小脓肿影，有时伴气胸或纵隔气肿。应用高分辨 CT 检查，可早期发现淡的肺野浓度增加、点状影、不规则血管影等。病情的严重程度与肺部 X 线所见不平行为其重要特征之一。

（三）肺功能检查

动态测定肺容量和肺活量、残气、功能残气，随病情加重均减少，肺顺应性降低。

（四）放射性核素检查

以放射性核素标记，计算血浆蛋白积聚指数，ARDS 患者明显增高（达 1.5×10^{-3} 次/min），对早期预报有意义。

（五）血流动力学监测

通过置入四腔漂浮导管，测定并计算出平均肺动脉压增高大于 2.67 kPa，肺动脉压与肺毛细血管楔嵌压差（PAP-PCWP）增加大于 0.67 kPa。

（六）支气管肺泡灌洗液检查

肺表面活性物质明显降低、花生四烯酸代谢产物如白三烯 B4、C4 及 PAF 等增高。

五、诊断及鉴别诊断

（一）诊断主要依据

（1）具有可引发 ARDS 的原发疾病：创伤、休克、肺内或肺外严重感染、窒息、误吸、栓塞、库血的大量输入、DIC、肺挫伤、急性重症胰腺炎等。

（2）在基础疾病过程中突然发生进行性呼吸窘迫，呼吸频率多于 35 次/min，鼻导管（或鼻塞）给氧不能缓解。

（3）不易纠正的低氧血症，动脉血气检测：对 ARDS 的诊断和病情判断有重要意义。PaO_2 小于 60 mmHg（8.0 kPa），早期 $PaCO_2$ 可正常，后期可升高，提示病情加重，鼻导管给氧不能使 PaO_2 纠正至 80 mmHg（10.7 kPa）以上，氧合指数 PaO_2/FiO_2 小于 200。

（4）肺部后前位 X 线胸片征象为两肺纹理增多，边缘模糊，呈毛玻璃状等肺间质或肺泡性病理性改变，并迅速扩展、融合，形成大片实变。

（5）肺动脉楔压（PAWP）小于 18 mmHg（2.4 kPa），或临床提示以往无肺部疾患，并排除急性左心衰竭。

（二）鉴别诊断

晚近提出因肺内病变引起者为"原发性 ARDS"，而肺外病变引起者为"继发性 ARDS"。ARDS 主要的临床表现是呼吸困难、肺水肿及呼吸衰竭，故需与下述疾病鉴别。

（1）心源性肺水肿：该病发病较急、发绀较轻、不能平卧、咳粉红色泡沫样痰，严重时咳稀血水样痰，两肺广泛哮鸣音及湿啰音，呈混合性呼吸困难，而 ARDS 发病进程相对缓慢、发绀明显、缺氧严重，但较安静，可以平卧，呈急性进行性吸气型呼吸困难，咳血痰及稀血水样痰，可有管状呼吸音，湿啰音相对较少；心源性肺水肿经强心、利尿、扩血管、吸氧治疗后可明显迅速改善症状，而 ARDS 治疗即刻疗效不明显；心源性肺水肿 X 线表现为肺小叶间隔水肿增宽，形成小叶间隔线，即 Kerlery B 线和 A 线，而 ARDS 患者胸部 X 线早期无改变，中晚期呈斑片状阴影并融合，晚期呈"白肺"改变，可见支气管充气征；ARDS 呈进行性低氧血症，难以纠正，而心源性肺水肿者低氧血症较轻，一般氧疗后即可纠正。心源性肺水肿患者 PAWP 大于或等于 2.6 kPa（20 mmHg），与 ARDS 可资鉴别。

（2）其他非心源性肺水肿：大量快速输液或胸腔抽液速度过快均可引起肺水肿，但均有相应的病史及体征，血气分析一般无进行性低氧血症，一般氧疗症状可明显改善。

（3）气胸：主要的临床表现为呼吸困难，尤其是张力性气胸更为突出，但及时行胸部 X 线检查，即可做出诊断。若为严重的创伤所致气胸，要注意血气变化，警惕 ARDS 的发生。

（4）特发性肺纤维化：晚期特发性肺纤维化患者肺心功能衰竭时应与 ARDS 鉴别。特发性肺纤维化为原因未明的肺间质性疾病，起病隐袭，呼吸困难进行性加重、干咳、肺底可听见吸气期 Velcro 啰音，出现杵状指等临床表现。胸部 X 线检查有肺间质病变影，以限制性通气功能障碍为主的肺功能改变可供鉴别。

六、急救处理

（一）祛除病因

ARDS 常继发于各种急性原发伤病，及时有效地祛除原发病、阻断致病环节是防治 ARDS 的根本性策略，尤其抗休克、抗感染、抗炎症反应等尤为重要。

（二）监护与护理

严密监测体温、脉搏、呼吸、血压等，特别随时观察患者的神志、呼吸状态，鼓励患者咳嗽排痰，维持水、电解质及酸碱平衡，重视患者的营养支持。

（三）纠正低氧血症

克服进行性肺泡萎缩是抢救成功的关键。随着对 ARDS 病理生理特征的认识，导致近年来 ARDS 通气的重大改变，提出了肺保护与肺复张通气策略。

1. ARDS 的保护性通气策略

在保证基本组织氧合的同时，保护肺组织以尽量减轻肺损伤是 ARDS 患者的通气目标。

（1）"允许性高碳酸血症（PHC）"和小潮气量通气：PHC 是采用小潮气量（4～7 mL/kg），允许动脉血二氧化碳分压一定程度增高，最好控制在 70～80 mmHg 以内。一般认为，如果二氧化碳潴留是逐渐产生的，pH 大于 7.20 时，可通过肾脏部分代偿，患者能较好耐受。当 pH 低于 7.20 时，为避免酸中毒引起的严重不良反应，主张适当补充碳酸氢钠。

PHC 的治疗作用：ARDS 患者实施 PHC 时，血流动力学改变主要表现为心排血量和氧输送量显著增加，体血管阻力显著降低，肺血管阻力降低或不变，肺动脉嵌顿压和中心静脉压增加或无明显改变。心排血量增加是 PHC 最显著的血流动力学特征，因为：①高碳酸血症引起外周血管扩张，使左室后负荷降低；②潮气量降低使胸腹腔内压降低，二氧化碳增加使儿茶酚胺释放增加，引起容量血管收缩，均使静脉回流增加，右心室前负荷增加；③潮气量降低使吸气末肺容积降低，可引起肺血管阻力降低，右心室后负荷降低和心排血量增加。PHC 能降低 ARDS 患者的气道峰值压力、平均气道压、分钟通气量及吸气末平台压，避免肺泡过度膨胀，具有肺保护作用。气压伤的本质是容积伤，与肺泡跨壁压过高有关。

PHC 的禁忌证：高碳酸血症的主要危害是脑水肿、抑制心肌收缩力、舒张血管、增加交感活性和诱发心律失常等。因此，颅内压增高、缺血性心脏病或严重的左心功能不全患者应慎用。

（2）应用最佳 PEEP 和高、低拐点：机械通气时的吸气正压使肺泡扩张，增加肺泡通气量和换气面积，呼气末正压通气（PFEP）可防止肺泡的萎陷，亦可使部分萎陷的肺泡复张，使整个呼吸全过程的气道内压力均为正压，减少动、静脉分流，改善缺氧。

需用多大剂量的 PEEP 理论上讲，足够量的正压（30～35 cmH_2O）可使所有萎陷的肺泡复张，但正压对脆弱的肺组织结构（如 ARDS 等）可造成破坏，有研究表明当气道内平均压超过 20 cmH_2O 时，循环中促炎介质可增加数十倍，且直接干扰循环，一般讲，患者肺能较好地耐受 15～20 cmH_2O 的 PEEP，再高则是危险的。

（3）压力限制或压力支持通气，动物实验表明，气道峰值压力过高会导致急性肺损伤，表现为肺透明膜形成、粒细胞浸润、肺泡－毛细血管屏障受损，通透性增加。使用压力限制通气易于人－机同步，提供的吸气流量为减速波形，有利于气体交换和增加氧合，更重要的是可精确调节肺膨胀所需的压力和吸气时间，控制气道峰值压力，保护 ARDS 患者的气道压不会超过设定的吸气压力，避免高位转折点的出现。最近一组随机前瞻性试验表明，压力限制通气组比容量控制通气组更能增进肺顺应性改善，降低病死率。

（4）肺保护性通气策略的局限性：肺保护性通气策略的提出反映了 ARDS 机械通气的重大变革。但它仍存在不可避免的局限性。Thorens 等在研究中发现，当 ARDS 患者的分钟通气量由（13.5±6.1）L/min 降至（8.2±4.1）L/min 时，动脉血氧饱和度低于 90%，低氧血症明显恶化，二氧化碳分压和肺内分流增加。可见，肺保护性通气策略不利于改善患者的氧合，其主要原因是采用小潮气量和较低压力通气时，塌陷的肺泡难以复张，导致动脉血和肺泡内二氧化碳分压升高和氧分压降低，影响了肺内气体交换，低氧血症加重。因此，要采用有效的方法促进塌陷肺泡复张，增加能参与通气的肺泡数量。

2. ARDS 的肺复张策略

肺复张策略是一种使塌陷肺泡最大限度复张并保持其开放，以增加肺容积，改善氧合和肺顺应性，它是肺保护性通气策略必要的补充。主要有以下几种。

（1）叹息（sigh）：叹息即为正常生理情况下的深呼吸，有利于促进塌陷的肺泡复张。机械通气时，早期叹息设置为双倍的潮气量和吸气时间，对于 ARDS 患者，可间断地采用叹息，使气道平台压达到 45 cmH$_2$O，使患者的动脉血氧分压显著增加，二氧化碳分压和肺内分流率显著降低，呼气末肺容积增加。因此，叹息可有效短暂促进塌陷肺泡复张，改善患者的低氧血症。

（2）间断应用高水平 PEEP：在容量控制通气时，间断应用高水平 PEEP 使气道平台压增加，也能促进肺泡复张。有学者在机械通气治疗 ARDS 患者时，每隔断 30 s 应用高水平 PEEP 通气 2 次，可以增加患者的动脉血氧分压，降低肺内分流率。间断应用高水平 PEEP 虽然能使塌陷的肺泡复张，改善患者的氧合，但不能保持肺泡的稳定状态，作用也不持久。

（3）控制性肺膨胀（SI）：SI 是一种促使不张的肺复张和增加肺容积的新方法，由叹息发展而来。即在呼气开始时，给予足够压力（30～45 cmH$_2$O），让塌陷肺泡充分开放，并持续一定时间（20～30 s），使病变程度不一的肺泡之间达到平衡，气道压力保持在 SI 的压力水平。SI 结束后，恢复到 SI 应用前的通气模式，通过 SI 复张的塌陷肺泡，在相当时间内能够继续维持复张状态，SI 导致的氧合改善也就能够维持较长时间。改善氧合是 SI 对 ARDS 患者最突出的治疗作用。研究表明，给予一次 SI，其疗效可保持 4 h 以上。SI 能显著增加肺容积，改善肺顺应性，减少气压伤的发生。目前的动物实验及临床研究表明，在 SI 的屏气过程中，患者会出现一过性血压和心率下降或增高，中心静脉压和肺动脉嵌顿压增高，心排血量降低，动脉血氧饱和度轻度降低。因此，在实施 SI 时，应充分注意到 SI 可能导致患者血流动力学和低氧血症一过性恶化，对危重患者有可能造成不良影响。

（4）俯卧位通气：传统通气方式为仰卧位，此时肺静水压沿腹至背侧垂直轴逐渐增加，使基底部肺区带发生压迫性不张，另心脏的重力作用，腹腔内脏对膈肌的压迫也加重基底部肺区带的不张，1976 年发现俯卧位通气能改善 ALI 患者的氧合。此法最近用于临床，俯卧位通气是利用翻身床、翻身器或人工徒手操作，使患者在俯卧位进行机械通气。

俯卧位通气的禁忌证为：血流动力学不稳定，颅内压增高，急性出血，脊柱损伤，骨科手术，近期腹部手术，妊娠等不宜采用俯卧位通气。

综上，肺保护与肺复张通气策略联合应用，能改善 ARDS 患者的氧合，提高肺顺应性，对 ARDS 的治疗有重要意义。但需根据患者的具体情况，采用合适的方法，在改善氧合的同时尽量减少肺损伤。

（四）改善微循环，降低肺动脉高压，维护心功能

如出现血管痉挛、微血栓、DIC 等情况时，可选用如下药物。

（1）糖皮质激素：宜采用早期、大剂量、短疗程（小于 1 周）疗法，这类药有以下积极作用。①抗炎，加速肺水肿的吸收；②缓解支气管痉挛；③减轻脂肪栓塞或吸入性肺炎的局部反应；④休克时，防止白细胞附着于肺毛细血管床，防止释放溶蛋白酶，保护肺组织；⑤增加肺表面活性物质的分泌，保持肺泡的稳定性；⑥抑制后期的肺纤维化等。早期大量使用可减少毛细血管膜的损伤，疗程宜短，可用甲泼尼龙，起始量 800 ~ 1 500 mg，或地塞米松，起始量 60 ~ 100 mg，分次静脉注射，连续应用 48 ~ 72 h。

（2）肝素：用于治疗有高凝倾向、血流缓慢的病例，可减轻和防止肺微循环内微血栓的形成，以预防 DIC 的发生，对改善局部及全身循环有益，对有出血倾向的病例，包括创伤后 ARDS 应慎重考虑。用药前后应监测血小板和凝血功能等。

（3）血管扩张药：如山莨菪碱、东莨菪碱等的应用可改善周围循环，提高氧的输送及弥散，有利于纠正或减轻组织缺氧，疗效较好。

（五）消除肺间质水肿，限制入水量，控制输液量

由于输液不当，液体可继续渗漏入肺间质、肺泡内，易使肺水肿加重，但需维持体液平衡，保证血容量足够，血压基本稳定，在 ARDS 早期补液应以晶体液为主，每日输液量以不超过 1 500 mL 为宜。利尿剂的应用可提高动脉血氧分压，减轻肺间质水肿。在病情后期，对于伴有低蛋白血症的患者，利尿后血浆容量不足时可酌情输注血浆白蛋白或血浆，以提高血浆渗透压。

（六）控制感染

脓毒血症是 ARDS 的常见病因，且 ARDS 发生后又易并发肺、泌尿系等部位的感染，故抗菌治疗是必需的，严重感染时应选用广谱抗生素，根据病情选用强效抗生素。

（七）肺泡表面活性物质（PS）

外源性 PS 治疗新生儿呼吸窘迫综合征已取得较好疗效，用于成人 ARDS 疗效不一，有一定不良反应，鉴于 PS 价格昂贵，目前临床广泛应用有一定困难。超氧化物歧化酶（SOD）、前列腺 E_2、γ-干扰素等临床应用尚在探索中。

（八）其他

注意患者血浆渗量变化，防治各种并发症及院内感染的发生等。晚近开展一氧化氮（NO）、液体通气（liquid ventilation）治疗，已取得较好疗效。对体外膜肺（ECMO）、血管腔内氧合器（IVOX）等方法正在进行探索改进。

第三节　急性肺栓塞

一、诊疗流程

诊疗流程见图 7-3。

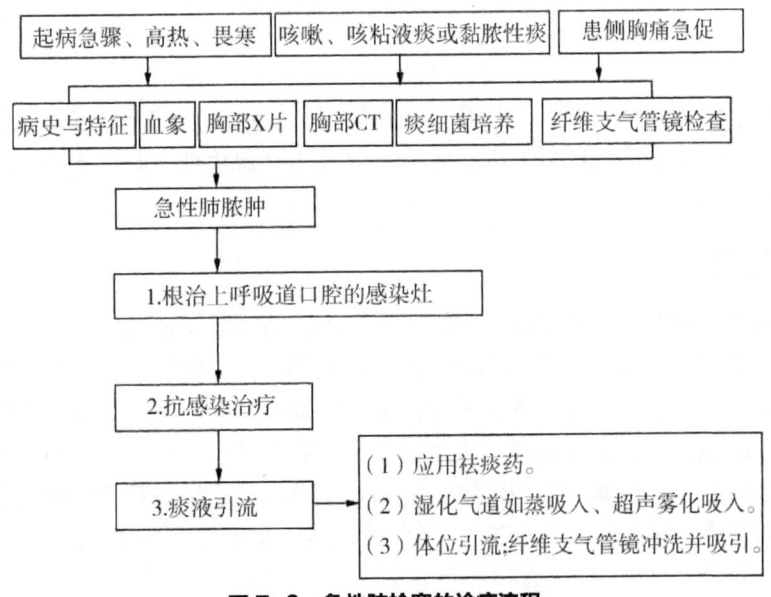

图 7-3　急性肺栓塞的诊疗流程

二、病因及发病机制

肺栓塞（pulmonary embolism，PE）是以各种栓子堵塞肺动脉系统为其发病原因的一组疾病或临床综合征的总称，包括肺血栓栓塞症，脂肪栓塞综合征，空气栓塞等。而肺血栓栓塞症为肺栓塞的最常见类型，占肺栓塞的绝大多数，本文所称肺栓塞即指肺血栓栓塞症。在欧美国家肺栓塞的发病率很高，美国每年大约有65万的新发患者，国内关于肺栓塞发病率的流行病学资料尚不完备，但近年肺栓塞的发病有明显增多的趋势，有一种说法，肺栓塞的发病率是急性心肌梗死发病率的一半，说明肺栓塞并不是一种少见病，应该引起足够的重视。

绝大多数患者存在肺栓塞的易发因素，仅6%找不到诱因。

（一）血栓形成

肺栓塞常常是静脉系统的血栓堵塞肺动脉所引起的疾病，栓子通常来源于深静脉。据统计，有静脉血栓的患者，肺栓塞的发生率为52%～79.4%。在肺栓塞的血栓中，90%来自下腔静脉系统，而来自上腔静脉和右心者仅占10%。静脉血栓的好发部位是静脉瓣和静脉窦，特别是深静脉，如腓静脉、髂静脉、股静脉、盆腔静脉丛等。静脉血栓形成的原因可能与血流淤滞、血液高凝状态和静脉内皮损伤等因素有关。因此，创伤、手术、长期卧床、静脉曲张和静脉炎、肥胖、糖尿病、长期口服避孕药物或其他引起凝血机制亢进的因素，容易诱发静脉血栓的形成。静脉血栓脱落的原因不十分清楚，可能与静脉内压力急剧升高或静脉血流突然增多等有关。血栓性静脉炎在活动期，栓子比较松软，易于脱落。脱落的血栓迅速通过大静脉、右心到达肺动脉，而发生肺栓塞。

（二）心肺疾病

心肺疾病是肺动脉栓塞的主要危险因素。在肺栓塞患者中约有40%合并有心肺疾病，特别是心房纤颤、心力衰竭和亚急性细菌性心内膜炎者发病率较高。风湿性心脏病、动脉硬化性心脏病、肺源性心脏病也容易合并肺栓塞。栓子的来源以有心腔血栓最多见，少数也来源于静脉系统。

（三）肿瘤

恶性肿瘤患者易并发肺栓塞的原因可能与凝血机制异常有关。胰腺、肺、胃肠、泌尿系肿瘤均易合并肺栓塞。肺栓塞有时先于肿瘤的发现，成为肿瘤存在的信号。

（四）妊娠和分娩

孕妇肺栓塞的发生率比同龄未孕妇高7倍，尤以产后和剖宫产术后发生率最高。妊娠时腹腔内压增加和激素松弛血管平滑肌及盆腔静脉受压可引起静脉血流缓慢，改变血液流变学特性，加重静脉血栓形成。此外，妊娠期凝血因子和血小板增加，血浆素原－血浆素溶解系统活性降低。这些改变对血栓形成起到了促进作用。

（五）其他

大面积烧伤和软组织创伤也可并发肺栓塞，可能因受伤组织释放的某些物质损伤肺血管内皮，引起了多发性肺微血栓形成。没有明显的促发因素时，还应考虑到遗传性抗凝血素减少或纤维蛋白溶酶原激活抑制剂增加等因素。

三、临床表现及特征

肺栓塞的临床表现多种多样，主要取决于栓子的大小、堵塞的肺段数、发生的速度，及患者基础的心肺功能储备状况。包括以下几种类型：①猝死型：在发病后1h内死亡，系有大块血栓堵塞肺动脉，出现所谓"断流"征，使血液循环难以维持所致；②急性肺心病型：突然发生呼吸困难，有濒死感，低血压、休克、发绀、肢端湿冷、右心衰竭；③肺梗死型：突然气短、胸痛、咯血及胸膜摩擦音或胸腔积液；④不能解释的呼吸困难：栓塞面积相对较小，无效腔增加；⑤慢性栓塞性肺动脉高压：起病缓慢，发现较晚，主要表现为肺动脉高压，右心功能不全，病情呈持续性、进行性。

（一）症状

（1）呼吸困难：占80%～90%，为肺栓塞最常见的症状，表现为活动后呼吸困难，在肺栓塞面积较小时，活动后呼吸困难可能是肺栓塞的唯一的症状。

（2）胸痛：占65%～88%，为胸膜痛或心绞痛的表现。胸膜痛提示可能有肺梗死存在。而当有较大的栓子栓塞时，可出现剧烈的胸骨后疼痛，向肩及胸部放散，酷似心绞痛发作。

（3）咳嗽：20%～37%的患者出现干咳或有少量白痰，有时伴有喘息。

（4）咯血：一般为小量的鲜红色血，数日后可变成暗红色，发生率为25%～30%。

（5）晕厥：占13%左右，系由大面积肺栓塞引起的脑供血不足，也可能是慢性栓塞性肺动脉高压的唯一或最早出现的症状，常伴有低血压、右心衰竭和低氧血症。

（6）其他：约有半数患者出现惊恐，发生原因不明，可能与胸痛或低氧血症有关。巨大肺栓塞时可引起休克，常伴有烦躁、恶心、呕吐、出冷汗等。有典型肺梗死的胸膜性疼痛、呼吸困难和咯血三联征者不足1/3。

（二）体征

没有特异性提示肺栓塞的阳性体征，因而经常将肺栓塞的阳性体征误认为是其他心肺疾病的体征。

（1）一般体征：约半数患者出现发热，为肺梗死或肺出血、血管炎引起，多为低热，可持续1周左右，如果合并肺部感染时也可以出现高热；70%的患者出现呼吸急促；由于肺内分流可以出现发绀；40%有心动过速；当有大块肺栓塞时可出现低血压。

（2）呼吸系统：当出现一侧肺叶或全肺栓塞时，可出现气管向患侧移位，叩诊浊音，肺部可听到哮鸣音和干湿啰音及肺血管杂音，发生肺梗死时，部分患者可出现胸膜摩擦音，及胸腔积液的相应体征。

（3）心脏血管系统：可以出现肺动脉高压及右心功能不全的相应体征，如肺动脉瓣区第2音亢进（P_2大于A_2）；肺动脉瓣区及三尖瓣区可闻及收缩期反流性杂音，也可听到右心性房性奔马律和室性奔马律。右心衰竭时可出现颈静脉充盈、搏动增强，第2心音变为正常或呈固定性分裂，肝脏增大、肝颈静脉回流征阳性和下肢水肿。

下肢深静脉血栓的检出对肺栓塞有重要的提示作用。双下肢检查常见单侧或双侧肿胀，多不对称，常伴有压痛、浅静脉曲张，病史长者可出现色素沉着。

（三）辅助检查

1. 实验室检查

（1）血常规：白细胞数增多，但很少超过$1.5 \times 10^9/L$。

（2）血沉增快。

（3）血清胆红素增高，以间接胆红素升高为主。

（4）血清酶学（包括乳酸脱氢酶、AST等）同步增高，但肌酸磷酸激酶（CPK）不高。

（5）D-二聚体（D-Dimer，DD）：为特异性的纤维蛋白降解产物。D-二聚体敏感性和特异性取决于所用的检测方法。用酶联免疫吸附法（ELISA）检测证明诊断肺栓塞的敏感性为97%。通常以$500 \mu g/L$作为分界值，当DD低于此值时可以除外肺栓塞或深部静脉血栓（DVT）。但是，DD的检测存在假阳性结果，在其他如感染和恶性肿瘤等病理状态下，DD也可以升高。用DD诊断肺栓塞的特异性仅为45%，因此，DD只能用来作为除外肺栓塞的指标，而不能作为肺栓塞或DVT的确诊指标。

（6）血气检查：患者可出现低氧血症和低碳酸血症，肺泡动脉氧分压差$[P_{(A-a)}O_2]$增加，但血气正常也不能排除肺栓塞。当PaO_2小于50 mmHg时，提示肺栓塞面积较大。$P_{(A-a)}O_2$的计算公式为：$P_{(A-a)}O_2 = 150 - 1.5 \times PaCO_2 - PaO_2$，正常值为5～15 mmHg。

2. 特殊检查

（1）心电图：心电图的常见表现为动态出现SⅠQⅢTⅢ征（即肢体导联Ⅰ导出现S波，Ⅲ导出现Q波和T波倒置）及V_1、$_2$T波倒置、肺性P波及完全或不完全性右束支传导阻滞。

（2）胸部X线检查：常见X线征象为栓塞区域的肺纹理减少和局限性透过度增加。肺梗死时可见肺梗死阴影，多呈楔形，凸向肺门，底边朝向胸膜，也可呈带状、球状、半球状及肺不张影。另外可以出现肺动脉高压症，即右下肺动脉干增粗及残根现象。急性肺心病时可见右心增大征。

（3）放射性核素肺扫描：是安全、无创的肺栓塞的诊断方法。肺栓塞者肺灌注扫描的典型表现是呈肺段分布的灌注缺损。肺灌注扫描的敏感性高，一般内径大于 3 mm 的肺血管堵塞时，肺扫描的结果可全部异常。然而，肺灌注扫描的特异性不高，许多疾病也可引起肺灌注缺损，导致假阳性的结果。另外，对于小血管的栓塞，肺灌注扫描也可出现假阴性的结果。因而，必须结合临床，才能对缺损的意义做出全面的判断，提高诊断的准确性。为提高肺栓塞的诊断率，可将肺通气扫描和灌注扫描结合分析，如果通气扫描正常而灌注扫描呈典型改变，可诊断肺栓塞；如肺扫描既无通气区，也无血流灌注，可见于肺梗死和其他任何肺脏本身的疾病，如需进一步明确肺梗死诊断时，可行肺动脉造影检查。

（4）心脏超声检查：对于肺栓塞，超声诊断的直接依据是检出肺动脉内栓子。位于主肺动脉或左右肺动脉内的血栓可被超声检出，对于存在左右肺动脉以远的血栓则无法显示。超声检查主要通过检出肺栓塞所造成的血流动力学改变提供诊断信息。急性肺栓塞通常有以下发现：①心腔内径及容量改变：右心增大尤以右心室增大显著，发生率在 67%～100%，左心室减小，RV/LV 的比值明显增大，该比值越高，提示肺血管床减少的面积越大；②室间隔运动异常：表现为与左心室后壁的同向运动，并随着呼吸的加深变化幅度增大；③三尖瓣环扩张伴少至中量的三尖瓣反流；④肺动脉高压，如患者既往无肺部疾病史，出现急性心肺功能异常时，检出上述异常应高度怀疑急性肺栓塞。

（5）CT 及 MRI 检查：螺旋 CT 可直接显示肺血管，属于非创伤性检查，比经食管和经胸部的超声心动图具有更高的敏感性和特异性，目前正日益普及。其诊断段或以上的肺动脉栓塞的敏感性为 75%～100%，特异性为 76%～100%。但尚不能可靠地诊断段以下的肺动脉栓塞。直接征象可见肺动脉半月形或环形充盈缺损或完全梗阻，间接征象包括主肺动脉扩张，或左右肺动脉扩张，血管断面细小缺支，肺梗死灶或胸膜改变等。有人认为，螺旋 CT 应完全替代肺通气灌注扫描并成为有肺栓塞症状患者的首选检查方法。当 CT 检查有禁忌证时，MRI 检查可以作为替代方法。

（6）肺动脉造影：选择性肺动脉造影可提供绝大部分肺血管性疾病的定性定位诊断和鉴别诊断的证据，是目前临床诊断肺栓塞的最佳确诊的方法。它不仅可明确诊断，还可显示病变部位、范围、程度和肺循环的某些功能状态。肺动脉造影常见的征象有：①肺动脉及其分支充盈缺损，诊断价值最高；②栓子堵塞造成的肺动脉截断现象；③肺动脉堵塞引起的肺野无血流灌注，不对称的血管纹理减少，肺透过度增强；④栓塞部位出现"剪枝征"；⑤栓子不完全堵塞时，可见肺动脉分支充盈和排空延迟。

肺动脉造影检查属有创性检查方法，有一定的危险性，且价格昂贵，适用于临床高度怀疑肺栓塞，而灌注扫描不能明确做出诊断及需要鉴别肺栓塞还是肺血管其他病变者。对临床诊断清楚，拟采用内科保守治疗的患者，造影并非必要。

约 70% 以上的肺动脉栓塞的栓子来自下肢深静脉血栓，因此静脉血栓的发现虽不能直接诊断肺栓塞，但却能给予很大的提示。但 50% 的下肢深静脉血栓患者无临床症状和体征，需依靠检查明确。下肢静脉造影是诊断下肢深静脉血栓的最可靠方法，但需注意有引起栓子脱落的可能性，目前应用较少。多普勒超声血管检查、放射性核素静脉造影、肢体阻抗容积图等均是诊断深静脉血栓的常用方法，具有较高的敏感性和特异性。

四、诊断及鉴别诊断

肺栓塞的临床误诊、漏诊率相当高，国外尸检发现肺栓塞的漏诊率为 67%，国内外医院资料显示院外误诊率为 79%，究其原因主要是对肺栓塞的诊断意识不强，认为肺栓塞是少见甚至是罕见病，很少将它作为诊断和鉴别诊断内容。减少误诊、漏诊的首要条件是提高对肺栓塞的认识，当临床发现以下情况时，应高度疑诊肺栓塞，需进一步做相应检查以确诊：①劳力性呼吸困难；②原有疾病发生突然变化，呼吸困难加重或外伤后呼吸困难、胸痛、咯血；③发作性晕厥；④不能解释的休克；⑤低热、血沉增快、黄疸、发绀等；⑥X 线胸片肺野有圆形或楔形阴影；⑦肺扫描有血流灌注缺损；⑧有发生肺栓塞的基础疾病，如下肢无力、静脉曲张，不对称性下肢浮肿和血栓性静脉炎。

仅凭临床表现诊断肺栓塞是绝对不可靠的，但在进行辅助检查前对是否存在肺栓塞的临床可能性进行认真评价很有必要，而且有助于对怀疑肺栓塞的患者进行有针对性的辅助检查。Wells 等根据临床表现将肺栓塞的可能性进行预测，对诊断有一定的指导意义，对存在可能性的患者应按程序进行诊断和鉴别诊断。

（1）肺炎：肺栓塞时可出现发热、胸痛、咳嗽、白细胞计数增多，X线胸片有浸润阴影等易与肺炎相混淆。如果注意到较明显的呼吸困难、下肢静脉炎、X线胸片部分肺血管纹理减少及血气异常等，再进一步做肺通气/灌注扫描，多能予以鉴别。

（2）胸膜炎：约1/3肺栓塞患者可发生胸腔积液，易被误诊为结核性胸膜炎。但并发胸腔积液的肺栓塞患者缺乏结核中毒症状，胸腔积液多为血性、量少、吸收较快，X线胸片同时发现吸收较快的肺浸润影。

（3）冠状动脉供血不足：在年龄较大的急性肺栓塞患者，可出现胸闷、胸痛、气短的症状，并同时伴有心电图胸前导联 $V_{1、2}$ 甚至到 V_4 T波倒置时易诊断为冠状动脉供血不足。通常肺栓塞的心电图除ST-T改变外，心电轴右偏明显或出现 SⅠQⅢTⅢ 及"肺性P波"，心电图改变常在1~2个月内好转或消失。

（4）胸主动脉夹层动脉瘤：急性肺栓塞剧烈胸痛，上纵隔阴影增宽，胸腔积液伴休克者需与夹层动脉瘤相鉴别，后者多有高血压病史，疼痛部位广泛，与呼吸无关，发绀不明显，超声心动图检查有助于鉴别。

五、急救处理

治疗措施的选择取决于病情的严重性。包括一般治疗、抗凝、溶栓和外科治疗。

（一）一般治疗

对突然发病者，应予急救处理。

（1）吸氧，纠正低氧血症。

（2）剧烈胸痛时，可给麻醉性止痛药哌替啶或吗啡。

（3）血流动力学不稳定，低血压或休克时，宜监测中心静脉压（CVP），给以输液、多巴胺或间羟胺；纠正右心衰竭；控制心律失常。

（4）用阿托品或山莨菪碱（654-2）预防和解除肺血管和冠状动脉反射性痉挛。

（二）抗凝治疗

当临床高度疑似或诊断为PE，无抗凝的绝对禁忌证时，应立即开始抗凝治疗，其可以引发血栓溶解，使肺灌注改善；减少静脉血栓，防止PE复发；使栓块快速消散，防止慢性血管闭塞发展，减少或防止肺动脉高压的发生。抗凝方法如下。

（1）肝素：肝素持续静脉滴注，先给负荷量100~200 U/kg静脉注射，后连续静脉滴注1 000 U/h左右，使部分凝血活酶时间（APTT）和凝血时间保持在正常对照1.5~2.5倍之间。根据监测的凝血指标，随时调整肝素剂量；如应用肝素并发出血时，可暂中断肝素数小时；若出血明显可用等量的鱼精蛋白对抗肝素的作用。待出血停止后再用小剂量肝素治疗，使APTT维持在治疗范围的下限。使用肝素也可采取间歇静脉注射或间歇皮下注射给药法。一般使用5~7天。

（2）低分子肝素：0.4 mL，2次/天，皮下注射。

（3）常用口服抗凝剂：①新抗凝片，首剂2~4 mg，维持量1~2 mg/d；②华法林，首剂15~20 mg，次日5~10 mg，维持量2.5~5 mg/d。由于口服抗凝药需1~2天后才发挥抗凝作用，故应与肝素重叠1~2天。需监测凝血酶原时间，使其延长到正常对照的1.5~2.5倍。

（三）溶栓治疗

溶栓治疗（TT），即使用溶栓制剂溶解静脉血栓和肺栓子，恢复阻塞的血液循环。

1. 适应证

（1）确诊为急性PE，经肺通气/灌注扫描显示灌注缺损3个肺段以上。

（2）临床出现呼吸困难、胸痛、晕厥、休克等血流动力学不稳定者。

（3）年龄一般不超过70岁。

（4）发病后3周以内。

（5）近2周内无活动性出血及外伤史，近2个月内无脑中风及颅内手术。

2. 溶栓制剂

目前临床使用的溶栓制剂有以下几种。

（1）尿激酶（UK）：一般宜先给负荷量4 400 U/kg，10 min 内静脉输入，维持量为每小时4 400 U/kg 静脉滴注，连用1~2天；或用UK 50万U/d，静脉滴注5~7天。

（2）链激酶（SK）：负荷量25万U，30 min 内静脉输入，后以10万U/h，静脉滴注，连用1~2天。

（3）重组组织型纤溶酶原激活剂（rt-PA）：首次量50 mg，多数病例可溶栓成功，少数需再增加剂量。

（4）新溶栓制剂：有乙酰化纤维蛋白溶酶原-链激酶激活剂复合物（APSAC）、重组链激酶（r-SK）重组葡激酶（r-SAK）等，已在临床应用。

（5）肺动脉内TT：对濒危状态病例，有条件时可通过Swan-Ganz导管，把溶栓药物直接滴入肺动脉，使阻塞的血管通畅。

3. 并发症

主要是出血，其发生率为18%~27%，有创性监测时还要增高。在TT前后应监测血小板、凝血酶原时间、部分凝血活酶时间等，警惕出血的发生。

（四）外科治疗

1. 肺栓子切除术

适用于：①血栓在主肺动脉或左右肺动脉处，肺血管堵塞50%以上；②抗凝及（或）TT失败或有禁忌证；③经治疗患者仍有休克、严重低血氧者。使用跨静脉导管或外科行栓子切除术。可明显降低PE的病死率。

2. 腔静脉阻断术

用于预防下肢或盆腔静脉的血栓再次脱落进入肺循环。方法有：①下腔静脉伞式过滤器，即从颈内静脉或股静脉插入直至下腔静脉远端，敞开伞式过滤器，使下腔静脉部分阻塞，把3 mm 以上的血栓留滞；②下腔静脉折叠术，采用缝合线间隔缝合或塑料夹使下腔静脉折叠。这两种方法均可能有并发症。

第八章　循环系统急危重症

第一节　重症心律失常

心律失常是指心脏冲动的频率、节律、起源部位、传导速度或激动次序的异常。正常心脏冲动起源于窦房结，先后经结间束、房室结、希氏束、左和右束支及浦肯野纤维至心室。心律失常的发生是由于多种原因引起心肌细胞的自律性、兴奋性、传导性改变，导致心脏冲动形成和（或）传导异常。临床上根据发作时心率的快慢，可将心律失常分为快速心律失常和缓慢心律失常。前者包括期前收缩、心动过速、心房颤动、心室颤动等，后者包括窦性缓慢心律失常、房室传导阻滞等。心律失常发生在无器质性心脏病者，大多病程短，可自行恢复，对血流动力学无明显影响，一般不增加心血管死亡危险性。发生于严重器质性心脏病或离子通道病的心律失常，病程较长，常有严重血流动力学障碍，可诱发心绞痛、休克、心力衰竭、昏厥甚至猝死，称重症心律失常。常见的病因为急性冠脉综合征、陈旧性心肌梗死、慢性充血性心力衰竭（射血分数小于40%）、各类心肌病、长Q-T间期综合征、预激综合征等。

心律失常的诊断应从详尽采集病史入手，病史通常能提供对诊断有用的线索。心电图检查是诊断心律失常最重要的一项无创性检查技术，应记录12导联心电图，并记录清楚显示P波导联的心电图长条以备分析，通常选择V_1或Ⅱ导联。系统分析应包括：心房与心室节律是否规则，频率各为若干？P-R间期是否恒定？P波与QRS波群是否正常？P波与QRS波群的相互关系等。在确定心律失常类型后，对重症心律失常患者，在院前和院内对其进行急救时首先要判断有无严重血流动力学障碍，并建立静脉通道，给予吸氧、心电监护，使用电击复律和（或）抗心律失常药物迅速纠正心律失常。在血流动力学稳定、心律失常已纠正的情况下再分析、判断导致心律失常的病因和诱因，并给予相应的处理。

一、阵发性室上性心动过速

阵发性室上性心动过速，简称室上速，是一种阵发性、规则而快速的异位心律。根据起搏点部位及发生机制的不同，包括窦房折返性心动过速、心房折返性心动过速、自律性房性心动过速、房室结内折返性心动过速等。此外，利用隐匿性房室旁路逆行传导的房室折返性心动过速习惯上也归属于室上性心动过速的范畴。由于心动过速发作时频率很快，P波往往埋伏于前一个T波中，不易判定起搏点的部位，故常统称为阵发性室上性心动过速。在全部室上速病例中，房室结内折返性心动过速和房室折返性心动过速约占90%以上。

（一）病因

阵发性室上性心动过速常见于正常的青年，情绪激动、疲劳或烟酒过量常可诱发。亦可见于各种心脏病患者，如冠心病、风湿性心脏病、慢性肺源性心脏病、甲状腺功能亢进性心脏病等。

(二)发病机制

折返是阵发性室上性心动过速发生的主要机制。由触发活动、自律性增高引起者为数甚少。在房室结存在双径路、房室间存在隐匿性房室旁路、窦房结细胞群之间存在功能性差异、心房内三条结间束或心房肌的传导性能不均衡或中断的情况下，两条传导性和不应期不一致的传导通路如形成折返环，其中一条传导通路出现单向传导阻滞时，适时的期前收缩或程序刺激在非阻滞通路上传导的时间使单向传导阻滞的通路脱离不应期，冲动在折返环中沿着一定的方向在折返环中运行，即可形成阵发性室上性心动过速。

(三)临床表现

心动过速发作突然起始与终止，持续时间长短不一。症状包括心悸、胸闷、焦虑不安、头晕，少数患者可出现晕厥、心绞痛、心力衰竭、休克。症状轻重取决于发作时心室率快速的程度、持续时间以及有无血流动力学障碍，亦与原发病的严重程度有关。体检心尖区第一心音强度恒定，心律绝对规则。

(四)诊断

1. 心电图特征

(1)心率150～250次/min，节律规则。

(2)QRS波群形态与时限正常，发生室内差异性传导或原有束支传导阻滞时，QRS波群形态异常。

(3)P波形态与窦性心律时不同，且常与前一个心动周期的T波重叠而不易辨认。

(4)ST段轻度下移，T波平坦或倒置(图8-1)。

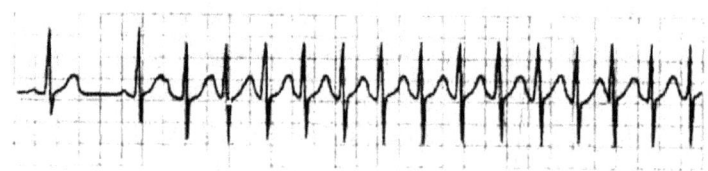

图8-1 阵发性室上性心动过速

2. 评估

(1)判断有无严重的血流动力学障碍、缺氧、二氧化碳潴留和电解质紊乱。

(2)判断有无器质性心脏病、心功能状态和发作的诱因。

(3)询问既往有无阵发性心动过速发作，每次发作的持续时间、主要症状及诊治情况。

(五)急诊处理

在吸氧、心电监护、建立静脉通路后，根据患者基础的心脏状况、既往发作的情况、有无血流动力学障碍以及对心动过速的耐受程度做出处理。

1. 同步直流电复律

当患者有严重的血流动力学障碍时，需要紧急电击复律。抗心律失常药物治疗无效亦应施行电击复律。能量一般选择100～150 J。电击复律时如患者意识清楚，应给予地西泮10～30 mg静脉注射。应用洋地黄者不应电复律治疗。

2. 刺激迷走神经

如患者心功能与血压正常，可先尝试刺激迷走神经的方法。颈动脉窦按摩(患者取仰卧位，先行右侧，每次5～10 s，切不可两侧同时按摩，以免引起脑缺血)、Valsalva动作(深吸气后屏气、再用力作呼气)、诱导恶心、将面部浸没于冰水中等方法可使心动过速终止。

3. 腺苷与钙离子通道阻滞药

首选治疗药物为腺苷，6～12 mg静脉注射，时间1～2 s。腺苷起效迅速，不良反应有胸部压迫感、呼吸困难、面部潮红、窦性心动过缓、房室传导阻滞等。由于其半衰期短于6 s，不良反应即使发生亦很快消失。如腺苷无效可改用维拉帕米，首次5 mg稀释后静脉注射，时间3～5 min，无效间隔10 min再静脉注射5 mg。亦可使用地尔硫䓬0.25～0.35 mg/kg。上述药物疗效达90%以上。如患者合并心力衰竭、低血压或为宽QRS波心动过速，尚未明确室上性心动过速的诊断时，不应选用钙通道阻滞药，宜选用腺苷静脉注射。

4. 洋地黄与β受体阻断药

毛花苷C（西地兰）0.4～0.8 mg稀释后静脉缓慢注射，以后每2～4 h静脉注射0.2～0.4 mg，24 h总量在1.6 mg以内。目前洋地黄已较少应用，但对伴有心功能不全患者仍为首选。

β受体阻断药也能有效终止心动过速，但应避免用于失代偿的心力衰竭患者，并以选用短效β受体阻断药（如艾司洛尔）较为合适，剂量50～200 μg/（kg·min）。

5. 普罗帕酮

1～2 mg/kg（常用70 mg）稀释后静脉注射，无效间隔10～20 min再静脉注射1次，一般静脉注射总量不超过280 mg。由于普罗帕酮有负性肌力作用及抑制传导系统作用，且个体间存在较大差异，对有心功能不全者禁用，对有器质性心脏病、低血压、休克、心动过缓者等慎用或禁用。

6. 其他

合并低血压者可应用升压药物，通过升高血压反射性地兴奋迷走神经、终止心动过速。可选用间羟胺10～20 mg或甲氧明10～20 mg，稀释后缓慢静脉注射。有器质性心脏病或高血压者不宜使用。

二、室性心动过速

室性心动过速简称室速，是指连续3个或3个以上的室性期前收缩，频率大于100次/min所构成的快速心律失常。

（一）病因

室速常发生于各种器质性心脏病，以缺血性心脏病为最常见；其次为心肌病、心力衰竭、二尖瓣脱垂、瓣膜性心脏病等；其他病因包括代谢紊乱、电解质紊乱、长Q-T间期综合征、Brugada综合征、药物中毒等。少数室速可发生于无器质性心脏病者，称为特发性室速。

（二）发病机制

1. 折返

折返形成必须具备两条解剖或功能上相互分离的传导通路、部分传导途径的单向阻滞和另一部分传导缓慢这三个条件。心室内的折返可为大折返、微折返。前者具有明确的解剖途径；后者为发生于小块心肌甚至于细胞水平的折返，是心室内的折返最常见的形式。心肌的缺血、低血钾及代谢障碍等引起心室肌细胞膜电位改变，动作电位时间、不应期、传导性的非均质性，使心肌电活动不稳定而诱发室速。

2. 自律性增高

心肌缺血、缺氧、牵张过度均可使心室异位起搏点4相舒张期除极坡度增加、降低阈电位或提高静息电位的水平，使心室肌自律性增高而诱发室速。

3. 触发活动

由后除极引起的异常冲动的发放。常由前一次除极活动的早期后除极或延迟后除极所诱发。它可见于局部儿茶酚胺浓度增高、心肌缺血-再灌注、低血钾、高血钙及洋地黄中毒时。

（三）临床表现

室速临床症状的轻重视发作时心脏基础病变、心功能状态、频率及持续时间等不同而异，而有很大差别。非持续性室速的患者通常无症状。持续性室速常伴有明显的血流动力学障碍与心肌缺血。临床症状包括心悸、气促、低血压、心绞痛、少尿、晕厥等。听诊心律轻度不规则，第一、二心音分裂。室速发生房室分离时，颈静脉搏动出现间歇性a波，第一心音响度及血压随每次心搏而变化；室速伴有房颤时，则第一心音响度变化和颈静脉搏动间歇性a波消失。部分室速蜕变为心室颤动而引起患者猝死。

（四）诊断与鉴别诊断

1. 心电图特征

（1）3个或3个以上的室性期前收缩连续出现。

（2）QRS波群宽大、畸形，时间大于0.12 s，ST-T波方向与QRS波群主波方向相反。

（3）心室率通常为100～250次/min，心律规则，但亦可不规则。

（4）心房独立活动与 QRS 波群无固定关系，形成房室分离；偶尔个别或所有心室激动逆传夺获心房；

（5）通常发作突然开始。

（6）心室夺获与室性融合波：室速发作时少数室上性冲动可下传心室，产生心室夺获，表现为在 P 波之后提前发生一次正常的 QRS 波群。室性融合波的 QRS 波群形态介于窦性与异位心室搏动之间，其意义为部分夺获心室。心室夺获与室性融合波的存在对确立室速的诊断有重要价值（图 8-2）。

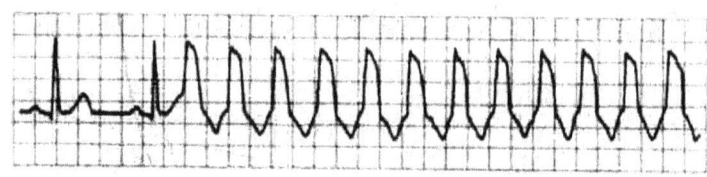

图 8-2　室性心动过速

2. 室速的分类

（1）按室速发作持续时间的长短分为：①持续性室速，发作时间 30 s 以上或室速发作时间未达 30 s，但出现严重的血流动力学异常，需药物或电复律始能终止。②非持续性室速，发作时间短于 30 s，能自行终止。

（2）按室速发作时 QRS 波群形态不同分为：①单形性室速，室速发作时，QRS 波群形态一致。②多形性室速，室速发作时，QRS 波群形态呈 2 种或 2 种以上形态。

（3）按室速发作时血流动力学的改变分为：①血流动力学稳定性室速。②血流动力学不稳定性室速。

（4）按室速持续时间和形态的不同分为：①单形性持续性室速。②单形性非持续性室速。③多形性持续性室速。④多形性非持续性室速。

3. 鉴别诊断

室速与阵发性室上性心动过速伴束支传导阻滞或室内差异性传导或合并预激综合征的心电图十分相似，但各自的临床意义及治疗完全不同，因此应进行鉴别。

（1）阵发性室上性心动过速伴室内差异性传导：室速与阵发性室上性心动过速伴室内差异性传导酷似，均为宽 QRS 波群心动过速，二者应仔细鉴别。下述诸点有助于阵发性室上性心动过速伴室内差异性传导的诊断：①每次心动过速均由期前发生的 P 波开始。②P 波与 QRS 波群相关，通常呈 1 : 1 房室比例。③刺激迷走神经可减慢或终止心动过速。

（2）预激综合征伴心房颤动：预激综合征患者发生心房颤动，冲动沿旁道下传预激心室表现为宽 QRS 波，沿房室结下传表现为窄 QRS 波，有时二者融合 QRS 波介于二者之间。当室率较快时易与室速混淆。下述诸点有助于预激综合征伴心房颤动的诊断：①心房颤动发作前后有预激综合征的心电图形。②QRS 时限大于 0.20 s，且由于预激心室程度不同 QRS 时限可有差异。③心律明显不齐，心率多大于 200 次 /min。④心动过速 QRS 波中有预激综合征心电图形时有利于预激综合征伴心房颤动的诊断。

4. 评估

（1）判断血流动力学状态、有无脉搏：当心电图显示为室性心动过速或宽 QRS 波心动过速时，首先要判断患者血流动力学是否稳定、有无脉搏。

（2）确定室速的类型、持续时间。

（3）判断有无器质性心脏病、心功能状态和发作的诱因。

（4）判断 Q-T 间期有无延长、是否合并低血钾和洋地黄中毒等。

（五）急诊处理

室速的急诊处理原则是：对非持续性的室速，无症状、无晕厥史、无器质性心脏病者无须治疗；对持续性室速发作，无论有无器质性心脏病均应迅速终止发作，积极治疗原发病；对非持续性室速，有器质性心脏病患者亦应积极治疗。

1. 吸氧

室性心动过速的患者，常有器质性心脏病，发作时间长时即有明显缺氧，应该注意氧气吸入。

2. 直流电复律

无脉性室速、多形性室速应视同心室颤动，立即进行复苏抢救和非同步直流电复律，首次单相波能量为 360 J，双相波能量为 150 J 或 200 J。伴有低血压、休克、呼吸困难、肺水肿、心绞痛、晕厥或意识丧失等严重血流动力学障碍的单形性持续性室性心动过速者，首选同步直流电复律；药物治疗无效的单形性持续性室性心动过速者，也应行同步直流电复律。首次单相波能量为 100 J，如不成功，可增加能量。如血流动力学情况允许应予短时麻醉。洋地黄中毒引起的室性心动过速者，不宜用电复律，应给予药物治疗。

3. 抗心律失常药物的使用

（1）胺碘酮：静脉注射胺碘酮基本不诱发尖端扭转性室速，也不加重或诱发心力衰竭。适用于血流动力学稳定的单形性室速、不伴 Q-T 间期延长的多形性室速、未能明确诊断的宽 QRS 心动过速、电复律无效或电复律后复发的室速、普鲁卡因胺或其他药物治疗无效的室速。在合并严重心功能受损或缺血的患者，胺碘酮优于其他抗心律失常药，疗效较好，促心律失常作用低。首剂静脉用药 150 mg，用 5% 葡萄糖溶液稀释后，于 10 min 注入。首剂用药 10～15 min 后仍不能转复，可重复静脉注射 150 mg。室速终止后以 1 mg/min 速度静脉滴注 6 h，随后以 0.5 mg/min 速度维持给药，原则上第一个 24 h 不超过 1.2 g，最大可达 2.2 g。第二个 24 h 及以后的维持量一般推荐 720 mg/24 h。静脉胺碘酮的使用剂量和方法要因人而异，使用时间最好不要超过 3～4 天。静脉使用胺碘酮的主要不良反应是低血压和心动过缓，减慢静脉注射速度、补充血容量、使用升压药或正性肌力药物可以预防，必要时采用临时起搏。

（2）利多卡因：近年来发现利多卡因对起源自正常心肌的室速终止有效率低；终止器质性心脏病或心力衰竭中室速的有效率不及胺碘酮和普鲁卡因胺；急性心肌梗死中预防性应用利多卡因，室颤发生率降低，但死亡率上升；此外终止室速、室颤复发率高；因此利多卡因已不再是终止室速、室颤的首选药物。首剂用药 50～100 mg，稀释后 3～5 min 内静脉注射，必要时间隔 5～10 min 后可重复 1 次，至室速消失或总量达 300 mg，继以 1～4 mg/min 的速度维持给药。主要不良反应有嗜睡、感觉迟钝、耳鸣、抽搐、一过性低血压等。禁忌证有高度房室传导阻滞、严重心力衰竭、休克、肝功能严重受损等。

（3）苯妥英钠：它能有效地消除由洋地黄过量引起的延迟性后除极触发活动，主要用于洋地黄中毒引起的室性和房性快速心律失常。也可用于长 Q-T 间期综合征所诱发的尖端扭转性室速。首剂用药 100～250 mg，以注射用水 20～40 mL 稀释后 5～10 min 内静脉注射，必要时每隔 5～10 min 重复静脉注射 100 mg，但 2 h 内不宜超过 500 mg，1 天不宜超过 1 000 mg。治疗有效后改口服维持，第二、三天维持量 100 mg，5 次 /d；以后改为每 6 h 1 次。主要不良反应有头晕、低血压、呼吸抑制、粒细胞减少等。禁忌证有低血压、高度房室传导阻滞（洋地黄中毒例外）、严重心动过缓等。

（4）普罗帕酮：1～2 mg/kg（常用 70 mg）稀释后以 10 mg/min 静脉注射，无效间隔 10～20 min 再静脉注射 1 次，一般静脉注射总量不超过 280 mg。由于普罗帕酮有负性肌力作用及抑制传导系统作用，且个体间存在较大差异，对有心功能不全者禁用，对有器质性心脏病、低血压、休克、心动过缓者等慎用或禁用。

（5）普鲁卡因胺：100 mg 稀释后 3～5 min 内静脉注射，每隔 5～10 min 重复 1 次，直至心律失常被控制或总量达 1～2 g，然后以 1～4 mg/min 的速度维持给药。为避免普鲁卡因胺产生的低血压反应，用药时应有另外一个静脉通路，可随时滴入多巴胺，保持在推注普鲁卡因胺过程中血压不降。用药时应有心电图监测。应用普鲁卡因胺负荷量时可产生 QRS 增宽，如超过用药前 50% 则提示已达最大耐受量，不可继续使用。

（六）特殊类型的室性心动过速

1. 尖端扭转性室速

尖端扭转性室速是多形性室速的一个特殊类型，因发作时 QRS 波群的振幅与波峰呈周期性改变，宛如围绕等电位线连续扭转而得名。往往连续发作 3～20 个冲动，间以窦性冲动，反复出现，频率 200～250 次 /min（图 8-3）。在非发作期可有 Q-T 间期延长。当室性期前收缩发生在舒张晚期、落在前面 T 波的终末部分可诱发室速。由于发作时频率过快可伴有血流动力学不稳定的症状，甚至心脑缺血表现，持续发作控制不满意可恶化为心室颤动和猝死。临床见于先天性长 Q-T 间期综合征、严重的心肌损害和代谢异常、电解质紊乱（如低血钾或低血镁）、吩噻嗪和三环类抗抑郁药及抗心律失常药物（如奎尼丁、普鲁卡因胺或丙吡胺）的使用时。

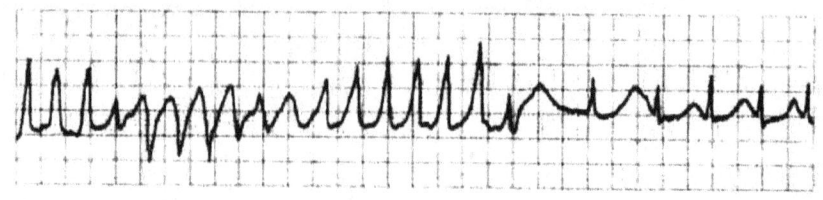

图 8-3　尖端扭转性室速

药物终止尖端扭转性室速时，首选硫酸镁，首剂 2 g，用 5% 葡萄糖溶液稀释至 40 mL 缓慢静脉注射，时间 3～5 min，然后以 8 mg/min 的速度静脉滴注。Ⅰ A 类和Ⅲ类抗心律失常药物可使 Q-T 间期更加延长，故不宜应用。先天性长 Q-T 间期综合征治疗应选用 β 受体阻断药。对于基础心室率明显缓慢者，可起搏治疗，联合应用 β 受体阻断药。药物治疗无效者，可考虑左颈胸交感神经切断术，或置入埋藏式心脏复律除颤器。

2. 加速性室性自主心律

加速性室性自主心律又称非阵发性室速、缓慢型室速。心电图常表现为连续发生 3～10 个起源于心室的 QRS 波群，心室率通常为 60～110 次 /min。心动过速的开始与终止呈渐进性，跟随于一个室性期前收缩之后，或当心室异位起搏点自律性高于窦性频率时发生。由于心室与窦房结两个起搏点轮流控制心室节律，融合波常出现于心律失常的开始与终止时，心室夺获亦很常见。

加速性室性自主心律失常发生于心脏病患者，特别是急性心肌梗死再灌注期间、心脏手术、心肌病、风湿热与洋地黄中毒。发作短暂或间歇。患者一般无症状，亦不影响预后。通常无须治疗。

三、心房扑动

心房扑动简称房扑，是一种快速而规则、药物难以控制的心房异位心律，较心房颤动少见。

（一）病因

心房扑动常发生于器质性心脏病，如风湿性心脏病、冠心病、高血压性心脏病、心肌病等。此外，肺栓塞、慢性充血性心力衰竭、二 / 三尖瓣狭窄与反流导致心房扩大，亦可出现心房扑动。其他病因有甲状腺功能亢进症、酒精中毒、心包炎等，亦可见于一些无器质性心脏病的患者。

（二）发病机制

心脏电生理研究表明，房扑系折返所致。因这些折返环占领了心房的大部分区域，故称之为"大折返"。下腔静脉至三尖瓣环间的峡部常为典型房扑折返环的关键部位。围绕三尖瓣环呈逆钟向折返的房扑最常见，称典型房扑（Ⅰ型）；围绕三尖瓣环呈顺钟向折返的房扑较少见，称非典型房扑（Ⅱ型）。

（三）临床表现

心房扑动往往有不稳定的倾向，可恢复为窦性心律或进展为心房颤动，亦可持续数月或数年。按摩颈动脉窦能突然成比例减慢心房扑动者的心室率，停止按摩后又恢复至原先心室率水平。令患者运动、施行增加交感神经张力或降低迷走神经张力的方法，可促进房室传导，使心房扑动的心室率成倍数增加。

房扑患者常有心悸、呼吸困难、乏力或胸痛等症状。有些房扑患者症状较为隐匿，仅表现为活动时乏力。如房扑伴有极快的心室率，可诱发心绞痛、心力衰竭。体检可见快速的颈静脉扑动。房室传导比例发生改变时，第一心音强度也随之变化。未得到控制且心室率极快的房扑，长期发展会导致心动过速性心肌病。

（四）诊断

1. 心电图特征

（1）反映心房电活动的窦性 P 波消失，代之以规律的锯齿状扑动波称为 F 波，扑动波之间的等电位线消失，在Ⅱ、Ⅲ、aVF 或 V_1 导联最为明显，典型房扑在Ⅱ、Ⅲ、aVF 导联上的扑动波呈负向，V_1 导联上的扑动波呈正向，移行至 V_6 导联时则扑动波演变成负向波。心房率为 250～300 次/min。非典型房扑，表现为Ⅱ、Ⅲ、aVF 导联上的正向扑动波和 V_1 导联上的负向扑动波，移行至 V_6 导联时则扑动波演变正向扑动波，心房率为 340～430 次/min。

（2）心室率规则或不规则，取决于房室传导比例是否恒定。当心房率为 300 次/min，未经药物治疗时，心室率通常为 150 次/min（2∶1 房室传导）。使用奎尼丁、普罗帕酮等药物，心房率减慢至 200 次/min 以下，房室传导比例可恢复 1∶1，导致心室率显著加速。预激综合征和甲状腺功能亢进症并发房扑，房室传导比例如为 1∶1，可产生极快的心室率。不规则的心室率是由于房室传导比例发生变化，如 2∶1 与 4∶1 传导交替所致。

（3）QRS 波群呈室上性，时限正常。当合并预激综合征、室内差异性传导和束支传导阻滞时，QRS 波增宽、畸形（图 8-4）。

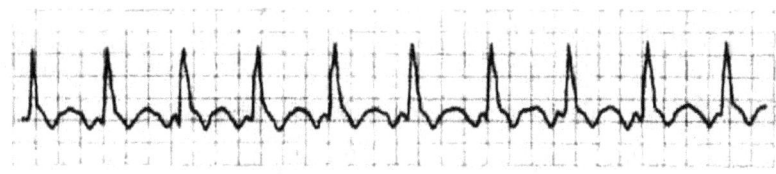

图 8-4　心房扑动

2. 评估

（1）有无严重的血流动力学障碍。

（2）判断有无器质性心脏病、心功能状态和发作的诱因。

（3）判断房扑的持续时间。

（五）急诊处理

心房扑动常发生于器质性心脏病，在吸氧、心电监护、建立静脉通路后，根据患者基础的心脏状况、有无血流动力学障碍做出处理。房扑急诊处理的目的是在对原发病进行治疗的基础上将其转复为窦性心律，预防复发或单纯减慢心率以缓解临床症状。

1. 心律转复

（1）直流电同步复律：是终止房扑最有效的方法。房扑发作时有严重的血流动力学障碍或出现心力衰竭，应首选直流电复律；对持续性房扑药物治疗无效者，亦宜用电复律。大多数房扑仅需 50 J 的单相波或更小的双相波电击，即能成功地将房扑转复为窦性心律。成功率为 95%～100%。

（2）心房快速起搏：适用于电复律无效者，或已应用大剂量洋地黄不适宜复律者。成功率为 70%～80%。对典型房扑（Ⅰ型）效果较好而非典型房扑（Ⅱ型）无效。对于房扑伴 1∶1 传导或旁路前向传导，由于快速心房起搏可诱发快速心室率甚至心室颤动，故为心房快速起搏禁忌。将电极导管插至食管的心房水平，或经静脉穿刺插入电极导管至右心房处，以快于心房率 10～20 次/min 开始，当起搏至心房夺获后突然终止起搏，常可有效地转复房扑为窦性心律。当初始频率不能终止房扑时，在原来起搏频率基础上增加 10～20 次/min，必要时重复上述步骤。终止房扑最有效的起搏频率一般为房扑频率的 120%～130%。

（3）药物复律：对房扑复律有效的药物有以下几种。①伊布利特：转复房扑的有效率为 38%～76%，转复时间平均为 30 min。研究证实，其复律成功与否与房扑持续时间无关。严重的器质性心脏病、Q-T 间期延长或有窦房结病变的患者，不应给予伊布利特治疗。②普罗帕酮：急诊转复房扑的成功率为 40%。③索他洛尔：1.5 mg/kg 转复房扑成功率远不如伊布利特。

2. 药物控制心室率

对血流动力学稳定的患者，首先以降低心室率为治疗目的。

（1）洋地黄制剂：是房扑伴心功能不全患者的首选药物。可用毛花苷 C（西地兰）0.4～0.6 mg 稀释后缓慢静脉注射，必要时于 2 h 后再给 0.2～0.4 mg，使心率控制在 100 次/min 以下后改为口服地高辛维持。房扑大多数先转为房颤，如继续使用或停用洋地黄过程中，可能恢复窦性心律；少数从心房扑动转为窦性心律。

（2）钙离子通道阻滞药：首选维拉帕米，5～10 mg 稀释后缓慢静脉注射，偶可直接复律或经房颤转为窦性心律，口服疗效差。静脉应用地尔硫䓬亦能有效控制房扑的心室率。主要不良反应为低血压。

（3）β 受体阻断药：可减慢房扑之心室率。

（4）对于房扑伴 1∶1 房室传导，多为旁道快速前向传导。可选用延缓旁道传导的普罗帕酮、胺碘酮、普鲁卡因胺等，禁用延缓房室传导、增加旁道传导而加快室率的洋地黄和维拉帕米等。

3. 药物预防发作

多非利特、氟卡尼、胺碘酮均可用于预防发作。但 IC 类抗心律失常药物治疗房扑时必须与 β 受体阻断药或钙通道阻滞药合用，原因是 IC 类抗心律失常药物可减慢房扑频率，并引起 1∶1 房室传导。

4. 抗凝治疗

新近观察显示，房扑复律过程中栓塞的发生率为 1.7%～7.0%，未经充分抗凝的房扑患者直流电复律后栓塞风险为 2.2%。房扑持续时间超过 48 h 的患者，在采用任何方式的复律之前均应抗凝治疗。只有在下列情况下才考虑心律转复：患者抗凝治疗达标（INR 值为 2.0～3.0）、房扑持续时间少于 48 h 或经食管超声未发现心房血栓。食管超声阴性者，也应给予抗凝治疗。

四、心房颤动

心房颤动亦称心房纤颤，简称房颤，指心房丧失了正常的、规则的、协调的、有效的收缩功能而代之以 350～600 次/min 的不规则颤动，是一种十分常见的心律失常。绝大多数见于器质性心脏病患者，可呈阵发性或呈持续性。在人群中的总发病率约为 0.4%，65 岁以上老年人发病率为 3%～5%，80 岁后发病率可达 8%～10%。合并房颤后心脏病病死率增加 2 倍，如无适当抗凝，脑卒中增加 5 倍。

（一）病因

房颤常发生于原有心血管疾病者，常见于风湿性心脏病、冠心病、高血压性心脏病、甲状腺功能亢进、缩窄性心包炎、心肌病、感染性心内膜炎以及慢性肺源性心脏病等。房颤发生在无心脏病变的中青年，称为孤立性房颤。老年房颤患者中部分是心动过缓－心动过速综合征的心动过速期表现。

（二）发病机制

目前得到公认的是多发微波折返学说和快速发放冲动学说。多发微波折返学说认为：多发微波以紊乱方式经过心房，互相碰撞、再启动和再形成，并有足够的心房组织块来维持折返。快速发放冲动学说认为：左右心房、肺静脉、腔静脉、冠状静脉窦等开口部位，或其内一定距离处（存在心房肌袖）有快速发放冲动灶，驱使周围心房组织产生心房颤动，由多发微波折返机制维持，快速发放冲动停止后心房颤动仍会持续。

（三）临床表现

房颤时心房有效收缩消失，心排血量比窦性心律时减少 25% 或更多。症状的轻重与患者心功能和心室率的快慢有关。轻者可仅有心悸、气促、乏力、胸闷；重者可致急性肺水肿、心绞痛、心源性休克甚至昏厥。阵发性房颤者自觉症状常较明显。房颤伴心房内附壁血栓者，可引起栓塞症状。房颤的典型体征是第一心音强弱不等，心律绝对不规则，脉搏短绌。

（四）诊断

1. 心电图特点

（1）各导联中正常 P 波消失，代之以形态、间距及振幅均绝对不规则的心房颤动波（f 波），频率 350～600 次/min，通常在 Ⅱ、Ⅲ、aVF 或 V_1 导联较为明显。

（2）R-R 间期绝对不规则，心室率较快；但在并发完全性房室传导阻滞或非阵发性交界性心动过速时，R-R 规则，此时诊断依靠 f 波的存在。

（3）QRS 波群呈室上性，时限正常。当合并预激综合征、室内差异性传导和束支传导阻滞时，QRS

波群增宽、畸形，此时心室率又很快时，极易误诊为室速，食管导联心电图对诊断很有帮助。

（4）在长R-R间期后出现的短R-R间期，其QRS波群呈室内差异性传导（常为右束支传导阻滞型）称为Ashman现象；差异传导连续发生时称为蝉联现象（图8-5）。

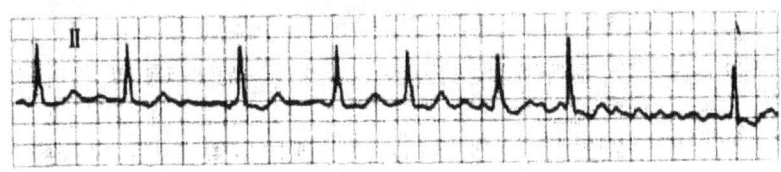

图8-5　心房颤动

2. 房颤的分类

（1）阵发性房颤：持续时间小于7天（通常在48 h内），能自行终止，反复发作。

（2）持续性房颤：持续时间大于7天，或以前转复过，非自限性，反复发作。

（3）永久性房颤：终止后又复发，或患者无转复愿望，持久发作。

3. 评估

（1）根据病史和体格检查确定患者有无器质性心脏病、心功能不全、电解质紊乱，是否正在使用洋地黄制剂？

（2）心电图中是否间歇出现或持续存在δ波？如存在则表明为WPW，洋地黄制剂和维拉帕米为禁忌药物。

（3）紧急复律是否有益处？如快速心室率所致的心肌缺血、肺水肿、血流动力学不稳定。

（4）复律后是否可维持窦律？如甲状腺疾病、左心房增大、二尖瓣疾病。

（5）发生栓塞并发症的危险因素有哪些？即是否需要抗凝治疗？

（五）急诊处理

房颤急诊处理的原则及目的：①恢复并维持窦性心律。②控制心室率。③抗凝治疗预防栓塞并发症。

1. 复律治疗

（1）直流电同步复律：急性心肌梗死、难治性心绞痛、预激综合征等伴房颤患者，如有严重血流动力学障碍，首选直流电同步复律，初始能量200 J。初始电复律失败，保持血钾在4.5 ~ 5.0 mmol/L，30 min静脉注射胺碘酮300 mg（随后24 h静脉滴注900 ~ 1 200 mg），尝试进一步除颤。血流动力学稳定、房颤时心室率快（大于100次/min），用洋地黄难以控制，或房颤反复诱发心力衰竭或心绞痛，药物治疗无效，也需尽快电复律。

（2）药物复律：房颤发作在7天内的患者药物复律的效果最好。大多数这样的患者房颤是第一次发作，不少患者发作后24 ~ 48 h可自行复律。房颤时间较长的患者（大于7天）很少能自行复律，药物复律的成功率也大大减少。复律成功与否与房颤的持续时间的长短、左心房大小和年龄有关。已证实有效的房颤复律药物有：胺碘酮、普罗帕酮、氟卡尼、伊布利特、多非利特、奎尼丁。

①普罗帕酮：用于小于或等于7天的房颤患者，单剂口服450 ~ 600 mg，转复有效率可达60%左右。但不能用于75岁以上的老年患者、心力衰竭、病态窦房结综合征、束支传导阻滞、QRS ≥ 0.12 s、不稳定心绞痛、6个月内有过心肌梗死、二度以上房室传导阻滞者等。

②胺碘酮：可静脉或口服应用。口服用药住院患者1.2 ~ 1.8 g/d，分次服，直至总量达10 g，然后0.2 ~ 0.4 g/d维持；门诊患者0.6 ~ 0.8 g/d，分次服，直至总量达10 g后0.2 ~ 0.4 g/d维持。静脉用药者为30 ~ 60 min内静脉注射5 ~ 7 mg/kg，然后1.2 ~ 1.8 g/d持续静脉滴注或分次口，直至总量达10 g后0.2 ~ 0.4 g/d维持。转复有效率为20% ~ 70%。

③伊布利特：适用于7天左右的房颤。1 mg静脉注射10 min，若10 min后未能转复可重复1 mg。应用时必须心电监护4 h。转复有效率为20% ~ 75%。

2. 控制心室率

（1）短期迅速控制心室率：血流动力学稳定的患者最初治疗目标是迅速控制心室率，使患者心室率小于或等于100次/min，保持血流动力学稳定，减轻患者症状，以便赢得时间，进一步选择最佳治疗方案。初次发作且在24~48 h的急性房颤或部分阵发性患者心室率控制后，可能自行恢复为窦性心律。

①毛花苷C（西地兰）：是伴有心力衰竭、肺水肿患者的首选药物。0.2~0.4 mg稀释后缓慢静脉注射，必要时于2~6 h后可重复使用，24 h内总量一般不超过1.2 mg。若近期曾口服洋地黄制剂者，可在密切观察下给毛花苷C 0.2 mg。

②钙离子通道阻滞药：地尔硫䓬15 mg，稀释后静脉注射，时间2 min，必要时15 min后重复1次，继以15 mg/h维持，调整静脉滴注速度，使心室率达到满意控制。维拉帕米5~10 mg，稀释后静脉注射，时间10 min，必要时30~60 min后重复1次。应注意这两种药物均有一定的负性肌力作用，可导致低血压，维拉帕米更明显，伴有明显心力衰竭者不用维拉帕米。

③β受体阻断药：普萘洛尔1 mg静脉注射，时间5 min，必要时每5 min重复1次，最大剂量至5 mg，维持剂量为每4 h 1~3 mg；或美托洛尔5 mg静脉注射，时间5 min，必要时每5 min重复1次，最大剂量10~15 mg；艾司洛尔0.25~0.50 mg/kg静脉注射，时间大于1 min，继以50 μg/（kg·min）静脉滴注维持。低血压与心力衰竭者忌用β受体阻断药。

上述药物应在心电监护下使用，心室率控制后应继续口服该药进行维持。地尔硫䓬或β受体阻断药与毛花苷C联合治疗能更快控制心室率，且毛花苷C的正性肌力作用可减轻地尔硫䓬和β受体阻断药的负性肌力作用。

④特殊情况下房颤的药物治疗。a. 预激综合征伴房颤：控制心室率避免使用β受体阻断药、钙通道阻滞药、洋地黄制剂和腺苷等，因这些药物延缓房室结传导、房颤通过旁路下传使心室率反而增快。对心功能正常者，可选用胺碘酮、普罗帕酮、普鲁卡因胺或伊布利特等抗心律失常药物，使旁路传导减慢从而降低心室率，恢复窦律。胺碘酮用法：150 mg（3~5 mg/kg），用5%葡萄糖溶液稀释，于10 min注入。首剂用药10~15 min后仍不能转复，可重复150 mg静脉注射。继以1.0~1.5 mg/min速度静脉滴注1 h，以后根据病情逐渐减量，24 h总量不超过1.2 g。b. 急性心肌梗死伴房颤：提示左心功能不全，可静脉注射毛花苷C或胺碘酮以减慢心室率，改善心功能。c. 甲状腺功能亢进症伴房颤：首先予积极的抗甲状腺药物治疗。应选用非选择性β受体阻断药（如卡维地洛）。d. 急性肺疾患或慢性肺部疾病伴房颤：应纠正低氧血症和酸中毒，尽量选择钙拮抗药控制心室率。

（2）长期控制心室率：持久性房颤的治疗目的为控制房颤过快的心室率，可选用β受体阻断药、钙通道阻滞药或地高辛。但应注意这些药物的禁忌证。

3. 维持窦性心律

房颤心律转复后要用药维持窦性心律。除伊布利特外，用于复律的药物也用于转复后维持窦律，因此常用普罗帕酮、胺碘酮和多非利特，还可使用阿奇利特、索他洛尔。

4. 预防栓塞并发症

慢性房颤（永久性房颤）患者有较高的栓塞发生率。过去有栓塞病史、瓣膜病、高血压、糖尿病、老年患者、左心房扩大、冠心病等使发生栓塞的危险性增大。存在以上任何一种情况，均应接受长期抗凝治疗。口服华法林，使凝血酶原时间国际标准化比率（INR）维持在2.0~3.0，能安全而有效的预防脑卒中的发生。不宜应用华法林的患者以及无以上危险因素的患者，可改用阿司匹林（每日100~300 mg）。房颤持续时间不超过2天，复律前无须做抗凝治疗。否则应在复律前接受3周的华法林治疗，待心律转复后继续治疗4周。紧急复律治疗可选用静脉注射肝素或皮下注射低分子肝素，复律后仍给予4周的抗凝治疗。在采取上述治疗的同时，要积极寻找房颤的原发疾病和诱发因素，给予相应处理。对房颤发作频繁、心室率很快、药物治疗无效者可施行射频消融、外科手术等。

五、心室扑动与心室颤动

心室扑动和心室颤动是最严重的心律失常，简称室扑和室颤。前者心室有快而微弱的收缩，后者心室各部分肌纤维发生快而不协调的颤动，对血流动力学的影响等同于心室停搏。室扑常为室颤的先兆，很快即转为室颤。而室颤则是导致心脏性猝死的常见心律失常，也是临终前循环衰竭的心律改变。原发性室颤为无循环衰竭基础上的室颤，常见于冠心病，及时电除颤可逆转。在各种心脏病的终末期发生的室扑和室颤，为继发性室扑和室颤，预后极差。

（一）病因

各种器质性心脏病及许多心外因素均可导致室扑和室颤，以冠心病、原发性心肌病、瓣膜性心脏病、高血压性心脏病为最常见。原发性室颤则好发于急性心肌梗死、心肌梗死溶栓再灌注后、原发性心肌病、病态窦房结综合征、心肌炎、触电、低温、麻醉、低血钾、高血钾、酸碱平衡失调、奎尼丁、普鲁卡因胺、锑剂和洋地黄等药物中毒、长 Q-T 间期综合征、Brugada 综合征、预激综合征合并房颤等。

（二）发病机制

室颤可以被发生于心室易损期的期前收缩所诱发，即"R on T"现象。然而，室颤也可在没有"R on T"的情况下发生，故有理论认为当一个行进的波正面碰到解剖障碍时可碎裂产生多个子波，后者可以单独存在并作为高频率的兴奋起源点触发室颤。多数学者认为心室肌结构的不均一是形成自律性增高和折返的基质，而多个研究都提示起源于浦肯野系统的触发活动在室颤发生起始阶段的重要作用。

（三）诊断

1. 临床特点

典型的表现为阿-斯（Adams-Stokes）综合征：患者突然抽搐，意识丧失，面色苍白，几次断续的叹息样呼吸之后呼吸停止；此时心音、脉搏、血压消失、瞳孔散大。部分患者阿-斯综合征表现不明显即已猝然死亡。

2. 心电图

（1）心室扑动：正常的 QRS-T 波群消失，代之以连续、快速、匀齐的大振幅波动，频率 150～250 次/min，一般在发生心室扑动后，常迅速转变为心室颤动，但也可转变为室性心动过速，极少数恢复窦性心律。室扑与室性心动过速的区别在于后者 QRS 与 T 波能分开，波间有等电位线，且 QRS 时限不如室扑宽。

（2）心室颤动：QRS-T 波群完全消失，代之以形状不同、大小各异、极不均匀的波动，频率 250～500 次/min，开始时波幅尚较大，以后逐渐变小，终于消失。室颤与室扑的区别在于前者波形及节律完全不规则，且电压极小（图 8-6）。

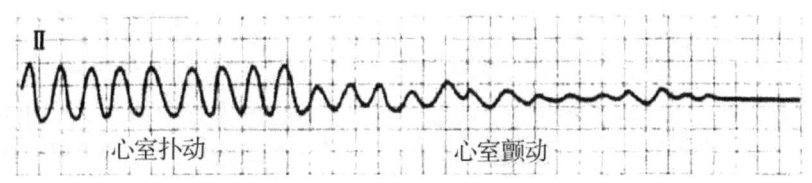

图 8-6　心室扑动与颤动

3. 临床分型

（1）据室颤波振幅分型：①粗颤型：室颤波振幅大于 0.5 mV，多见于心肌收缩功能较好的患者，心肌蠕动幅度相对粗大有力，张力较好，对电除颤效果好。②细颤型：室颤波振幅小于 0.5 mV，多见于心肌收缩功能较差的情况。对电除颤疗效差。

（2）据室颤前心功能分型：①原发性室颤：又称非循环衰竭型室颤。室颤前无低血压、心力衰竭或呼吸衰竭，循环功能相对较好。室颤的发生与心肌梗死等急性病变有关。除颤成功率约为 80%。②继发性室颤：又称循环衰竭型室颤。室颤前常有低血压、心力衰竭或呼吸衰竭，常同时存在药物、电解质紊乱等综合因素，除颤成功率低（小于 20%）。③特发性室颤：室颤发生前后均未发现器质性心脏病，室颤常突然发生，多数来不及复苏而猝死，部分自然终止而幸存。室颤幸存者常有复发倾向，属于单纯的心电疾病。④无力型室颤：又称临终前室颤。临终患者约有 50% 可出现室颤，室颤波频率慢，振幅低。

（四）急诊处理

1. 非同步直流电击除颤

心室扑动或心室颤动一旦发生，紧急给予非同步直流电击除颤 1 次，单相波能量选择 360 J，双相波选择 150～200 J。电击除颤后不应检查脉搏、心律，应立即进行胸外心脏按压，2 min 或 5 个 30∶2 按压/通气周期后如仍然是室颤，再予除颤 1 次。

2. 药物除颤

2～3 次电击后仍为室颤首选胺碘酮静脉注射，无胺碘酮或有 Q-T 间期延长，可使用利多卡因，并重复电除颤。

3. 病因处理

由严重低血钾引起的室颤反复发作，应静脉滴注大量氯化钾，一般用 2～3 g 氯化钾溶于 5% 葡萄糖溶液 500 mL 内，在监护下静脉滴注，最初 24 h 内常需给氯化钾 10 g 左右，持续到心电图低血钾表现消失为止。由锑剂中毒引起的室颤反复发作，可反复用阿托品 1～2 mg 静脉注射或肌内注射，同时亦需补钾。由奎尼丁或普鲁卡因胺引起的室颤不宜用利多卡因，需用阿托品或异丙肾上腺素治疗。

4. 复苏后处理

若经以上治疗心脏复跳，但仍有再次骤停的危险，并可能继发脑、心、肾损害，从而发生严重并发症和后遗症。因此应积极的防治发生心室颤动的原发疾患，维持有效的循环和呼吸功能及水、电解质和酸碱平衡，防治脑水肿、急性肾衰竭和继发感染。

六、房室传导阻滞

房室传导阻滞又称房室阻滞，是指房室交界区脱离了生理不应期后、冲动从心房传至心室的过程中异常延迟、传导部分中断或完全被阻断。房室传导阻滞可为暂时性或持久性。根据心电图上的表现分三度：一度房室传导阻滞，指 P-R 间期延长，如心率大于 50 次/min 且无明显症状，一般不需要特殊处理，但在急性心肌梗死时要观察发展变化；二度房室传导阻滞指心房冲动有部分不能传入心室，又分为Ⅰ型（莫氏Ⅰ型即文氏型）与Ⅱ型（莫氏Ⅱ型）；三度房室传导阻滞指房室间传导完全中断，可引起严重临床后果，要积极治疗。

二度以上的房室传导阻滞，由于心搏脱漏，可有心动过缓及心悸、胸闷等症状；高度或完全性房室传导阻滞时严重的心动过缓可致心源性晕厥，需急诊抢救治疗。

（一）病因

正常人或运动员可发生二度Ⅰ型房室传导阻滞，与迷走神经张力增高有关，常发生于夜间。导致房室传导阻滞的常见病变为：急性心肌梗死、冠状动脉痉挛、病毒性心肌炎、心肌病、急性风湿热、钙化性主动脉瓣狭窄、心脏肿瘤（特别是心包间皮瘤）、原发性高血压、心脏手术、电解质紊乱、黏液性水肿等。

（二）发病机制

一度及二度Ⅰ型房室传导阻滞，阻滞部位多在房室结，病理改变多不明显，或仅有暂时性房室结缺血、缺氧、水肿、轻度炎症。二度Ⅱ型及三度房室传导阻滞，病理改变广泛而严重，且常持久存在，包括传导系统的炎症或局限性纤维化、急性前壁心肌梗死及希氏束、左右束支分叉处或双侧束支坏死、束支的广泛纤维性变。先天性完全性房室传导阻滞，可见房室结或希氏束的传导组织完全中断或缺如。

（三）临床表现

一度房室传导阻滞常无自觉症状。二度房室传导阻滞由于心搏脱漏，可有心悸、乏力等症状，亦可无症状。三度房室传导阻滞的症状决定于心室率的快慢与伴随病变，症状包括疲倦、乏力、头晕、晕厥、心绞痛、心力衰竭。如合并室性心律失常，患者可感到心悸不适。当一度、二度突然进展为三度房室传导阻滞，因心室率过缓，每分钟心排血量减少，导致脑缺血，患者可出现暂时性意识丧失，甚至抽搐，称为阿-斯综合征，严重者可引起猝死。往往感觉疲劳、软弱、胸闷、心悸、气短或晕厥，听诊心率缓慢规律。

一度房室传导阻滞，听诊时第一心音强度减弱。二度Ⅰ型房室传导阻滞的第一心音强度逐渐减弱并有心搏脱漏。二度Ⅱ型房室传导阻滞亦有间歇性心搏脱漏，但第一心音强度恒定。三度房室传导阻滞的第一心音强度经常变化。第二心音可呈正常或反常分裂，间或听到响亮亢进的第一心音。凡遇心房与心室同时收缩，颈静脉出现巨大的a波（大炮波）。

（四）诊断

1. 心电图特征

（1）一度房室传导阻滞：每个心房冲动都能传导至心室，仅P-R间期大于0.20 s，儿童大于0.16～0.18 s（图8-7）。房室传导束的任何部位传导缓慢，均可导致P-R间期延长。如QRS波群形态与时限正常，室传导延缓部位几乎都在房室结，极少数在希氏束。QRS波群呈现束支传导阻滞图形者，传导延缓可能位于房室结和（或）希氏束-浦肯野系统。希氏束电图记录可协助确定部位。

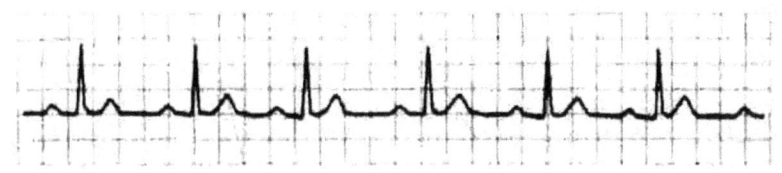

图8-7　一度房室传导阻滞

（2）二度Ⅰ型房室传导阻滞：是最常见的二度房室传导阻滞类型。表现为P-R间期随每一心搏逐次延长，直至一个P波受阻不能下传心室，QRS波群脱漏，如此周而复始；P-R间期增量逐次减少；脱漏前的P-R间期最长，脱漏后的P-R间期最短；脱漏前R-R间期逐渐缩短，且小于脱漏后的R-R间期（图8-8）。最常见的房室传导比率为3∶2和5∶4。在大多数情况下，阻滞位于房室结，QRS波群正常，极少数位于希氏束下部，QRS波群呈束支传导阻滞图形。二度Ⅰ型房室传导阻滞很少发展为三度房室传导阻滞。

（3）二度Ⅱ型房室传导阻滞：P-R间期固定，可正常或延长，QRS波群呈周期性脱漏，房室传导比例可为2∶1、3∶1、3∶2、4∶3、5∶4等。房室传导比例呈3∶1或3∶1以上者称为高度房室传导阻滞。当QRS波群增宽、形态异常时，阻滞位于希氏束-浦肯野系统。若QRS波群正常，阻滞可能位于房室结（图8-9）。

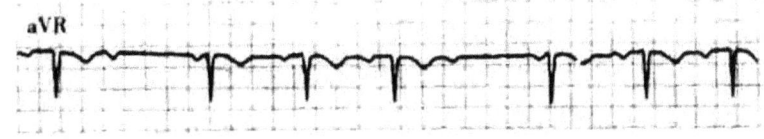

图8-8　二度Ⅰ型房室传导阻滞

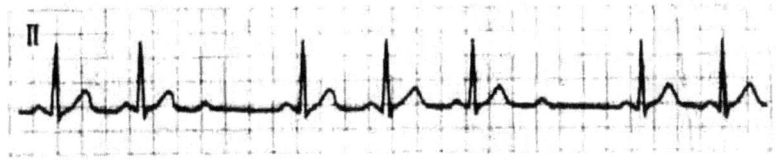

图8-9　二度Ⅱ型房室传导阻滞

（4）三度房室传导阻滞：又称完全性房室传导阻滞。全部P波不能下传，P波与QRS波群无固定关系，形成房室脱节。P-P间期小于R-R间期。心室起搏点在希氏束分叉以上或之内为房室交界性心律，QRS波群形态与时限正常，心室率40～60次/min，心律较稳定；心室起搏点在希氏束以下，心室率30～40次/min，心律常不稳定（图8-10）。

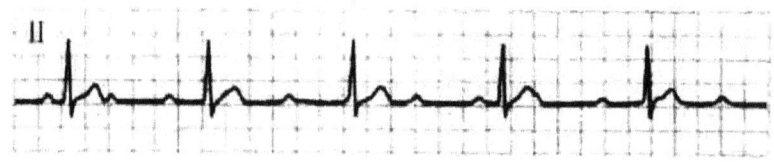

图 8-10　三度房室传导阻滞

2. 评估

（1）据病史、体格检查、实验室和其他检查判断有无器质性心脏病、心功能状态和诱因。

（2）判断血流动力学状态。

（五）急诊处理

病因治疗主要针对可逆性病因和诱因。如急性感染性疾病控制感染，洋地黄中毒的治疗和电解质紊乱的纠正等。应急治疗可用药物和电起搏。

1. 二度 I 型房室传导阻滞

常见于急性下壁心肌梗死，阻滞是短暂的。若心室率大于 50 次 /min，无症状者不必治疗，可先严密观察，注意勿发展为高度房室传导阻滞。当心室率小于 50 次 /min，有头晕、心悸症状者可用阿托品 0.5 ~ 1.0 mg 静脉注射或口服麻黄碱 25 mg，3 次 /d。异丙肾上腺素 1 ~ 2 mg 加入生理盐水 500 mL，静脉滴注，根据心室率调节滴速。

2. 二度 II 型房室传导阻滞

可见于急性前壁心肌梗死，病变范围较广泛，常涉及右束支、左前分支、左后分支或引起三度房室传导阻滞，病死率极高。经用上述药物治疗不见好转，需安装临时起搏器。

3. 洋地黄中毒的治疗

洋地黄中毒可停用洋地黄；观察病情，非低钾者一般应避免补钾；静脉注射阿托品；试用抗地高辛抗体。

4. 药物应急治疗的选择

（1）异丙肾上腺素：为肾上腺能 β 受体兴奋药。兴奋心脏高位节律点窦房结和房室结，增快心率，加强心肌的收缩力，改善传导功能，提高心律的自律性，适用于三度房室传导阻滞伴阿-斯综合征急性发作、病态窦房结综合征。心肌梗死、心绞痛患者禁用或慎用。

（2）肾上腺素：兴奋 α 受体及 β 受体，可增强心肌收缩力，增加心排血量，加快心率；扩张冠状动脉，增加血流量，使周围小血管及内脏血管收缩（对心、脑、肺血管收缩作用弱）；松弛平滑肌，解除支气管及胃肠痉挛；可兴奋心脏的高位起搏点及心脏传导系统，故心脏停搏时肾上腺素是首选药物。可用于二度或三度房室传导阻滞者。

（3）麻黄碱：为间接及直接兼有作用的拟肾上腺素药，对 α 受体、β 受体有兴奋作用，升压作用弱而持久，有加快心率作用，适用于二度或三度房室传导阻滞症状较轻的患者。

（4）阿托品：主要是解除迷走神经对心脏的抑制作用，使心率加快。适用于治疗各种类型的房室传导阻滞、窦性心动过缓、病态窦房结综合征。

（5）肾上腺皮质激素：具有消炎、抗过敏、抗内毒素、抑制免疫反应，减轻机体对各种损伤的病理反应，有利于房室传导改善，适用于炎症或水肿等引起的急性获得性完全性心脏传导阻滞。5% 碳酸氢钠或 11.2% 乳酸钠，除能纠正代谢性酸中毒外，还有兴奋窦房结的功能。适用于酸中毒、高血钾所致完全性房室传导阻滞及心脏停搏。

5. 起搏

适用于先天性或慢性完全性心脏传导阻滞。通常选用永久按需起搏器，急性获得性完全性心脏传导阻滞可选用临时按需起搏器。

第二节 高血压急症

一、概述

高血压急症（hypertensive emergency）是指短时期内（数小时或数日）血压重度升高，舒张压大于 130 mmHg 和（或）收缩压大于 200 mmHg，伴有重要器官组织，如心脏、脑、肾脏、眼底及大动脉严重功能障碍或不可逆损害。美国 JNC 第六次报道，把本病分为高血压急症和亚急症二个类型。高血压急症是指需要立即降压（不必达到正常范围）以预防或减少靶器官损伤的情况，包括高血压脑病、颅内出血、不稳定型心绞痛、急性心肌梗死、伴有肺水肿的急性心力衰竭、夹层主动脉瘤和子痫等；高血压亚急症是指那些期望几小时内降低血压的情况，如 3 级高血压和严重的围手术期高血压等。高血压急症，病情危重，病因复杂，如不及时治疗，把血压控制到安全水平，则可导致严重的靶器官损害，甚至危及生命。

高血压危象（hypertension crisis）是指在高血压病程中突发性交感神经功能亢进致使血压急剧升高，引起重要器官功能损害，甚至危及生命的一种临床综合征。

二、诱发因素

很多高血压危象常发生在原发性高血压病或继发性高血压的基础上。最常见的是在长期原发性高血压患者中血压突然升高，占 40%～70%。另外，25%～55% 的高血压危象患者有可能查明原因的继发性高血压，肾实质病变占其中的 80%。一旦查找到发病诱因，积极控制发病诱因是救治的关键环节，必须给予足够重视。

（1）高血压病患者未规律服用降压药或突然停药。
（2）情绪激动、精神紧张、过度疲劳、大量吸烟和酗酒，以及寒冷刺激。
（3）严重创伤（如颅脑外伤）及手术所致的应激状态、各种原因引起的疼痛等。
（4）引起继发性高血压的原发病（如肾血管肾实质疾病和嗜铬细胞瘤等）突然加重。
（5）内分泌失调、口服避孕药、妊娠或子痫等。
（6）应用某些药物，尤其是拟交感类药物（可卡因和安非他命）。

三、发病机制

在各种发病诱因影响下血液循环或局部血管收缩（血管紧张素 Ⅱ 或去甲肾上腺素）增多，引起血管反应性增加，小动脉血管发生强烈收缩；或由于血管舒张因子（前列腺素或缓激肽）减少，胆碱能张力降低；钠潴留或容量负荷过重等因素作用于肾脏产生"压力性利尿"，以及由此诱发的低血容量进一步刺激血管收缩素释放，形成恶性循环，导致强烈的外周阻力血管收缩，促使血压进一步迅速升高；相继出现的血管内皮损伤和纤维蛋白样坏死诱发血小板和纤维蛋白积存，使血管失去自我调节功能。血管损害引起周围血管和组织缺血、水肿、出血和梗死，心、脑、肾是最容易受累的靶器官。

四、临床表现

短期内血压急剧增加，伴有心、脑、肾功能损害是其共同表现。根据临床表现可分为以下几方面。

1. 高血压脑病

突发血压明显升高，超过脑血管自身调节的限度，伴大脑功能短暂丧失，可出现剧烈头痛与神志改变，严重者可发生抽搐、癫痫样发作和昏迷，还可出现肢体活动障碍。但降压治疗后，在 12 小时内大脑功能可恢复，从而可与脑出血、脑梗死区别。

2. 急进型高血压

急进型高血压系指舒张压（DBP）大于 17.3 kPa（130 mmHg）伴 Keith-Wegener（KW）Ⅲ级眼

底病变（火焰形出血和软性渗液而无视盘水肿）及肾功能不全，可有心、脑功能障碍。

3. 恶性高血压

具有急进型高血压的临床表现，但 DBP 大于或等于 18.7 kPa（140 mmHg），眼底改变为 KW Ⅵ 级（视盘水肿）。急进型高血压和恶性高血压系高血压的不同发展阶段，即急进型高血压为恶性高血压前驱，常统称为急进型恶性高血压。如不及时治疗，预后不佳，约 60% 患者短期内死于肾衰竭、脑卒中或心力衰竭。

4. 高血压危象

高血压危象是指短期内血压明显升高达 33.8/15.6 kPa（260/120 mmHg）以上，出现头痛、烦躁、心悸、多汗、恶心、呕吐、面色苍白或潮红、视物模糊等交感神经活性亢进、循环儿茶酚胺增高征象。

五、辅助检查

1. 头部 CT

对伴意识障碍者有利于排除脑血管意外的可能及对脑水肿的程度判定。

2. 心电图

心电图可协助判断有否急性心肌缺血或损害。

3. 血尿素氮和肌酐

了解对肾脏功能的影响或了解原来肾功能的状况，有助于治疗药物的选择。

4. 血糖及血中儿茶酚胺测定

血中游离去甲肾上腺素或肾上腺素升高，有助于鉴别诊断。

5. 尿常规和血常规

可了解高血压的病程及对肾脏的影响。

六、治疗措施

治疗原则为争分抢秒尽快降压，制止或预防抽搐，预防严重并发症的发生。

1. 监护

患者有条件则在 CCU 或 ICU 治疗为宜，以获得密切的监测。

2. 决定降压要达到的水平

急症降压的第一步在数分钟至 2 h 内平均动脉压降低 25%；第二步则在 2～6 h 降至 160/100 mmHg。除非情况特殊（如急性心肌梗死、高血压脑出血、胸主动脉剥离、继发肾衰竭）发病后前几天应避免急剧降压，以避免脑血流低灌注症状。可通过 1～2 周治疗，使血压逐渐降至正常；合并脑血管病何时降压治疗尚有争论，除非血压大于 180/105 mmHg，否则应停用降压药，直至病情稳定。

3. 注意血压及脏器灌注的自我调节

长期高血压患者、老年人（大于 60 岁）及脑血管意外急性期患者，其脑血流自主调节范围变窄，此时，脑血流更多依赖于大脑灌注压及血压。因此，血压下降不宜过快过速。同理，合并冠心病和肾功能不全者也不宜降压过快，否则导致冠脉供血不足或肾血流量减少。基础血压越高，年龄越大更应谨慎。开始时降压药剂量宜小，使 DBP 降至 110 mmHg，密切观察是否有神经系统症状、心排血量降低、少尿等现象。然后逐渐增加剂量，几天内过渡至亚正常水平，应使患者能够耐受血压下降的速度。

4. 血压稳定后的长期抗高血压治疗

（1）逐渐减少注射用药，一旦血压降至理想水平就开始口服降压药。

（2）降压药物选择：阶梯治疗已盛行多年，近年来对此有两点重要修正：其一，即应根据患者的特点来选择一线药，特别是危险因素、靶器官损害、药物不良反应和并发症，疾患。高血压常需终身治疗，故还需考虑药物价格、能否减少心血管危险因素、改善生活质量等。目前除钙拮抗药与利尿剂、β 受体阻滞药与血管紧张素转换酶抑制药（ACEI）在文献上未提及组合外（但非绝对禁忌），其他均可根据具体病情进行组合。此外，对噻嗪类可否作为第一线药物国际上尚有争论，美国学者观察 5 年发现血脂改变不明显，而瑞典等一些学者则持反对态度；其二，单剂无效时，首先应增加至最大推荐量，若仍无效可有两种选择：更换另一种可能有效药物；加其他药，但剂量减少。主张用长效制剂，其理由是患者顺从性好，血压控制平稳，防止晨起血压骤升导致猝死、脑卒中、心肌梗死。

（3）要求控制的血压水平：近年来，已逐渐认识到收缩期高血压的危害性，它对预后的意义甚至比舒张压更大。一般要求血压小于140/90 mmHg，老年纯收缩期高血压不能达此水平，亦宜将SBP小于160 mmHg，年轻高血压或合并糖尿病肾病者血压宜小于130/85 mmHg。最近完成的HOT是迄今为止国际上最大的临床试验，汇总结果显示高血压患者理想血压为138/82.6 mmHg。

（4）重视非药物治疗。

第三节 主动脉夹层

主动脉夹层指主动脉腔内的血液通过内膜的破口进入主动脉壁中层而形成的血肿。急性主动脉夹层是一种不常见、但有潜在生命危险的疾病，如不予以治疗，早期死亡率很高。及时进行适当的药物和（或）手术治疗，可明显提高生存率。

一、病因与发病机制

任何破坏中层弹性或肌肉成分完整性的疾病都可使主动脉易患夹层分离。中层胶原及弹性硬蛋白变性所致的中层退行性变是首要的易患因素。囊性中层退行病变是多种遗传性结缔组织缺陷（马凡和Ehlers Danlos综合征）的内在特点。年龄增长和高血压可能是中层退行病变两个重要因素。主动脉夹层的好发年龄为60~70岁，男性为女性发病率的2倍。某些其他先天性心血管畸形，如主动脉瓣单瓣畸形和主动脉缩窄也易并发主动脉夹层。另外，动脉内导管术及主动脉球囊反搏等诊疗操作也可能引起主动脉夹层。

主动脉夹层开始于主动脉内膜撕裂，血液穿透病变中层，将中层平面一分为二，主动脉壁即出现夹层。由于管腔压力不断推动，分离过程沿主动脉壁推进，典型的为顺行推进，即被主动脉血流向前的力推动，有时也可见从内膜撕裂处逆向推进。主动脉壁分离层之间被血液充盈的空间成为一个假腔，剪切力可能导致内膜进一步撕裂，为假腔内的血流提供出口或额外的进口。假腔可由于血液充盈而扩张，引起内膜突入真腔内，使血管腔狭窄变形。

二、分类

绝大多数主动脉夹层起源于升主动脉和/或降主动脉。主动脉夹层有三种主要的分类方法，对累及的主动脉的部位及范围进行定义（表8-1，图8-11）。考虑预后及治疗的不同，所有这三种分类方法都是基于主动脉夹层是否累及升主动脉而定。一般而言，夹层分离累及升主动脉有外科手术指征，而对那些未累及升主动脉的夹层分离可考虑药物保留治疗。

表8-1 常用的主动脉夹层分类方法

分类	起源和累及的主动脉范围
DeBakey分类法	
Ⅰ型	起源于升主动脉，扩展至主动脉弓或其远端
Ⅱ型	起源并局限于升主动脉
Ⅲ型	起源于降主动脉沿主动脉向远端扩展
Stanford分类法	
A型	所有累及升主动脉的夹层分离
B型	所有不累及升主动脉的夹层分离
解剖描述分类法	
近端	包括DeBakey Ⅰ和Ⅱ型，Stanford法A型
远端	包括DeBakey Ⅲ型，Stanford法B型

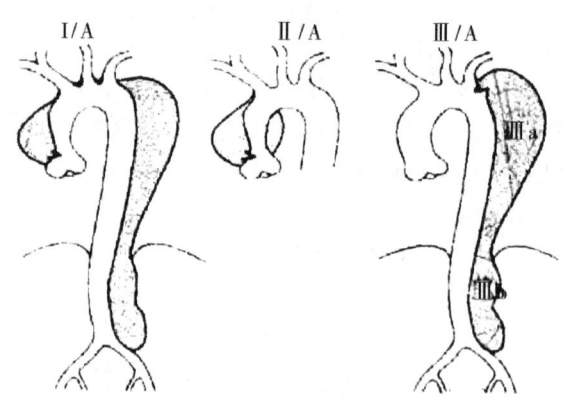

图 8-11 主动脉夹层分类

Ⅰ/A：DeBakey Ⅰ 型/StanfordA 型；Ⅱ/A：DeBakey Ⅱ 型/StanfordA 型；
Ⅲ/B：DeBakey Ⅲ 型/StanfordB 型

三、诊断

（一）临床表现特点

1. 症状

急性主动脉夹层最常见的症状是剧烈疼痛，而慢性夹层分离多数可能并无疼痛。典型的疼痛突然发生，开始时即为剧痛。患者主诉疼痛呈撕裂、撕扯或刀刺样。当夹层分离沿主动脉伸展时，疼痛可沿着夹层分离的走向逐步向其他部位转移。疼痛部位对判断主动脉夹层的部位有帮助，因为局部的症状通常反应累及的主动脉。如胸痛只在前胸部，或最痛之处在前胸部，提示夹层绝大多数累及升主动脉。如胸痛只在肩胛之间，或最痛之处在肩胛之间，则绝大部分累及降主动脉。颈、喉、颌、面部的疼痛强烈提示夹层累及升主动脉。另外，疼痛在背部的任何部位，或腹部和下肢，强烈提示累及降主动脉。

其他一些不常见情况包括充血性心力衰竭、晕厥、脑血管意外、缺血性周围神经病变、截瘫、猝死等。急性充血性心力衰竭几乎均由近端主动脉夹层所致的严重主动脉瓣反流引起。无神经定位体征的晕厥占主动脉夹层的 4%～5%，一般需紧急外科手术。

2. 体征

在一些病例中，单纯的体检结果就足以提示诊断，而在另外一些情况下，即使存在广泛的主动脉夹层，相应的体征也不明显。远端主动脉夹层患者 80%～90% 存在高血压，但在近端主动脉夹层患者中高血压较少见。近端主动脉夹层患者与远端主动脉夹层患者相比更易发生低血压。低血压通常是由于心包填塞、胸腔或腹腔内动脉破裂所致。与主动脉夹层相关的最典型体征如脉搏短缺、主动脉反流杂音、神经系统表现更多见于近端夹层分离。急性胸痛伴脉搏短缺（减弱或缺如）强烈提示主动脉夹层。近端主动脉夹层分离中约 50% 有脉搏短缺，而远端主动脉夹层中只占 15%。

主动脉瓣反流是近端主动脉夹层的重要并发症，一些病例可听到主动脉瓣反流杂音。与近端主动脉夹层相关的主动脉瓣膜反流杂音常呈乐音样，胸骨右缘比胸骨左缘听诊更清晰。根据反流的严重程度不同，可能存在其他主动脉瓣关闭不全的周围血管征象，如水冲脉和脉压增宽。

许多疾病的表现可酷似主动脉夹层，包括急性心肌梗死或严重心肌缺血，非主动脉夹层引起的急性主动脉反流，非夹层分离引起的胸主动脉瘤、腹主动脉瘤、心包炎、肌肉骨骼痛或纵隔肿瘤。

（二）实验室和其他辅助检查特点

临床上，一旦诊断上已怀疑主动脉夹层，必须迅速并准确地确定诊断。目前可用的诊断方法包括主动脉造影、造影增强 CT 扫描、磁共振成像（MRI）、经胸或经食管的心脏超声。

1. 胸片

最常见的异常是主动脉影变宽，占病例的 80%～90%，局限性的膨出往往出现于病变起源部位。一些病例可出现上纵隔影变宽。如见主动脉内膜钙化影，则可估测主动脉壁的厚度，正常为 2～3 mm，如主动脉壁厚度增加到 10 mm 以上，高度提示主动脉夹层（图 8-12）。虽然绝大多数患者有一种或多种胸片的异常表现，但相当部分患者胸片改变不明显。因此，正常的 X 线胸片绝不能排除主动脉夹层。

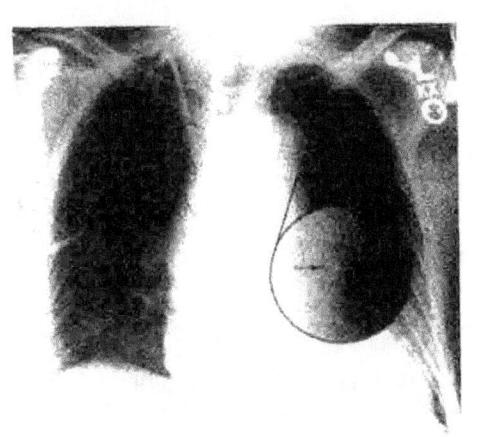

图 8-12　主动脉夹层，胸片可见主动脉内膜
钙化影与主动脉影外侧缘相距 10 mm 以上

2. 主动脉造影

逆行主动脉造影是主动脉夹层的最可靠诊断技术，如考虑行手术治疗或血管内支架治疗，术前须行主动脉造影。血管造影诊断主动脉夹层的直接征象包括主动脉双腔或分离内膜片，提示夹层分离的间接征象包括主动脉腔变形、主动脉壁变厚、分支血管异常，以及主动脉瓣反流。主动脉造影的主要优点在于能明确主动脉夹层和累及的分支血管范围，也能显示主动脉夹层的一些主要并发症，如假腔内血栓和主动脉瓣反流。

3. 计算机体层摄影（CT）

增强 CT 扫描时，如发现内膜片分割或以造影剂密度差来区分的两个明显的主动脉腔时即可诊断主动脉夹层。与主动脉造影不同，CT 扫描的优点在于它是无创的，但需要使用静脉内造影剂。CT 还有助于识别假腔内的血栓，发现心包积液。但 CT 扫描不能可靠地发现有无主动脉瓣反流和分支血管病变。

4. 磁共振成像（MRI）

MRI 特别适用于诊断主动脉夹层，能显示主动脉夹层的真假腔、内膜的撕裂位置、剥离的内膜片和可能存在的血栓等。MRI 是无创性检查，也不需使用静脉内造影剂从而避免了离子辐射。虽然 MRI 以其高度的准确性成为目前无创性诊断主动脉夹层的主要标准，但它存在一些缺点，如对已植入起搏器、血管夹、人工金属心脏瓣膜和人工关节患者禁忌。MRI 也仅提供有限的分支血管图像，不能可靠地识别主动脉瓣反流的存在。另外，由于显影所需时间较长，急性主动脉夹层患者行 MRI 有风险。

5. 超声心动图（UCG）

对诊断升主动脉夹层具有重要意义，且易识别并发症（如心包积血、主动脉瓣关闭不全和胸腔积血等）。在 M 型超声中可见主动脉根部扩大，夹层分离处主动脉壁由正常的单条回声带变成两条分离的回声带。在二维超声中可见主动内分离的内膜片呈内膜摆动征，主动脉夹层形成主动脉真假双腔征。有时可见心包或胸腔积液。多普勒超声不仅能检出主动脉夹层管壁双重回声之间的异常血流，而且对主动脉夹层的分型、破口定位及主动脉瓣反流的定量分析都具有重要的诊断价值。经食管超声心动图（TEE）克服了经胸廓 UCG 的一些局限性。它可以采用更高频率的超声检查，从而提供更好的解剖细节。

几种影像方法都各有其特定的优缺点。在选择时，必须考虑各种检查的准确性、安全性和可行性（表 8-2）。

表 8-2 几种影像学方法诊断主动脉夹层的性能

诊断性能	ANGIO	CT	MRI	TEE
敏感性	++	++	+++	+++
特异性	+++	+++	+++	++/+++
内膜撕裂部位	++	+	+++	+
有无血栓	+++	++	+++	+
有无主动脉关闭不全	+++	-	+	+++
心包积液	-	++	+++	+++
分支血管累积	+++	+	++	+
冠状动脉累及	++	-	-	++

注：+++ 极好，++ 好，+ 一般，- 无法检测。ANGIO：主动脉造影；CT：计算机体层摄影；MRI：磁共振成像；TEE：经食管超声心动图

四、治疗

治疗主动脉夹层的主要目的在于阻止夹层分离的进展。那些致命的并发症并不是内膜撕裂本身，而是随之而来的主动脉夹层的并发症，如分离主动脉破裂、急性主动脉瓣关闭不全、急性心包压塞等。如果不进行及时、适当的治疗，主动脉夹层有很高的死亡率。

（一）紧急内科处理

所有高度怀疑有急性主动脉夹层的患者必须予以监护。首要的治疗目的在于解除疼痛并将收缩压降至 13.3～14.7 kPa（100～110 mmHg）[平均动脉压为 8.0～9.3 kPa（60～70 mmHg）]。无论是否存在疼痛和高血压，均应使用 β 受体阻滞剂以降低 dp/dt。对可能要进行手术的患者要避免使用长效降压药物，以免使术中血压控制变得复杂。疼痛本身可以加重高血压和心动过速，可静脉注射吗啡以缓解疼痛。

硝普钠对紧急降低动脉血压十分有效。开始滴速 20μg/min，然后根据血压反应调整滴速，最高可达 800μg/min。当单独使用时，硝普钠可能升高 dp/dt，这一作用可能潜在地促进夹层分离的扩展。因此，同时使用足够剂量的 β 受体阻滞剂十分必要。

为了迅速降低 dp/dt，应静脉内剂量递增地使用 β 受体阻滞剂，直至出现满意的 β 受体阻滞效应（心率 60～70次/min）。超短效 β 受体阻滞剂艾司洛尔对动脉血压不稳定准备行手术治疗的患者十分有用，因为如果需要可随时停用。当存在使用 β 受体阻滞剂的禁忌证，如窦缓，二度或三度房室传导阻滞，充血性心力衰竭，气管痉挛，应当考虑使用其他降低动脉压和 dp/dt 的药物，如钙离子通道阻滞剂。

当分离的内膜片损害一侧或双侧肾动脉时，可引起肾素大量释放，导致顽固性高血压。在这种情况下可静脉内注射血管紧张素转化酶（ACE）抑制剂。

如果患者血压正常而非高血压，可单独使用 β 受体阻滞剂降低 dp/dt，如果存在禁忌证，可选择使用非二氢吡啶类钙阻滞剂，如地尔硫䓬或维拉帕米。

如果可疑主动脉夹层的患者表现为严重低血压，提示可能存在心包填塞或主动脉破裂，应快速扩容。如果迫切需要升压药治疗顽固性低血压，可使用去甲肾上腺素。

治疗后一旦患者情况稳定，应立即进行诊断检查。如果病情不稳定，优先使用 TEE，因为它能在急诊室或重症监护病房床边操作而不需停止监护和治疗。如果一个高度可疑夹层分离的患者病情变得极不稳定，很可能发生了主动脉破裂或心包填塞，患者应立即送往手术室而不是进行影像学诊断。在这种情况下可使用术中 TEE 确定诊断，同时指导手术修补。

（二）心包填塞的处理

急性近端主动脉夹层经常伴有心包填塞，这是患者死亡的最常见原因之一。心包填塞往往是主动脉

夹层患者低血压的常见原因。在这种情况下，在等待外科手术修补时通常应进行心包穿刺以稳定病情。

(三) 外科手术治疗

主动脉夹层的手术指征见表8-3。应该尽可能在患者就诊之初决定是否手术，因为这将帮助选择何种诊断检查方法。手术目的包括切除最严重的主动脉病变节段，切除内膜撕裂部分，通过缝合夹层分离动脉的近端和远端以闭塞假腔的入口。下列因素增加患者的手术风险：高龄、伴随其他严重疾病（特别是肺气肿）、动脉瘤破裂、心包填塞、休克、心肌梗死、脑血管意外等。

表8-3 主动脉夹层外科手术和药物治疗的指征

手术指征	药物治疗指征
1. 急性近端夹层分离	1. 无并发症的远端夹层分离
2. 急性远端夹层分离伴下列情况之一	2. 稳定的孤立的主动脉弓夹层分离
・重要脏器进行性损害	3. 稳定的慢性夹层分离
・主动脉破裂或接近破裂	
・主动脉瓣反流	
・夹层逆行进展至升主动脉	
・马方综合征并发夹层分离	

(四) 血管内支架技术

使用血管内介入技术可治疗主动脉夹层的高危患者。例如，夹层分离累及肾动脉或内脏动脉时手术死亡率超过50%，血管内支架置入可降低死亡率。带膜支架植入血管隔绝术主要适用于stanford B型夹层。

五、长期治疗和随访

主动脉夹层患者晚期并发症包括主动脉反流、夹层分离复发、动脉瘤形成或破裂。无论住院期间采用手术还是药物治疗，长期药物治疗以控制血压和dp/dt对所有主动脉夹层存活患者都适用。主动脉夹层患者随访评估包括反复认真的体格检查，定期胸片检查和一系列影像学检查包括TEE，CT扫描或MRI。患者刚出院的2年内危险性最高，后危险性逐步降低。因此，早期经常的随访十分重要。

第九章 消化系统急危重症

第一节 急性上消化道出血

一、概论

上消化道出血是指屈氏韧带以上的消化道包括食管、胃、十二指肠、胆管及胰管的出血,胃空肠吻合术后的空肠上段出血也包括在内。大量出血是指短时间内出血量超过 1 000 mL 或达血容量 20% 的出血。上消化道出血为临床常见急症,以呕血、黑便为主要症状,常伴有血容量不足的临床表现。

(一) 病因

上消化道疾病和全身性疾病均可引起上消化道出血,临床上最常见的病因是消化性溃疡、食管胃底静脉曲张破裂、急性胃黏膜损害及胃癌。糜烂性食管炎、食管贲门黏膜撕裂综合征引起的出血也不少见。其他原因见表 9-1。

表 9-1 上消化道出血的常见病因

部位	病因
食管疾病	食管静脉曲张、食管贲门黏膜撕裂症(Mallory-Weiss 综合征)、糜烂性食管炎、食管癌
胃部疾病	胃溃疡、急性胃黏膜损害、胃底静脉曲张、门脉高压性胃黏膜损害、胃癌、胃息肉
十二指肠疾病	溃疡、十二指肠炎、憩室
邻近器官疾病	胆管出血(胆石症、肝胆肿瘤等)、胰腺疾病(假性囊肿、胰腺癌等)、主动脉瘤破裂入上消化道
全身性疾病	血液病(白血病,血小板减少性紫癜等)、尿毒症、血管性疾病(遗传性出血性毛细血管扩张症等)

(二) 诊断

1. 临床表现特点

(1) 呕血与黑便:是上消化道出血的直接证据。幽门以上出血且出血量大者常表现为呕血。呕出鲜红色血液或血块者表明出血量大、速度快,血液在胃内停留时间短。若出血速度较慢,血液在胃内经胃酸作用后变性,则呕吐物可呈咖啡样。幽门以下出血表现为黑便,但如出血量大而迅速,幽门以下出血也可以反流到胃腔而引起恶心、呕吐,表现为呕血。黑便的颜色取决于出血的速度与肠道蠕动的快慢。粪便在肠道内停留的时间短,可排出暗红色的粪便。反之,空肠、回肠,甚至右半结肠出血,如在肠道中停留时间长,也可表现为黑便。

(2) 失血性周围循环衰竭:急性周围循环衰竭是急性失血的后果,其程度的轻重与出血量及速度有关。少量出血可因机体的代偿机制而不出现临床症状。中等量以上出血常表现为头晕、心悸、口渴、冷汗、烦躁及昏厥。体检可发现面色苍白、皮肤湿冷、心率加快、血压下降。大量出血者可在黑便排出前出现晕厥与休克，应与其他原因引起的休克鉴别。老年人大量出血可引起心、脑方面的并发症，应引起重视。

（3）氮质血症：上消化道出血后常出现血中尿素氮浓度升高，24～28 h达高峰，一般不超过14.3 mmol/L（40 mg/dL），3～4天降至正常。若出血前肾功能正常，出血后尿素氮浓度持续升高或下降后又再升高，应警惕继续出血或止血后再出血的可能。

（4）发热：上消化道出血后，多数患者在24 h内出现低热，但一般不超过38℃，持续3～5天降至正常。引起发热的原因尚不清楚，可能与出血后循环血容量减少，周围循环障碍，导致体温调节中枢的功能紊乱，再加以贫血的影响等因素有关。

2. 实验室及其他辅助检查特点

（1）血常规：红细胞及血红蛋白在急性出血后3～4 h开始下降，血细胞比容也下降。白细胞稍有反应性升高。

（2）隐血试验：呕吐物或黑便隐血反应呈强阳性。

（3）血尿素氮：出血后数小时内开始升高，24～28 h内达高峰，3～4天降至正常。

3. 诊断与鉴别诊断

根据呕血、黑便和血容量不足的临床表现，及呕吐物、黑便隐血反应呈强阳性，红细胞计数和血红蛋白浓度下降的实验室证据，可做出消化道出血的诊断。下面几点在临床工作中值得注意。

（1）上消化道出血的早期识别：呕血及黑便是上消化道出血的特征性表现，但应注意部分患者在呕血及黑便前即出现急性周围循环衰竭的征象，应与其他原因引起的休克或内出血鉴别。及时进行直肠指检可较早发现尚未排出体外的血液，有助于早期诊断。

呕血和黑便应和鼻出血，拔牙或扁桃体切除术后吞下血液鉴别，通过询问发病过程与手术史不难加以排除。进食动物血液、口服铁剂、铋剂及某些中药，也可引起黑色粪便，但均无血容量不足的表现与红细胞、血红蛋白降低的证据，可以借此加以区别。呕血有时尚需与咯血鉴别，支持咯血的要点是：①患者有肺结核、支气管扩张、肺癌、二尖瓣狭窄等病史。②出血方式为咯出，咯出物呈鲜红色，有气泡与痰液，呈碱性。③咯血前有咳嗽、喉痒、胸闷、气促等呼吸道症状。④咯血后通常不伴黑便，但仍有血丝痰。⑤胸部X线片通常可发现肺部病灶。

（2）出血严重程度的估计：由于出血大部分积存于胃肠道，单凭呕出或输出量估计实际出血量是不准确的。根据临床实践经验，下列指标有助于估计出血量。出血量每日超过5 mL时，粪便隐血试验则可呈阳性；当出血量超过60 mL，可表现为黑便；呕血则表示出血量较大或出血速度快。若出血量在500 mL，以内，由于周围血管及内脏血管的代偿性收缩，可使重要器官获得足够的血液供应，因而症状轻微或者不引起症状。若出血量超过500 mL，可出现全身症状，如头晕、心悸、乏力、出冷汗等。若短时间内出血量大于1 000 mL，或达全身血容量的20%时，可出现循环衰竭表现，如四肢厥冷、少尿、晕厥等，此时收缩压可小于12.0 kPa（90 mmHg）或较基础血压下降25%，心率大于120次/分，血红蛋白小于70 g/L。事实上，当患者体位改变时出现血压下降及心率加快，说明患者血容量明显不足、出血量较大。因此，仔细测量患者卧位与直立位的血压与心率，对估计出血量很有帮助。另外，应注意不同年龄与体质的患者对出血后血容量不足的代偿功能相差很大，因而相同出血量在不同患者引起的症状也有很大差别。

（3）出血是否停止的判断：上消化道出血经过恰当的治疗，可于短时间内停止出血。但由于肠道内积血需经数日（约3天）才能排尽，因此不能以黑便作为判断继续出血的指征。临床上出现以下情况应考虑继续出血的可能：①反复呕血，或黑便次数增多，粪质转为稀烂或暗红。②周围循环衰竭经积极补液输血后未见明显改善。③红细胞计数、血红蛋白测定与血细胞比容继续下降，网织红细胞持续增高。④在补液与尿量足够的情况下，血尿素氮持续或再次增高。

一般来讲，一次出血后48 h以上未再出血，再出血的可能性较小。而过去有多次出血史，本次出血量大或伴呕血，24 h内反复大出血，出血原因为食管胃底静脉曲张破裂、有高血压病史或有明显动脉硬化者,再出血的可能性较大。

(4)出血的病因诊断:过去病史、症状与体征可为出血的病因诊断提供重要线索,但确诊出血原因与部位需靠器械检查。①内镜检查:是诊断上消化道出血最常用与准确的方法。出血后24~48 h内的紧急内镜检查价值更大,可发现十二指肠降部以上的出血灶,尤其是对急性胃黏膜损害的诊断更具意义,因为该类损害可在几日内愈合而不留下痕迹。有报道,紧急内镜检查可发现约90%的出血原因。在紧急内镜检查前需先补充血容量,纠正休克。一般认为患者收缩压大于12.0 kPa(90 mmHg)、心率小于110次/分、血红蛋白浓度大于或等于70 g/L时,进行内镜检查较为安全。若有活动性出血,内镜检查前应先插鼻胃管,抽吸胃内积血,并用生理盐水灌洗至抽吸物清亮,然后拔管行胃镜检查,以免积血影响观察。②X线钡餐检查:上消化道出血患者何时行钡餐检查较合适,各家有争论。早期活动性出血期间胃内积血或血块影响观察,且患者处于危急状态,需要进行输血、补液等抢救措施而难以配合检查。早期行X线钡餐检查还有引起再出血之虞,因此目前主张X线钡餐检查最好的出血停止和病情稳定数日后进行。③选择性腹腔动脉造影:若上述检查未能发现出血部位与原因,可行选择性肠系膜上动脉造影。若有活动性出血,且出血速度大于0.5 mL/min时,可发现出血病灶。可同时行栓塞治疗而达到止血的目的。④胶囊内镜:用于常规胃、肠镜检查无法找到出血灶的原因未明消化道出血患者,是近年来主要用于小肠疾病检查的新技术。国内外已有较多胶囊内镜用于不明原因消化道出血检查的报道,病灶检出率在50%~75%,显性出血者病变检出率高于隐性出血者。胶囊内镜检查的优点是无创、患者容易接受,可提示活动性出血的部位。缺点是胶囊内镜不能操控,对病灶的暴露有时不理想,也不能取病理活检。⑤小肠镜:推进式小肠镜可窥见Treitz韧带远端约100 cm的空肠,对不明原因消化道出血的病因诊断率可达40%~65%。该检查需用专用外套管,患者较痛苦,有一定的并发症发生率。近年应用于临床的双气囊小肠镜可检查全小肠,大大提高了不明原因消化道出血的病因诊断率。据国内外报道双气囊全小肠镜对不明原因消化道出血的病因诊断率在60%~77%。双气囊全小肠镜的优势在于能够对可疑病灶进行仔细观察、取活检,且可进行内镜下止血治疗,如氩离子凝固术、注射止血术或息肉切除术等。对原因未明的消化道出血患者有条件的医院应尽早行全小肠镜检查。⑥放射性核素^{99m}Tc:标记红细胞扫描注射^{99m}Tc标记红细胞后,连续扫描10~60 min,如发现腹腔内异常放射性浓聚区则视为阳性。可依据放射性浓聚区所在部位及其在胃肠道的移动来判断消化道出血的可能部位,适用于怀疑小肠出血的患者,也可作为选择性腹腔动脉造影的初筛方法,为选择性动脉造影提供依据。

(三)治疗

上消化道出血病情急,变化快,严重时可危及患者生命,应采取积极措施进行抢救。这里叙述各种病因引起的上消化道出血的治疗的共同原则,其不同点在随后各节中分别叙述。

1. 抗休克

上消化道出血的初步诊断一经确立,则抗休克、迅速补充血容量应放在一切医疗措施的首位,不应忙于进行各种检查。可选用生理盐水、林格液、右旋糖酐或其他血浆代用品。出血量较大者,特别是出现循环衰竭者,应尽快输入足量同型浓缩红细胞或全血。出现下列情况时有紧急输血指征:①患者改变体位时出现晕厥。②收缩压小于12.0 kPa(90 mmHg)。③血红蛋白浓度小于70 g/L。对于肝硬化食管胃底静脉曲张破裂出血者应尽量输入新鲜血,且输血量适中,以免门静脉压力增高导致再出血。

2. 迅速提高胃内酸碱度(pH)

当胃内pH提高至5时,胃内胃蛋白酶原的激活明显减少,活性降低。而pH升高至7时,则胃内的消化酶活性基本消失,对出血部位凝血块的消化作用消失,起到协助止血的作用。自身消化作用的减弱或消失,对溃疡或破损部位的修复也起促进作用,有利于出血病灶的愈合。

3. 止血

根据不同的病因与具体情况,因地制宜选用最有效的止血措施。

4. 监护

严密监测病情变化,患者应卧床休息,保持安静,保持呼吸道通畅,避免呕血时血阻塞呼吸道而引起窒息。严密监测患者的生命体征,如血压、脉搏、呼吸、尿量及意识变化。观察呕血及黑便情况,定期复查红细胞数、血红蛋白浓度、血细胞比容。必要时行中心静脉压测定。对老年患者根据具体情况进行心电监护。

留置鼻胃管可根据抽吸物颜色监测胃内出血情况，也可通过胃管注入局部止血药物，有助于止血。

二、消化性溃疡出血

胃及十二指肠溃疡出血占全部上消化道出血病因的50%左右。

（一）诊断

（1）根据本病的慢性过程、周期性发作及节律性上腹痛，一般可做出初步诊断。出血前上腹部疼痛常加重，出血后可减轻或缓解。应注意约15%患者可无上腹痛病史，而以上消化道出血为首发症状。也有部分患者虽有上腹部疼痛症状，但规律性并不明显。

（2）胃镜检查常可发现溃疡灶。对无明显病史、诊断疑难或有助于治疗时，应争取行紧急胃镜检查。若有胃镜检查禁忌证或无条件行胃镜检查，可于出血停止后数日行X线钡餐检查。

（二）治疗

治疗原则与上述相同。一般少量出血经适当内科治疗后可于短期内止血，大量出血则应引起高度重视，宜采取综合治疗措施。

1. 饮食

目前不主张过分严格的禁食。若患者无呕血或明显活动性出血的征象，可予流质饮食，并逐渐过渡到半流质饮食。但若患者有频繁呕血或解稀烂黑便，甚至暗红色血便，则主张暂时禁食，直至活动性出血停止才予进食。

2. 提高胃内pH的措施

主要措施是静脉内使用抑制胃酸分泌的药物。静脉使用质子泵抑制剂如奥美拉唑首剂80 mg，然后每12 h 40 mg维持。国外有报道首剂注射80 mg后以每小时8 mg的速度持续静脉滴注，认为可稳定提高胃内pH，提高止血效果。当活动性出血停止后，可改口服治疗。

3. 内镜下止血

内镜下止血是溃疡出血止血的首选方法，疗效肯定。常用方法包括注射疗法，在出血部位附近注射1∶10 000肾上腺素溶液，热凝固方法（电极、热探头、氩离子凝固术等）。目前主张首选热凝固疗法或联合治疗，即注射疗法加热凝固方法，或止血类加注射疗法。可根据条件及医生经验选用。

4. 手术治疗

经积极内科治疗仍有活动性出血者，应及时邀请外科医生会诊。手术治疗仍是消化性溃疡出血治疗的有效手段，其指征为：①严重出血经内科积极治疗仍不止血，血压难以维持正常，或血压虽已正常，但又再次大出血的。②以往曾有多次严重出血，间隔时间较短后又再次出血的。③合并幽门梗阻、穿孔，或疑有癌患者。

三、食管胃底静脉曲张破裂出血

为上消化道出血常见病因，出血量往往较大，病情凶险，病死率较高。

（一）诊断

（1）起病急，出血量往往较大，常有呕血。

（2）有慢性肝病史。若发现黄疸、蜘蛛痣、肝掌、腹壁静脉曲张、脾脏肿大、腹腔积液等有助于诊断。

（3）实验室检查可发肝功能异常，特别是白/球蛋白比例倒置、凝血酶原时间延长、血清胆红素增高。血常规检查有红细胞、白细胞及血小板减少等脾功能亢进表现。

（4）胃镜检查或食管吞钡检查发现食管静脉曲张。

值得注意的是，有不少的肝硬化消化道出血原因不是食管胃底静脉曲张破裂出血所致，而是急性胃黏膜糜烂或消化性溃疡。急诊胃镜检查对出血原因部位的诊断具有重要意义。

（二）治疗

除按前述紧急治疗、输液及输血抗休克、使用抑制胃酸分泌药物外，下列方法可根据具体情况选用。

1. 药物治疗

药物治疗是各种止血治疗措施的基础，在建立静脉通路后即可使用，为后续的各种治疗措施创造条件。

（1）生长抑素及其类似品：可降低门静脉压力。国内外临床试验表明，该类药物对控制食管胃底曲张静脉出血有效，止血有效率在70%～90%，与气囊压迫相似。目前供应临床使用的有14肽生长抑素，用法是首剂250μg静脉注射，继而3 mg加入5%葡萄糖液500 mL中，250μg/h连续静脉滴注，连用3～5天。因该药半减期短，若输液中断超过3 min，需追加250μg静脉注射，以维持有效的血药浓度。奥曲肽是一种合成的8肽生长抑素类似物，具有与14肽相似的生物学活性，半减期较长。其用法是奥曲肽首剂100μg静脉注射，继而600μg，加入5%葡萄糖液500 mL中，以25～50μg/h速度静脉滴注，连用3～5天。生长抑素治疗食管静脉曲张破裂出血止血率与气囊压迫相似，其最大的优点是无明显的不良反应。在硬化治疗前使用有利于减少活动性出血，使视野清晰，便于治疗。硬化治疗后再静脉滴注一段时间可减少再出血的机会。

（2）血管加压素：作用机制是通过对内脏血管的收缩作用，减少门静脉血流量，降低门静脉及其侧支的压力，从而控制食管、胃底静脉曲张破裂出血。目前推荐的疗法是0.2 U/min，持续静脉滴注，视治疗反应，可逐渐增加剂量至0.4 U/min。如出血得到控制，应继续用药8～12 h，然后停药。如果治疗4～6 h后仍不能控制出血或者出血一度中止而后又复发，应及时改用其他疗法。由于血管加压素具有收缩全身血管的作用，其不良反应包括血压升高、心动过缓、心律失常、心绞痛、心肌梗死、缺血性腹痛等。

目前主张在使用血管加压素同时使用硝酸甘油，以减少前者引起的全身不良反应，取得良好效果，尤以有冠心病、高血压病史者效果更好。具体用法是在应用血管加压素后，舌下含服硝酸甘油0.6 mg，每30 min 1次。也有主张使用硝酸甘油40～400μg/min静脉滴注，根据患者血压调整剂量。

2. 内镜治疗

（1）硬化栓塞疗法（EVS）：在有条件的医疗单位，EVS为当今控制食管静脉曲张破裂出血的首选疗法。多数报道EVS紧急止血成功率超过90%，EVS治疗组出血致死率较其他疗法明显降低。

适应证：一般来说，不论什么原因引起的食管静脉曲张破裂出血，均可考虑行EVS，下列情况下更是EVS的指征：重度肝功能不全、储备功能低下如Child C级、低血浆蛋白质、血清胆红素升高的病例；合并有心、肺、脑、肾等重要器官疾病而不宜手术者；合并有预后不良或无法切除之恶性肿瘤者，尤以肝癌为常见；已行手术治疗而再度出血，不可再次手术治疗，而常规治疗无效者；经保守治疗（包括三腔二囊管压迫）无效者。

禁忌证：有效血容量不足，血循环状态尚不稳定者；正在不断大量呕血者，因为行EVS可造成呼吸道误吸，加上视野不清也无法进行治疗操作；已濒临呼吸衰竭者，由于插管可加重呼吸困难，甚至呼吸停止；肝性脑病或其他原因导致意识不清无法合作者；严重心律失常或新近发生心肌梗死者；出血倾向严重，虽然内科纠正治疗，但仍远未接近正常者；长期用三腔二囊管压迫，可能造成较广泛的溃疡及坏死者，EVS疗效常不满意。

硬化剂的选择：常用的硬化剂有下列几种：乙氧硬化醇（AS）：主要成分为表面麻醉剂polidocanol与乙醇；AS的特点是对组织损伤作用小，有较强的致组织纤维作用，黏度低，可用较细的注射针注入，是一种比较安全的硬化剂；AS可用于血管旁与血管内注射，血管旁每点2～3 mL，每条静脉内4～5 mL，每次总量不超过30 mL；乙醇胺油酸酯（EO）：以血管内注射为主，因可引起较明显的组织损害，每条静脉内不超过5 mL，血管旁每点不超过3 mL，每次总量不超过20 mL；十四羟基硫酸钠（TSS）：据报道硬化作用较强，止血效果好，用于血管内注射；纯乙醇：以血管内注射为主，每条静脉不超过1 mL，血管外每点不超过0.6 mL；鱼肝油酸钠：以血管内注射为主，每条静脉 2～5 mL，总量不超过 20 mL。

术前准备：补充血容量，纠正休克；配血备用；带静脉补液进入操作室；注射针充分消毒，检查内镜、注射针、吸引器性能良好；最好使用药物先控制出血，使视野清晰，便于选择注射点。

操作方法：按常规插入胃镜，观察曲张静脉情况，确定注射部位。在齿状线上 2～3 cm 穿刺出血征象和出血最明显的血管，注入适量（根据不同硬化剂决定注射量）硬化剂。每次可同时注射 1～3 条血管，但应在不同平面注射（相隔 3 cm），以免引起术后吞咽困难。也有人同时在出血静脉或曲张最明显的静脉旁注射硬化剂，以达到直接压迫作用，继而化学性炎症、血管旁纤维结缔组织增生，使曲张静脉硬化。每次静脉注射完毕后退出注射针，用附在镜身弯曲部的止血气囊或直接用镜头压迫穿刺点 1 min，以达到止血的目的。若有渗血，可局部喷洒凝血酶或 25% 孟氏液，仔细观察无活动性出血后出镜。

术后治疗：术后应继续卧床休息，密切注意出血情况，监测血压等生命指征，禁食 24 h，补液，酌情使用抗生素，根据病情继续使用降低门静脉压力的药物（后述）。首次治疗止血成功后，应在 1～2 周后进行重复治疗，直至曲张静脉完全消失或只留白色硬索状血管，多数病例施行 3～5 次治疗后可达到此目的。

并发症：较常见的并发症有①出血：在穿刺部位出现渗血或喷血，可在出血处再补注 1～2 针，可达到止血作用；②胸痛、胸腔积液和发热：可能与硬化剂引起曲张静脉周围炎症、管溃疡、纵隔炎、胸膜炎的发生有关；③食管溃疡和狭窄；④胃溃疡及出血性胃炎：可能与 EVS 后胃血流淤滞加重、应激、从穿刺点溢出的硬化剂对胃黏膜的直接损害有关。

（2）食管静脉曲张套扎术（EVL）：适应证、禁忌证与 EVS 大致相同。其操作要点是在内镜直视下把曲张静脉用负压吸引入附加在内镜前端特制的内套管中，然后通过牵拉引线，使内套管沿外套管回缩，把原放置在内套管上的特制橡皮圈套入已被吸入内套管内的静脉上，阻断曲张静脉的血流，起到与硬化剂栓塞相同的效果。每次可套扎 5～10 个部位。和 EVS 相比，两者止血率相近，可达 90% 左右。其优点是 EVL 不引起注射部位出血和系统并发症，值得进一步推广。

3. 三腔二囊管

三腔二囊管压迫是传统的有效止血方法，其止血成功率在 44%～90%，由于存在一定的并发症，目前大医院已较少使用。主要用于药物效果不佳，暂时无法进行内镜治疗者，也适用于基层单位不具备内镜治疗的技术或条件者。

（1）插管前准备：①向患者说明插管的必要性与重要性，取得其合作。②仔细检查三腔管各通道是否通畅，气囊充气后作水下检查有无漏气，同时测量气囊充气量，一般胃囊注气 200～300 mL［用血压计测定内压，以 5.3～6.7 kPa（40～50 mmHg）为宜］，食管囊注气 150～200 mL［压力以 4.0～5.3 kPa（30～40 mmHg）为宜］，同时要求注气后气囊膨胀均匀，大小、张力适中，并做好各管刻度标记。③插管时若患者能忍受，最好不用咽部麻醉剂，以保存喉头反射，防止吸入性肺炎。

（2）正确的气囊压迫：插管前先测知胃囊上端至管前端的距离，然后将气囊完全抽空，气囊与导管均外涂液状石蜡，通过鼻孔或口腔缓缓插入。当至 50～60 cm 刻度时，套上 50 mL 注射器从胃管作回抽。如抽出血性液体，表示已到达胃腔，并有活动性出血。先将胃内积血抽空，用生理盐水冲洗。然后用注射器注气，将胃气囊充气 200～300 mL，再将管轻轻提拉，直到感到管子有弹性阻力时，表示胃气囊已压于胃底贲门部，此时可用宽胶布将管子固定于上唇一侧，并用滑车加重量 500 g（如 500 mL 生理盐水瓶加水 250 mL）牵引止血。定时抽吸胃管，若不再抽出血性液体，说明压迫有效，此时可继续观察，不用再向食管囊注气。否则应向食管囊充气 150～200 mL，使压力维持在 4.0～5.3 kPa（30～40 mmHg），压迫出血的食管曲张静脉。

（3）气囊压迫时间：第一个 24 h 可持续压迫，定时监测气囊压力，及时补充气体。每 1～2 h 从胃管抽吸胃内容物，观察出血情况，并可同时监测胃内 pH。压迫 24 h 后每间隔 6 h 放气 1 次，放气前宜让患者吞入液状石蜡 15 mL，润滑食管黏膜，以防止囊壁与黏膜黏附。先解除牵拉的重力，抽出食管囊气体，再放胃囊气体，也有人主张可不放胃囊气体，只需把三腔管向胃腔内推入少许则可解除胃底黏膜压迫。每次放气观察 15～30 min 后再注气压迫。间歇放气的目的在于改善局部血循环，避免发生黏膜坏死糜烂。出血停止 24 h 后可完全放气，但仍将三腔管保留于胃内，再观察 24 h，如仍无再出血方可拔出。一般三腔二囊管放置时间以不超过 72 h 为宜，也有报告长达 7 天而未见黏膜糜烂者。

（4）拔管前后注意事项：拔管前先给患者服用液状石蜡 15～30 mL，然后抽空 2 个气囊中的气体，慢慢拔出三腔二囊管。拔管后仍需禁食 1 天，然后给予温流质饮食，视具体情况再逐渐过渡到半流质和软食。

三腔二囊管如使用不当，可出现以下并发症：①曲张静脉糜烂破裂。②气囊脱出阻塞呼吸道引起窒息。③胃气囊进入食管导致食管破裂。④食管和（或）胃底黏膜因受压发生糜烂。⑤呕吐反流引起吸入性肺炎。⑥气囊漏气使止血失败，若不注意观察可继续出血引起休克。

4. 经皮经颈静脉肝穿刺肝内门体分流术（TIPS）

TIPS 是影像学 X 线监视下的介入治疗技术。通过颈静脉插管到达肝静脉，用特制穿刺针穿过肝实质，进入门静脉。放置导线后反复扩张，最后在这个人工隧道内置入 1 个可扩张的金属支架，建立人工瘘管，实施门体分流，降低门静脉压力，达到治疗食管胃底曲张静脉破裂出血的目的。TIPS 要求有相当的设备与技术，费用昂贵，推广普及尚有困难。

5. 手术治疗

大出血时有效循环血量骤降，肝供血量减少，可导致肝功能进一步的恶化，患者对手术的耐受性低，急症分流术病死率达 15%～30%，断流术病死率达 7.7%～43.3%。因此，在大出血期间应尽量采用各种非手术治疗，若不能止血才考虑行外科手术治疗。急症手术原则上采取并发症少、止血效果确切及简易的方法，如食管胃底曲张静脉缝扎术、门-奇静脉断流术等。待出血控制后再行择期手术，如远端脾-肾静脉分流术等，以解决门静脉高压问题，预防再出血。

四、其他原因引起的上消化道出血

（一）急性胃黏膜损害

本病是以一组胃黏膜糜烂或急性溃疡为特征的急性胃黏膜表浅性损害，常引起急性出血。主要包括急性出血性糜烂性胃炎和应激性溃疡，是上消化道出血的常见病因。

1. 病因

（1）服用非甾类固醇消炎药（阿司匹林、吲哚美辛等）。

（2）大量酗烈性酒。

（3）应激状态（大面积烧伤、严重创伤、脑血管意外、休克、败血症、心肺功能不全等）。

2. 诊断

（1）具备上述病因之一者。

（2）出血后 24～48 h 内急诊胃镜检查发现胃黏膜（以胃体为主）多发性糜烂或急性浅表小溃疡；有时可见活动性出血。

3. 治疗

本病以内科治疗为主。一般急救措施及补充血容量、抗休克与前述相同。本病的治疗要点是。

（1）迅速提高胃内 pH，以减少 H^+ 反弥散，降低胃蛋白酶活力，防止胃黏膜自身消化，帮助凝血。可选用质子泵抑制剂如奥美拉唑或潘妥拉唑，具体用法见"消化性溃疡出血"。

（2）内镜下直视止血：包括出血部位的注射疗法、电凝止血或局部喷洒止血药（凝血酶或去甲肾上腺素溶液等）。

（3）手术治疗：应慎重考虑，因本病病变范围广泛，加上手术本身也是一种应激。对经内科积极治疗无效、出血量大者可考虑手术治疗。

（二）胃癌出血

胃癌一般为持续小量出血，急性大量出血者占 20%～25%，对中年以上男性患者，近期内出现上腹部疼痛或原有疼痛规律消失，食欲缺乏，消瘦，贫血程度与出血量不符者，应警惕胃癌出血的可能。

内镜、活检或 X 线钡餐检查可明确诊断。治疗方法是补充血容量后及早手术治疗。

(三) 食管贲门黏膜撕裂综合征

由于剧烈干呕、呕吐或可致腹腔内压力骤增的其他原因，造成食管贲门部黏膜及黏膜下层撕裂并出血。为上消化道出血的常见病因之一，约占上消化道出血病因的 10%，部分患者可致严重出血。急诊内镜检查是确诊的最重要方法，镜下可见纵形撕裂，长 3～20 mm，宽 2～3 mm，大多为单个裂伤，以右侧壁最多，左侧壁次之，可见到病灶渗血或有血痂附着。

治疗上除按一般上消化道出血原则治疗外，可在内镜下使用钛夹、电凝、注射疗法等。使用抑制胃酸分泌药物可减少胃酸反流，促进止血与损伤组织的修复。

(四) 胆管出血

本病是指胆管或流入胆管的出血，可分为肝内型和肝外型出血。肝内型出血多为肝外伤、肝脏活检、PTC、感染和中毒后肝坏死、血管瘤、恶性肿瘤、肝动脉栓塞等病因所致。肝外型出血多为胆结石、胆管蛔虫、胆管感染、胆管肿瘤、经内镜胆管逆行造影下十二指肠乳头括约肌切开术后、T 管引流等引起。

1. 诊断

(1) 有上述致病因素存在，临床上出现三大症状：消化道出血、胆绞痛及黄疸。

(2) 经内镜检查未发现食管和胃内的出血病变，而十二指肠乳头部有血液或血块排出，即可确认胆管出血。必要时可行 ERCP、PTC、选择性动脉造影、腹部探查中的胆管造影、术中胆管镜直视检查等，均有助于确诊。

2. 治疗

首先要查明原发疾病，只有原发病查明后才能制定正确的治疗方案。轻度的胆管出血，一般可用保守疗法止血，急性胆管大出血则应及时手术治疗。除按上述一般紧急治疗、输液及输血、止血药物使用外，以下措施应着重进行。

(1) 病因治疗：①控制感染：由于肝内或胆管内化脓性感染所引起的出血，控制感染至关重要，可选用肝胆管系统内浓度较高的抗生素，如头孢素类、喹诺酮类等抗生素静脉滴注，可联合两种以上抗生素。②驱蛔治疗：由胆管蛔虫引起者，主要措施是驱蛔、防治感染、解痉镇痛。在内镜直视下钳取嵌顿在壶腹内的蛔虫是一种有效措施。

(2) 手术治疗：有下列情况可考虑手术治疗：①持续胆管大出血，经各种治疗仍血压不稳，休克未能有效控制者。②反复的胆管出血，经内科积极治疗无效者。③肝内或肝外有需要处科手术治疗的病变存在者。

第二节 急性重症胰腺炎

一、概述

急性胰腺炎是指多种病因导致胰酶在胰腺内被激活后引起胰腺自身消化的炎症反应。临床上以急性腹痛及血、尿淀粉酶的升高为特点，病情轻重不等。按临床表现和病理改变，可分为轻症急性胰腺炎 (MAP) 和重症急性胰腺炎 (SAP)。前者多见，临床上占急性胰腺炎的 90%，预后良好；后者病情严重，常并发感染、腹膜炎和休克等，病死率高。

二、病因和发病机制

1. 胆管疾病

胆石、蛔虫或感染致使壶腹部出口处梗阻，使胆汁排出障碍，当胆管内压超过胰管内压时，胆汁、胆红素和溶血磷脂酰胆碱及细菌毒素可逆流入胰管，或通过胆胰间淋巴系统扩散至胰腺，损害胰管黏膜屏障，进而激活胰酶引起胰腺自身消化。

2. 十二指肠疾病与十二指肠液反流

一些伴有十二指肠内压增高的疾病，如肠系膜上动脉压迫、环状胰腺、胃肠吻合术后输入段梗阻、邻近十二指肠乳头的憩室炎等，常有十二指肠内容物反流入胰管，激活胰酶，引起胰腺炎。

3. 大量饮酒和暴饮暴食

可增加胆汁和胰液分泌、引起十二指肠乳头水肿和 Oddi 括约肌痉挛；乙醇还可使胰液形成蛋白"栓子"，使胰液排泄受阻，引发胰腺炎。

4. 胰管梗阻

胰管结石或蛔虫、狭窄、肿瘤、胰腺分裂症等均可引起胰管阻塞，管内压力增高，胰液渗入间质，导致急性胰腺炎。

5. 手术与外伤

腹部手术可能直接损伤胰腺或影响其血供。ERCP 检查时可因重复注射造影剂或注射压力过高，引起急性胰腺炎（约3%）。腹部钝挫伤可直接挤压胰腺组织引起胰腺炎。

6. 内分泌与代谢障碍

甲状旁腺功能亢进症、甲状旁腺肿瘤、维生素 D 过量等均可引起高钙血症，产生胰管钙化、结石形成，进而刺激胰液分泌和促进胰蛋白酶原激活而引起急性胰腺炎。高脂血症可使胰液内脂质沉着，引起血管的微血栓或损坏微血管壁而伴发胰腺炎。

7. 感染

腮腺炎病毒、柯萨奇病毒 B、埃可病毒、肝炎病毒感染均可伴急性胰腺炎，特别是急性重型肝炎患者可并发急性胰腺炎。

8. 药物

与胰腺炎有关的药物有硫唑嘌呤、肾上腺糖皮质激素、噻嗪类利尿药、四环素、磺胺类、甲硝唑、阿糖胞苷等，使胰液分泌或黏稠度增加。另外，有5%～25%的急性胰腺炎病因不明，称之为特发性胰腺炎。

急性胰腺炎的发病机制尚未完全阐明。相同的病理生理过程是胰腺消化酶被激活而造成胰腺自身消化。胰腺分泌的消化酶有两种形式：一种是有活性的酶，如淀粉酶、脂肪酶等；另一种是以前体或酶原形式存在的无活性酶，如胰蛋白酶原、糜蛋白酶原、弹性蛋白酶原、磷脂酶 A、激肽酶原等。胰液进入十二指肠后被肠酶激活，使胰蛋白酶原转变为胰蛋白酶，胰蛋白酶又引起一连串其他酶原的激活，将磷脂酶原 A、弹性蛋白酶原、激肽酶原分别激活为磷脂酶 A、弹性蛋白酶、激肽酶。磷脂酶 A 使磷脂酰胆碱转变为溶血磷脂酰胆碱，破坏胰腺细胞和红细胞膜磷脂层、使胰腺组织坏死与溶血；弹性蛋白酶溶解血管壁弹性纤维而致出血；激肽酶将血中激肽原分解为激肽和缓激肽，从而使血管扩张和通透性增加，引起水肿和休克。脂肪酶分解中性脂肪引起脂肪坏死。激活的胰酶并可通过血行与淋巴途径到达全身，引起全身多脏器（如肺、肾、脑、心、肝）损害和出血坏死性胰腺炎。研究提示，胰腺组织损伤过程中一系列炎性介质（如氧自由基、血小板活化因子、前列腺素、白三烯、补体、肿瘤坏死因子等）起着重要介导作用，促进急性胰腺炎的发生和发展。

三、临床特点

（一）症状

1. 腹痛

腹痛为本病最主要表现。95% 急性胰腺炎患者腹痛是首发症状，常在大量饮酒或饱餐后突然发作，程度轻重不一，可以是钝痛、钻顶或刀割样痛，呈持续性，也可阵发性加剧，不能为一般解痉药所缓解。多数位于上腹部、脐区，也可位于左右上腹部，并向腰背部放射。弯腰或起坐前倾位可减轻疼痛。轻症者在3～5天即缓解；重症腹痛剧烈且持续时间长。由于腹腔渗液扩散，可弥漫呈全腹痛。

2. 恶心、呕吐

大多数起病后即伴恶心、呕吐，呕吐常较频繁。呕吐出食物或胆汁，呕吐后腹痛不能缓解。

3. 发热

大多数为中等度以上发热。一般持续 3～5 天，如发热持续不退或逐日升高，则提示为出血坏死性胰腺炎或继发感染。

4. 黄疸

常于起病后 1～2 天出现，多为胆管结石或感染所致，随着炎症消退逐渐消失，如病后 5～7 天出现黄疸，应考虑并发胰腺假性囊肿压迫胆总管的可能，或由于肝损害而引起肝细胞性黄疸。

5. 低血压或休克

重症常发生低血压或休克，患者烦躁不安、皮肤苍白湿冷、脉搏细弱、血压下降，极少数可突然发生休克，甚至猝死。

（二）体征

轻症急性胰腺炎腹部体征较轻，上腹有中度压痛，无或轻度腹肌紧张和反跳痛，均有腹胀，一般无移动性浊音。

重症急性胰腺炎上腹压痛明显，并有腹肌紧张及反跳痛，出现腹膜炎时则全腹明显压痛、腹肌紧张，重者有板样强直。伴肠麻痹者有明显腹胀、肠鸣音减弱或消失，可叩出移动性浊音。腹腔积液为少量至中等量，常为血性渗液。少数重症患者两侧胁腹部皮肤出现蓝-棕色瘀斑，称为 Grey-Turner 征；脐周皮肤呈蓝-棕色瘀斑，称为 Cullen 征，系因血液、胰酶、坏死组织穿过筋膜和肌层进入皮下组织所致。起病 2～4 周后因假性囊肿或胰及其周围脓肿，于上腹可扪及包块。

（三）并发症

1. 局部并发症

（1）胰腺脓肿：一般在起病后 2～3 周，因胰腺或胰周坏死组织继发细菌感染而形成脓肿。

（2）假性囊肿：多在起病后 3～4 周形成。由于胰液和坏死组织在胰腺本身或胰周围被包裹而形成囊肿，囊壁无上皮，仅为坏死、肉芽、纤维组织。囊肿常位于胰腺体、尾部，数目不等、大小不一。

2. 全身并发症

重症急性胰腺炎常并发不同程度的多脏器功能衰竭（MOF）。

（1）急性呼吸衰竭（呼吸窘迫综合征）：呼吸衰竭可在胰腺炎发病 48 h 即出现。早期表现为呼吸急促，过度换气，可呈呼吸性碱中毒。动脉血氧饱和度下降，即使高流量吸氧，呼吸困难及缺氧也不易改善，乳酸血症逐渐加重。晚期 CO_2 排出受阻，呈呼吸性及代谢性酸中毒。

（2）急性肾衰竭：少尿、无尿、尿素氮增高，可迅速发展成为急性肾衰竭，多发生于病程的前 5 天，常伴有高尿酸血症。

（3）心律失常与心功能不全：胰腺坏死可释放心肌抑制因子，抑制心肌收缩，降低血压，导致心力衰竭。心电图可有各种改变，如 ST-T 改变、传导阻滞、期前收缩、心房颤动或心室颤动等。

（4）脑病：表现为意识障碍、定向力丧失、幻觉、躁动、抽搐等，多在起病后 3～5 天出现。若有精神症状者，预后差，病死率高。

（5）其他：如弥散性血管内凝血（DIC）、糖尿病、败血症及真菌感染、消化道出血、血栓性静脉炎等。

（四）辅助检查

1. 白细胞计数

多有白细胞增多及中性粒细胞核左移。

2. 淀粉酶测定

淀粉酶升高对诊断急性胰腺炎有价值，但无助于水肿型和出血坏死型胰腺炎的鉴别。

（1）血淀粉酶：在起病后 6～12 h 开始升高，24 h 达高峰，常超过正常值 3 倍以上，维持 48～72 h 后逐渐下降。若淀粉酶反复升高，提示复发；若持续升高，提示有并发症可能。需注意：淀粉酶升高程度与病情严重性并不一致。在重症急性胰腺炎，如腺泡破坏过甚，血清淀粉酶可不高，甚或明显下降。某些胰外疾病也可引起淀粉酶升高，如胆囊炎、胆石症、溃疡穿孔、腹部创伤、急性阑尾炎、肾功能不全、急性妇科疾病、肠梗阻或肠系膜血管栓塞等，均可有轻度淀粉酶升高。

（2）尿淀粉酶：尿淀粉酶升高较血淀粉酶稍迟，发病后 12～24 h 开始升高，下降缓慢，可持续 1～2 周，急性胰腺炎并发肾衰竭者尿中可测不到淀粉酶。

3. 血清脂肪酶测定

急性胰腺炎时，血清脂肪酶的增高较晚于血清淀粉酶，于起病后 24～72 h 开始升高，持续 7～10 天，对起病后就诊较晚的急性胰腺炎患者有诊断价值，而且特异性也较高。

4. 血钙测定

急性胰腺炎时常发生低钙血症。低血钙程度和临床病情严重程度相平行。若血钙低于 1.75 mmol/L，仅见于重症胰腺炎患者，为预后不良征兆。

5. 其他生化检查

急性胰腺炎时，暂时性血糖升高常见，与胰岛素释放减少和胰高糖素释放增加有关。持久性的血糖升高（大于 10 mmol/L）反映胰腺坏死。部分患者可出现高三酰甘油血症、高胆红素血症。胸腔积液或腹腔积液中淀粉酶可明显升高。如出现低氧血症、低蛋白血症、血尿素氮升高等，均提示预后不良。

6. 影像学检查

超声与 CT 显像对急性胰腺炎及其局部并发症有重要的诊断价值。急性胰腺炎时，超声与 CT 检查可见胰腺弥漫性增大，其轮廓及其周围边界模糊不清，胰腺实质不均，坏死区呈低回声或低密度图像，并清晰显示胰内、外组织坏死的范围与扩展方向，对并发腹膜炎、胰腺囊肿或脓肿诊断也有帮助。肾衰竭或因过敏而不能接受造影剂者可行磁共振检查。

X 线胸片可显示与胰腺炎有关的肺部表现，如胸腔积液、肺不张、急性肺水肿等。腹部平片可发现肠麻痹或麻痹性肠梗阻征象。

四、诊断和鉴别诊断

急性上腹痛，血、尿淀粉酶显著升高时，应想到急性胰腺炎的可能，但重症胰腺炎淀粉酶可能正常，故诊断必须结合临床表现、必要的实验室检查和影像检查结果，并排除其他急腹症者方能确立诊断。具有以下临床表现者有助于重症胰腺炎的诊断：①症状：烦躁不安、四肢厥冷、皮肤呈斑点状等休克征象。②腹肌强直，腹膜刺激征阳性，Grey-Turner 征或 Cullen 征出现。③实验室检查：血钙降至 2 mmol/L 以下，空腹血糖大于 11.2 mmol/L（无糖尿病史），血尿淀粉酶突然下降。④腹腔穿刺有高淀粉酶活性的腹腔积液。

前已述及，胰腺外疾病也可出现淀粉酶升高，许多胸腹部疾病也会出现腹痛，故在诊断急性胰腺炎时，应结合病史、体征、心电图、有关的实验室检查和影像学检查加以鉴别。

五、急诊处理

（一）一般处理

1. 监护

严密观察体温、脉搏、呼吸、血压与尿量。密切观察腹部体征变化，不定期检测血、尿淀粉酶和电解质（K^+、Na^-、Cl^-、Ca^{2+}）、血气分析、肾功能等。

2. 维持血容量及水、电解质平衡

因呕吐、禁食、胃肠减压而丢失大量水分和电解质，需给予补充。尤其是重症急性胰腺炎，胰周大量渗出，有效血容量下降将导致低血容量性休克。每天补充 3 000～4 000 mL 液体，包括晶体溶液和胶体溶液，如输新鲜血、血浆或白蛋白，注意电解质与酸碱平衡，尤其要注意低钾和酸中毒。

3. 营养支持

对重症胰腺炎尤为重要。早期给予全胃肠外营养（TPN），如无肠梗阻，应尽早进行空肠插管，过渡到肠内营养（EN）。可增强肠道黏膜屏障，防止肠内细菌移位。

4. 止痛

可用哌替啶 50～100 mg 肌内注射，必要时可 6～8 h 重复注射。禁用吗啡，因吗啡对 Oddi 括约肌有收缩作用。

（二）抑制或减少胰液分泌

1. 禁食和胃肠减压

以减少胃酸和胰液的分泌，减轻呕吐与腹胀。

2. 抗胆碱能药物

如阿托品 0.5 mg，每 6 h 肌内注射 1 次，能抑制胰液分泌，并改善胰腺微循环，有肠麻痹者不宜使用。

3. 制酸药

如 H_2 受体拮抗药法莫替丁静脉滴注或质子泵抑制剂奥美拉唑 20～40 mg 静脉注射，可以减少胃酸分泌以间接减少胰液分泌。

4. 生长抑素及其类似物奥曲肽

可抑制缩胆囊素、促胰液素和促胃液素释放，减少胰酶分泌，并抑制胰酶和磷脂酶活性。

（三）抑制胰酶活性

可抑制胰酶分泌及已释放的胰酶活性，适用于重症胰腺炎早期治疗。

1. 抑肽酶

①抑制胰蛋白酶。②抑制纤溶酶和纤溶酶原的激活因子，从而阻止纤溶酶原的活化，可以防治纤维蛋白溶解引起的出血。

2. 加贝酯

加贝酯是一种合成胰酶抑制药，具有强力抑制胰蛋白酶、激肽酶、纤溶酶、凝血酶等活性作用，从而阻止胰酶对胰腺的自身消化作用。

（四）抗生素

因胆管感染、急性胰腺炎继发感染及肠道细菌移位，故可给予广谱抗生素。

（五）并发症的处理

急性呼吸窘迫综合征除用地塞米松、利尿药外，还应做气管切开，并使用呼吸终末正压人工呼吸器。有高血糖或糖尿病时，使用胰岛素治疗；有急性肾衰竭者采用透析治疗。

（六）内镜下 Oddi 括约肌切开术（EST）

适用于胆源性胰腺炎合并胆管梗阻或胆管感染者，行 Oddi 括约肌切开术和（或）放置鼻胆管引流。

（七）手术治疗

适应证有：①急性胰腺炎诊断尚未肯定，而又不能排除内脏穿孔、肠梗阻等急腹症时，应进行剖腹探查。②合并腹膜炎经抗生素治疗无好转者。③胆源性胰腺炎处于急性状态，需外科手术解除梗阻。④并发胰腺脓肿、感染性假性囊肿或结肠坏死，应及时手术。

第三节　急性阑尾炎

阑尾属腹膜内位器官。由阑尾系膜附着于回肠系膜下面。其根部位于盲肠内后方的三条结肠带汇集处。阑尾腔与盲肠腔交界处有一半月形黏膜皱襞，称为 Gerlach 瓣，有阻挡异物进入阑尾腔内的作用。阑尾腔随年龄增长而变化，婴幼儿期开口较大，整个管腔呈漏斗状，异物不易在内存留，故此期发病率偏低。青少年期阑尾变得均匀，直径一般为 0.3～0.4 cm，为阑尾炎发病率最高年龄组。中年以后，阑尾腔变得很窄，有人出现分段闭锁或完全闭锁。到了老年，阑尾逐渐萎缩，甚至完全退化。故中老年阑尾炎发病率很低。

阑尾的血运由肠系膜上动脉所属回结肠动脉分支——阑尾动脉供给。因其是终末动脉，若其血运发生障碍，阑尾壁即可发生坏死。伴行静脉通过肠系膜上静脉汇入门静脉，当阑尾有化脓性炎症时，常可并发化脓性门静脉炎，甚而入肝引起肝脓肿。

阑尾在儿童及青年时期，具有发达的淋巴组织，能转输具有免疫活性的淋巴细胞，是与抗体免疫有一定关系的器官。但到中年以后，此功能已为全身淋巴结和脾脏所取代，手术切除对人体多无任何影响。

一、病因

（一）阑尾腔内异物

在某种刺激作用下使阑尾开口处的黏膜皱襞失去功能，或在肠腔内压力突然增高（如肠梗阻等）时，肠石等异物常可落入阑尾腔内。落入的异物若嵌顿在阑尾腔内狭窄部位或刺激阑尾壁使之发生痉挛，则导致阑尾腔内压力增高，而发生血运障碍，使黏膜受损，随之发生感染。

（二）血管痉挛

胃肠道功能障碍时（如便秘、腹泻等），阑尾肌肉、血管可能随之发生反射性痉挛而使血运障碍，导致阑尾黏膜受损，引起感染。

（三）血行感染

阑尾黏膜下丰富的淋巴组织常可消灭血液循环中的细菌，当细菌量达到不能被杀灭的程度时，便可以引阑尾急性感染。

二、病理

一般分为单纯性、化脓性、坏疽性及阑尾周围脓肿四种类型。各类型可能是病变发展过程中的不同阶段。

（一）急性单纯性阑尾炎

炎症局限于黏膜层，逐渐向肌层和浆膜层扩展。术中可见阑尾轻度肿胀，浆膜面充血，腔内多无明显梗阻存在。

（二）急性化脓性阑尾炎

也称蜂窝织炎性阑尾炎。阑尾明显肿胀，浆膜面高度充血，有血性渗出物，并有小脓肿。阑尾腔内可见多发小溃疡病变。有人认为此型是血行感染所致；也有人认为是单纯性阑尾炎的进一步发展。

（三）急性坏疽性阑尾炎

阑尾全层坏死，呈暗红色或黑色，黏膜大部分糜烂，多数合并穿孔。阑尾腔内多有瘢痕肠石等梗阻存在，组织坏死部位常在肠石嵌顿处或其远端。此型可能为化脓性阑尾炎的后期。

（四）阑尾周围脓肿

随着病程的进展，急性阑尾炎可有不同的转归。如炎症期已被大网膜包裹，炎症将局限于阑尾周围，形成阑尾周围脓肿，多见于发病后 5～7 天。如阑尾炎症发展很快，早期即发生阑尾穿孔，导致弥漫性腹膜炎。

三、临床表现

（一）症状

1. 腹痛

70%～80% 的患者先有上腹痛或脐周痛，数小时后转移到右下腹痛，表现为典型的所谓转移性右下腹痛。但也有部分病例一开始即表现为右下腹痛者。患者不敢直腰，在走动时常引起右下腹疼痛。

2. 消化道症状

多数患者伴食欲低下，恶心呕吐，便秘或腹泻。

3. 全身症状

患者周身不适、乏力、发热，很少有寒战。盆位阑尾炎时，由于炎症刺激直肠周围，出现腹泻或里急后重症状；炎症刺激输尿管时，亦可出现尿频尿急症状。如果并发化脓性门静脉炎，则患者可有高热、寒战，巩膜轻度黄染，肝区出现疼痛及叩痛与压痛。

（二）体征

腹部检查时，右下腹有限局固定的压痛点。由于阑尾位置的不同，压痛点位置亦随之变化。随着阑尾炎症的程度不同，右下腹尚可有不同程度的肌紧张及反跳痛与叩痛等腹膜炎症刺激体征。此外，对急性阑尾炎还可进行下列各项特殊物理检查：

1. 结肠充气试验（Rovsing 试验）

以双手按压左侧结肠，将肠腔内气体推向右侧结肠，如引起右下腹疼痛为试验阳性。

2. Soveci 试验

患者左侧卧位，压迫右半结肠肝曲，令患者咳嗽或行深呼吸，若阑尾区疼痛加剧为试验阳性。

3. 腰大肌试验

患者左侧卧位，医生将患者右侧下肢向后面过伸，引起右下腹疼痛者为试验阳性。提示阑尾位置较深，常为盲肠后位，由于阑尾的炎症刺激了腰大肌所致。

4. 闭孔肌试验

患者仰卧位，右下肢前屈90°同时内旋，如引起右下腹疼痛者为试验阳性，提示阑尾位置较低，靠近闭孔内肌。

5. Beck 试验

患者仰卧位，医生轻轻触扪右下腹，遇有肌抵抗时进行深压迫，若疼痛突然加剧则为试验阳性。此法适用于老年与肥胖腹肌紧张不明显的患者。

6. Rosenstein 试验

患者左侧卧位时如压迫阑尾压痛点则较仰卧时疼痛明显，判定为试验阳性，反之如左侧卧位时疼痛反而减轻，则应考虑为移动性盲肠症。

7. 直肠指诊

盆位阑尾炎时，直肠指诊于右侧上前方有明显的压痛。

四、实验室检查

白细胞总数升高，核左移，如果总数不高而分数（中性粒细胞）高，亦有诊断意义。尿常规检查一般无改变，但如盆位或盲肠后位阑尾炎刺激输尿管时，镜下亦可出现少量红细胞及白细胞。

五、诊断与鉴别诊断

根据有转移性右下腹痛和右下腹有限局固定压痛点，一般不难做出急性阑尾炎的正确诊断，但如果症状不典型时，则极易与其他腹部急症相混淆，因而必须加以注意进行鉴别。

（一）十二指肠溃疡穿孔

十二指肠溃疡穿孔后，十二指肠内容物常沿右侧结肠旁沟流注到右髂凹，患者常自觉右下腹痛为重，而且右下腹有明显的压痛与反跳痛及肌紧张，临床上与急性阑尾炎非常相似，鉴别的要点在于：患者既往有溃疡有病史，而在发病前又有溃疡病症状复发的经过。患者在发病初往往有一次突然的上腹部剧痛历史，当时伴有四肢发凉、出冷汗、迅速自觉腹肌强硬，不敢深呼吸，亦不敢翻身，出现腹膜炎症状。查体时患者呈现板状腹，腹肌强直，全腹有明显的压痛与反跳痛，呼吸及体位均明显受限，腹部叩诊有移动性浊音，肠音减弱或消失，肝浊音界缩小或消失，有80%的病例X线腹部透视可见有膈下游离气体，有鉴别意义，阴性则无鉴别意义。

（二）肠蛔虫症

患者腹痛常限于脐周，伴有腹部起包，既往常有吐蛔虫或便蛔虫病史，腹肌柔软，常可触到变形的腹部条索状包块，腹部X线拍片可见肠内有虫体的阴影。

（三）胆道蛔虫症

患者腹痛为心窝部阵发性钻顶样绞痛，辗转不安，向右肩放散，如伴有胆道感染时则伴有寒战高热、尿色深黄，但很少有黄疸，疼痛同时常伴有吐蛔虫，既往可有反复发作历史。查体：如为单纯胆道蛔虫无并发症，则仅表现为剑突下有深压痛，腹肌软，胆囊不大，其体征与其症状二者极不相称。如合并胆道感染，胆囊炎或急性胰腺炎时，则上腹部有肌紧张，压痛与反跳痛，常可触及胀大的胆囊，有压痛，Murphy 征（+）。

（四）胆囊炎、胆石症

患者常有右上腹绞痛，发冷发热伴有不同程度的黄疸，所谓 charcot 三联症的表现，既往常有反复发作史，右上腹疼痛时患者自己可摸到胀大的胆囊，有压痛，剑突下及右季肋部有肌紧张，压痛明显。肝区有叩痛或肋间肝区有触痛。

（五）右侧输尿管结石

输尿管结石为绞痛，患者痛时四肢发凉、出汗，疼痛由右腰部开始向会阴部及右大腿内侧放射，尿频、尿急，尿中可查到较多的红细胞。腹部 X 线拍片，有时在输尿管区域内看到结石阴影，也有一部分尿路结石在 X 线片上看不到结石阴影，即所谓阴性结石。

（六）异位妊娠破裂

患者多有停经史，腹部疼痛系突然发作的剧烈疼痛，患者呈进行性内失血改变，烦躁不安，口渴，面色及指甲苍白，腹部以腹胀为主，有压痛与反跳痛，有时反跳痛较压痛更为显著，腹肌紧张不明显。内诊时穹隆饱满，宫颈有举痛，后穹隆穿刺如果有血，则诊断即可明确。

（七）黄体破裂

患者发病多在两经期之间，突然腹痛，阴道有少量鲜血，腹部压痛点虽然也可在右下腹，但比阑尾位置为低。内诊时宫颈有举痛，后穹隆饱满，如穿刺亦可抽出血液。

（八）急性化脓性输卵管炎

虽发热及下腹痛很像阑尾炎，但在两侧附件区均有压痛且位置较阑尾低，既往常有白带增多或慢性附件炎病史。

（九）卵巢囊肿蒂扭转

系阵发性绞痛，既往常有腹部肿块史及反复扭转发作史，腹部较软，压痛点随蒂扭转部位的不同而不同定在右下腹，如触及一较光滑的囊性肿物，则诊断可以明确。

（十）急性胃炎或急性胃肠炎

患者常有不洁食物史，呕吐或腹泻比较明显，腹部软，无肌紧张，压痛不固定，肠鸣音较活跃。

（十一）急性肠梗阻

疼痛系阵发性绞痛，或持续性疼痛伴阵发性加剧，向后腰部放散，患者辗转不安，有间歇期，随每次疼痛发作，腹部可有肠型、蠕动波，腹胀，停止排气排便，伴呕吐，如梗阻部位较低时呕吐或胃肠减压液可有粪样肠内容。腹部压痛明显，压痛点不限局于右下腹，可触及不对称包块，局部可有肌紧张及反跳痛，肠音亢进，可闻及气过水声。患者周身脱水及中毒状重，很快陷入休克。

（十二）克罗恩病

腹痛常位于右下腹或脐周，痉挛性疼痛，常伴有腹泻，病史多较长，发病缓慢，患者常有低热、消瘦、贫血及乏力等状，右下腹无肌紧张，压痛轻微，如有慢性肠穿孔形成粘连性包裹或内瘘时常可在腹部触及肿块。

（十三）急性坏死性肠炎

患者排果酱样便或蛋花样稀水便，且有特殊的腥臭味，周身中毒症状严重，高热、脉快、谵妄，早期出现休克。腹部压痛点不限于右下腹，多为弥漫性压痛，伴有肌紧张及反跳痛等腹膜炎表现。

六、治疗

（一）手术治疗

1. 适应证

阑尾炎诊断一旦确立，应积极考虑手术治疗。

手术治疗适用于：①急性单纯性阑尾炎。②急性化脓性或坏疽性阑尾炎。③急性阑尾炎穿孔伴发全腹膜炎。④有炎症扩散趋向的阑尾周围脓肿。⑤反复发作的阑尾炎。

非手术治疗仅适用于：①单纯性阑尾炎，炎症较轻，患者不同意手术。②阑尾周围炎症性包块、炎症已限局。③有严重的周身性疾病,患者不能耐受手术。

2. 手术方法

阑尾切除术。

(1)麻醉:以硬膜外麻醉较为理想,镇痛完善,肌肉松弛。少数情况下可采用局部麻醉或全麻。

(2)切口选择:一般采用右下腹斜形切口(McBurney切口),如诊断不清,术中有可能需要探查时,可改用右侧经腹直肌切口。

(3)术中操作要点:寻找阑尾时应当先用大纱布垫包好,然后用腹腔拉钩将小肠拉向内侧,以便充分暴露盲肠。一般沿盲肠结肠带来寻找阑尾,阑尾找不到时可能为盲肠后腹膜外阑尾,应剪开盲肠外侧腹膜,在腹膜外寻找阑尾。先切断及缝扎阑尾系膜,操作要确切,防止阑尾系膜断端滑脱、出血。阑尾位置较深或因粘连在腹后壁提出如有困难,可采取逆行切除法,即先切断阑尾根部,然后再逐次向下分离及切断与缝扎阑尾系膜。在切断阑尾前,先在盲肠壁上围绕阑尾根部周围 0.5~1 cm 处用 4 号丝线做好浆肌层荷包缝合,然后再切断阑尾,残端消毒后,扎紧荷包缝合线,将其包埋,并可加盖结扎阑尾系膜残端。右髂凹如有少量脓性纤维性渗出液,可将其吸出,亦可用少量无菌盐水局部冲洗,不宜行腹腔广泛冲洗,以免使感染在腹腔内扩散;但如阑尾已穿孔,腹腔内有较多的脓汁,此时亦可将脓汁吸净,进行较彻底的冲洗,以防术后形成肠间脓肿或粘连性梗阻。关于切口的处理及引流,单纯性急性阑尾炎,切口可一期缝合,腹腔及切口内不放置引流。如阑尾已穿孔,腹腔内有大量脓汁则彻底冲洗干净即可,也有人主张腹腔内应放置烟卷引流或同时放置胶管引流。

(4)阑尾切除术后并发症:①切口感染:多因术中未能严格无菌操作,污染了切口。亦可由于阑尾穿孔腹腔感染严重所致。患者表现为术后 5~6 日再度发热,切口处跳痛,检查时可见切口处肿胀发红,压痛明显,应剪去几针缝线将切口局部分开,脓汁有时在皮下,有时在肌肉深层。为了及时发现切口感染情况,术后应注意检查切口。对污染严重的切口必要时可做延期缝合。为了控制厌氧菌的感染,有人用甲硝唑溶液冲洗切口或在术中、术后静滴甲硝唑,亦有术前、术后用甲硝唑栓剂预防阑尾切口术后感染,均收到明显效果。笔者曾遇到阑尾炎术后反复切口感染、脓肿形成,多次切开引流而不愈者,经过仔细了解病史,原来其在阑尾切除时创面应用了化学胶"止血",化学胶凝固成块状异物,引起反复感染,经彻底清除后才得以治愈。②腹腔内残余脓肿:多因腹腔污染重,残留感染的脓汁术后形成肠间脓肿或盆腔脓肿。少数病例偶然亦可因阑尾残端结扎或荷包缝合线脱落等原因招致腹腔内感染。患者表现为术后腹胀、腹痛、发热、全身中毒症状重,如有盆腔脓肿形成,还可有直肠膀胱刺激征,大便带有黏液,甚而出现尿频、尿急症状。腹腔脓肿的治疗早期主要是用抗生素抗感染及支持疗法,晚期如脓肿形成,则应切开引流。肠间脓肿因常形成多房状,不限局,因而手术引流较困难,效果不好。近年来由于介入放射医学的发展,有人在 X 线电视荧屏下或 B 超导引下直接通过肠壁进入脓腔进行穿刺排脓,不过此法有导致肠瘘的危险,实际应用不多,效果也有待进一步观察。③腹腔内出血:多因阑尾系膜断端结扎线不牢、脱落。患者表现为腹痛、贫血,有内出血症状,如出血量达到一定程度,则出现失血性休克,应立即再次手术止血。④粪瘘:多因阑尾炎症重,阑尾残端脆弱、溃烂,结扎线脱落。或在术中损伤了盲肠壁又没有缝合修补,或者由于原来即有盲肠癌或回盲部结核,造成阑尾切除断端破裂。粪瘘形成后炎症若已限局,不致引起患者水及电解质失衡及营养障碍,可暂不需再次手术处理,待其自愈。粪瘘经久不愈或腹腔内炎症扩散,可考虑手术治疗。

(二)非手术治疗

包括禁食,抗生素治疗,静脉输液,腹部热敷及中医中药治疗,非手术治疗的近期效果尚好,但远期复发率较高。

七、特殊类型急性阑尾炎

(一)小儿急性阑尾炎

小儿急性阑尾炎较成人急性阑尾炎少见,多继发于上呼吸道感染等周身感染性疾病,其特点为:①周身中毒症状较重。②局部体征不典型,压痛范围广,腹肌紧张不明显。由于上述原因,小儿急性阑尾炎的症状体征不典型，极易误诊。另外小儿的阑尾壁非常薄弱，阑尾腔一旦堵塞，或血运障碍，容易穿孔；一旦发生阑尾穿孔，因小儿大网膜发育尚未完善，不能很快使炎症包裹局限，容易发生弥漫腹膜炎。因而小儿阑尾炎不仅穿孔率大于成人急性阑尾炎，而且病情重于成人，应积极早期手术治疗。

（二）老年人急性阑尾炎

老年人急性阑尾炎发病率较低。由于老年防御功能较差，反应迟钝，往往造成就诊晚或症状虽然轻微而腹腔内病变较重，因此对老年人急性阑尾炎应予注意，及早手术。

（三）妊娠期急性阑尾炎

妊娠期间，随着子宫的逐渐增大，阑尾的位置也在不断上移，阑尾炎压痛点也随之向上、向外及向后移动。另外，由于子宫的膨大，即使腹腔炎症严重，腹肌紧张也不明显。因此，妊娠期阑尾炎体征常不典型，稍一疏忽容易误诊。另一方面，妊娠后期发生阑尾炎时，由于盆腔脏器广泛充血，阑尾的炎症发展快，又由于阑尾被胀大的子宫推向一侧，再加上胎动等因素，使阑尾极易穿孔而且穿孔后炎症迅速扩散，造成严重感染，不仅可导致流产，而且严重者危及母婴生命。因此，妊娠期急性阑尾炎应该积极手术治疗。

第四节　急性肠梗阻

急性肠梗阻是由于各种原因使肠内容物通过障碍而引起一系列病理生理变化的临床症候群。由于病因多种多样，临床表现复杂，病情发展迅速，使诊断比较困难，处理不当可导致不良后果。中医学对肠梗阻也早有记载，如关格、肠结、吐粪等均指此病。近年来对该病的认识虽然有了提高，但绞窄性肠梗阻的病死率仍高达10%以上，是病死率较高的急腹症之一。

一、病因及分类

（一）病因分类

肠梗阻由不同原因引起，根据发病原因可分为三大类。

1. 机械性肠梗阻

在临床中最为常见，是由于肠道的器质性病变，形成机械性的压迫或堵塞肠腔而引起的肠梗阻。机械性肠梗阻的常见原因有肠粘连、肿瘤、嵌顿疝、肠套叠、肠扭转、炎症狭窄、肠内蛔虫团或粪块、先天性肠畸形（旋转不良、肠道闭锁）等。

2. 动力性肠梗阻

这是由于神经抑制或毒素作用使肠蠕动发生暂时性紊乱，使肠腔内容物通过障碍。根据肠功能紊乱的特点，又有麻痹性和痉挛性之分。麻痹性是由于肠管失去蠕动功能以致肠内容物不能运行，常见于急性弥漫性腹膜炎、腹部创伤或腹部手术后，当这些原因去除后，肠麻痹仍持续存在即形成麻痹性肠梗阻。痉挛性是由于肠壁肌肉过度收缩所致，在急性肠炎、肠道功能紊乱或慢性铅中毒时可以见到。

3. 血运性肠梗阻

由于肠系膜血管血栓形成而发生肠管血液循环障碍，肠腔内虽无梗阻，但肠蠕动消失，使肠内容物不能运行。

在临床上，以机械性肠梗阻最多见，麻痹性肠梗阻也有见及，而其他类型的肠梗阻少见。

（二）其他分类

（1）根据是否有肠管血运障碍，肠梗阻可以分为单纯性和绞窄性肠梗阻两种。肠梗阻的同时不合并有肠管血循环障碍者称为单纯性肠梗阻，如肠腔堵塞、肠壁病变引起的狭窄或肠管压迫等一般无血运障碍，都属于单纯性肠梗阻。肠梗阻同时合并有血循环障碍者称为绞窄性肠梗阻，如嵌顿疝、肠套叠、肠扭转等随着病情发展，均可发生肠系膜血管受压，都属于绞窄性肠梗阻。在临床上鉴别是单纯性还是绞窄性对治疗有重要意义，绞窄性肠梗阻如不及时解除，可以很快导致肠坏死、穿孔，以致发生严重的腹腔感染和中毒性休克，病死率很高。但有时鉴别困难，粘连性肠梗阻可能是单纯性的，也可能是绞窄性的。

（2）根据肠梗阻的部位，可分为高位小肠梗阻、低位小肠梗阻和结肠梗阻。梗阻部位不同，临床表现也有不同之处。如果一段肠襻两端受压，如肠扭转，则称为闭袢性肠梗阻，结肠梗阻时回盲瓣可以关闭防止逆流，也形成闭袢性肠梗阻。这类梗阻时，肠腔往往高度膨胀，容易发生肠壁坏死和穿孔。

（3）根据肠梗阻的程度，分为完全性肠梗阻和不完全性肠梗阻。

（4）根据梗阻发生的缓急，分为急性与慢性肠梗阻。

肠梗阻的这些分类主要是为了便于对疾病的了解及治疗上的需要，而且肠梗阻是处于不断变化的过程中，各类肠梗阻，在一定条件下是可以转化的。如单纯性肠梗阻治疗不及时，可能发展为绞窄性肠梗阻。机械性肠梗阻，梗阻以上的肠管由于过度扩张，到后来也可发展为麻痹性肠梗阻。慢性不完全性肠梗阻，也可由于炎症水肿加重而变为急性完全性肠梗阻。

二、病理生理

肠梗阻急性发生后，肠管局部和机体全身都将出现一系列复杂的病理生理变化。

（一）局部变化

主要是肠蠕动增加、肠腔膨胀、积气积液、肠壁充血水肿、通透性增加而引起变化。

1. 肠蠕动增加

正常时肠蠕动由自主神经系统、肠管本身的肌电活动和多肽类激素的调节来控制。当发生肠梗阻时各种刺激增加而使肠管活动增加，梗阻近端肠管肠蠕动的频率和强度均增加，这是机体企图克服障碍的一种抗病反应。在高位肠梗阻时蠕动频率较快，每 3~5 min 即可有一次，低位小肠梗阻时间隔较长，可 10~15 min 1 次。因此，在临床上可以出现阵发性腹痛、反射性呕吐、肠鸣音亢进、腹壁可见肠型等。如梗阻长时间不解除，肠蠕动又可逐渐变弱甚至消失，出现肠麻痹。

2. 肠腔膨胀、积气积液

肠梗阻的进一步发展，在梗阻以上肠腔出现大量积气积液，肠管也随之逐渐扩张、肠壁变薄。梗阻以下肠管则塌陷空虚。肠腔内气体 70% 是咽下的空气，30% 是血液弥散至肠腔内和肠腔内细菌发酵所产生。这些气体大部分为氮气，很少能向血液内弥散，因而易引起肠腔膨胀。肠腔内的液体，一部分是饮入的液体，大部分则是胃肠道的分泌液。肠腔膨胀及各种刺激使分泌增加，但扩张、壁薄的肠管吸收功能障碍，因而使肠腔积液不断增加。

3. 肠壁充血水肿、通透性增加

若肠梗阻再进一步发展，则出现肠壁毛细血管和小静脉的瘀血、肠壁水肿、肠壁通透性增加、液体外渗，肠腔内液体可渗透至腹腔，血性渗液可进入肠腔。如肠腔内压力增高，使小动脉血流受阻，肠壁上出现小出血点，严重者，可出现点状坏死和穿孔。此时肠壁血运障碍，细菌和毒素可以透过肠壁渗至腹腔内，引起腹膜炎。

（二）全身性病理生理变化

由于不能进食、呕吐、脱水、感染而引起的体液、电解质和酸碱平衡失调以致中毒性休克等。

1. 水和电解质缺失

大量体液丧失是急性肠梗阻引起的一个重要的病理生理变化。正常时胃肠道分泌液每天约 8 000 mL，绝大部分在小肠吸收回到血液循环，仅约 500 mL 通过回盲瓣到达结肠。肠梗阻时回吸收障碍而液体自血液向肠腔继续渗出，于是消化液不断地积聚于肠腔内，形成大量的第三间隙液，实际上等于丧失到体外。再加上梗阻时呕吐丢失，可以迅速导致血容量减少和血液浓缩。体液的丢失也伴随大量电解质的丢失，高位肠梗阻时更为显著，低位肠梗阻时，积存在肠管内的胃肠液可达 5~10 L 之多。这些胃肠液约与血浆等渗，所以在梗阻初期是等渗性的脱水。胆汁、胰液及肠液均为碱性，含有大量的 HCO_3^-，加上组织灌注不良，酸性代谢产物增加，尿量减少，很容易引起酸中毒。胃液中钾离子浓度约为血清钾离子的两倍，其他消化液中钾离子浓度与血清钾离子浓度相等，因此，肠梗阻时也丧失大量钾离子，血钾浓度降低，引起肠壁肌张力减退，加重肠腔膨胀。

2. 对呼吸和心脏功能的影响

由于肠梗阻时肠腔膨胀使腹压增高，横膈上升，腹式呼吸减弱，可影响肺泡内气体交换。同时可影响下腔静脉血液回流，使心排血量明显减少，出现呼吸循环功能障碍，甚至加重休克。

3. 感染和中毒性休克

梗阻以上的肠内容物郁积、发酵、细菌繁殖并生成许多毒性产物，肠管极度膨胀，肠壁通透性增加，在肠管发生绞窄，失去活力时，细菌和毒素可透过肠壁到腹腔内引起感染，又经过腹膜吸收进入血液循环，产生严重的毒血症状甚至中毒性休克。这种感染性肠液在手术时如不经事先减压清除，梗阻解除后毒素可经肠道吸收迅速引起中毒性休克。再由于肠梗阻时，大量失水引起血容量减少，一旦发生感染和中毒，往往造成难复性休克，既有失液、失血，又有中毒因素的严重休克，可致脑、心、肺、肝、肾及肾上腺等重要脏器的损害，休克难以纠正。

总之，肠梗阻的病理生理变化程度随着梗阻的性质和部位不同而有差别。高位小肠梗阻容易引起脱水和电解质失衡，低位肠梗阻容易引起肠膨胀和中毒症状，绞窄性肠梗阻容易引起休克，结肠梗阻或闭袢性肠梗阻容易引起肠坏死、穿孔和腹膜炎。梗阻晚期，机体抗病能力明显低下，各种病理生理变化均可出现了。

三、临床表现

（一）症状

由于肠梗阻发生的急缓、病因不同、部位的高低及肠腔堵塞的程度不同而有不同的临床表现，但肠内容物不能顺利通过肠腔而出现腹痛、呕吐、腹胀和停止排便排气的四大症状是共同的临床表现。

1. 腹痛

腹痛是肠梗阻最先出现的症状。腹痛多在腹中部脐周围，呈阵发性绞痛，伴有肠鸣音亢进，这种疼痛是由于梗阻以上部位的肠管强烈蠕动所致。腹痛是间歇性发生，在每次肠蠕动开始时出现，由轻微疼痛逐渐加重，达到高峰后即行消失，间隔一段时间后，再次发生。腹痛发作时，患者常可感觉有气体在肠内窜行，到达梗阻部位而不能通过时，疼痛最重，如有不完全性肠梗阻时，气体通过后则感疼痛立即减轻或消失。如腹痛的间歇期不断缩短，或疼痛呈持续性伴阵发性加剧，且疼痛较剧烈时，则肠梗阻可能是单纯性梗阻发展至绞窄性梗阻的表现。腹痛发作时，还可出现肠型或肠蠕动波，患者自觉似有包块移动，此时可听到肠鸣音亢进。当肠梗阻发展至晚期，梗阻部位以上肠管过度膨胀，收缩能力减弱，则阵痛的程度和频率都减低，当出现肠麻痹时，则不再出现阵发性绞痛，而呈持续性的胀痛。

2. 呕吐

呕吐的程度和呕吐的性质与梗阻程度和部位有密切关系。肠梗阻的早期呕吐是反射性的，呕吐物为食物或胃液。然后有一段静止期，再发呕吐时间视梗阻部位而定，高位小肠梗阻，呕吐出现较早而频繁，呕吐物为胃液、十二指肠液和胆汁，大量丢失消化液，短期内出现脱水、尿少、血液浓缩，或代谢性酸中毒。如低位小肠梗阻时呕吐出现较晚，多为肠内容物在梗阻以上部位郁积到相当程度后，肠管逆蠕动出现反流性呕吐，吐出物可为粪样液体，或有粪臭味。如有绞窄性梗阻，呕吐物为血性或棕褐色。结肠梗阻仅在晚期才出现呕吐。麻痹性肠梗阻的呕吐往往为溢出样呕吐。

3. 腹胀

腹部膨胀是肠腔内积液、积气所致。一般在梗阻发生一段时间后才出现，腹胀程度与梗阻部位有关。高位小肠梗阻由于频繁呕吐，腹胀不显著，低位小肠梗阻则腹胀较重，可呈全腹膨胀，或伴有肠型。闭袢性肠梗阻可以出现局部膨胀，叩诊鼓音。而结肠梗阻如回盲部关闭可以显示腹部高度膨胀而且不对称。慢性肠梗阻时腹胀明显，肠型与蠕动波也较明显。

4. 停止排便排气

有无大便和肛门排气，与梗阻程度有关。在完全性梗阻发生后排便排气即停止。少数患者因梗阻以下的肠管内尚有残存的粪便及气体，由于梗阻早期，肠蠕动增加，这些粪便及气体仍可排出，不能因此而否定肠梗阻的存在。在某些绞窄性肠梗阻如肠套叠、肠系膜血管栓塞，患者可自肛门排出少量血性黏液或果酱样便。

（二）体征

1. 全身情况

单纯性肠梗阻早期多无明显全身变化。但随梗阻后症状的出现，呕吐、腹胀、丢失消化液，可发生程度不等的脱水。若发生肠绞窄、坏死穿孔，出现腹膜炎时，则出现发热、畏寒等中毒表现。

一般表现为急性痛苦病容，神志清楚，当脱水或有休克时，可出现神志萎靡、淡漠、恍惚、甚至昏迷。肠梗阻时由于腹胀使膈肌上升，影响心肺功能，呼吸受限、急促，有酸中毒时，呼吸深而快。体温在梗阻晚期或绞窄性肠梗阻时，由于毒素吸收，体温升高，伴有严重休克时体温反而下降。由于水和电解质均有丢失，多属等渗性脱水，表现全身乏力，眼窝、两颊内陷，唇舌干燥，皮肤弹性减弱或消失。急性肠梗阻患者必须注意血压变化，可由于脱水、血容量不足或中毒性休克发生，而使血压下降。患者有脉快、面色苍白、出冷汗、四肢厥冷等末梢循环衰竭时，血压多有下降，表示有休克存在。

2. 腹部体征

腹部体征可按视、触、叩、听的顺序进行检查。

急性肠梗阻的患者，一般都有不同程度的腹部膨胀，高位肠梗阻多在上腹部，低位小肠梗阻多在脐区，麻痹性肠梗阻呈全腹性膨隆。闭襻性肠梗阻可出现不对称性腹部膨隆。机械性梗阻时，常可见到肠型及蠕动波。

腹部触诊时，可了解腹肌紧张的程度、压痛范围和反跳痛等腹膜刺激征，应常规检查腹股沟及股三角，以免漏诊嵌顿疝。单纯性肠梗阻时腹部柔软，肠管膨胀可出现轻度压痛，但无其他腹膜刺激征。绞窄性肠梗阻时，可有固定性压痛和明显腹膜刺激征，有时可触及绞窄的肠襻或痛性包块。压痛明显的部位，多为病变所在，痛性包块常为受绞窄的肠襻。回盲部肠套叠时，腊肠样平滑的包块常在右中上腹；蛔虫性肠梗阻时可为柔软索状团块，有一定移动度；乙状结肠梗阻扭转时包块常在左下腹或中下腹；癌肿性包块多较坚硬而疼痛较轻；腹外疝嵌顿多为圆形突出腹壁的压痛性肿块。

腹部叩诊时，肠管胀气为鼓音，绞窄的肠襻因水肿、渗液为浊音。因肠管绞窄腹腔内渗液，可出现移动性浊音，必要时腹腔穿刺检查，如有血性腹腔积液，则为肠绞窄证据。

腹部听诊主要是了解肠鸣音的改变。机械性肠梗阻发生后，腹痛发作时肠鸣音亢进，随着肠腔积液增加，可出现气过水声，肠管高度膨胀时可听到高调金属音。麻痹性肠梗阻或机械性肠梗阻的晚期，则肠鸣音减弱或消失。正常肠鸣音一般在 3～5 次/min，5 次/min 以上为肠鸣音亢进，少于 3 次为减弱，3 min 内听不到肠鸣音为消失。

（三）实验室检查

单纯性肠梗阻早期各种化验检查变化不明显。梗阻晚期或有绞窄时，由于失水和血液浓缩，化验检查为判断病情及疗效可提供参考。

（1）血常规：血红蛋白、血球压积因脱水和血液浓缩而升高，与失液量成正比。尿比重升高，多在 1.025～1.030。白细胞计数对鉴别肠梗阻的性质有一定意义，单纯性肠梗阻正常或轻度增高，绞窄性肠梗阻可达（15～20）×10^9/L，中性粒细胞亦增加。

（2）血 pH 及二氧化碳结合力下降，说明有代谢性酸中毒。

（3）血清 Na^+、K^+、Cl^- 等离子在早期无明显变化，但随梗阻存在，自身代谢调节的作用，内生水和细胞内液进入循环而稀释，使 Na^+、Cl^- 等逐渐下降，在无尿或酸中毒时，血清 K^+ 可稍升高，随着尿量的增加和酸中毒的纠正而大量排 K^+，血清 K^+ 可突然下降。

（四）X 线检查

这是急性肠梗阻常用检查方法，能对明确梗阻是否存在、梗阻的位置、性质及梗阻的病因提供依据。

1. 腹部平片检查

肠管的气液平面是肠梗阻特有的 X 线表现。摄片时最好取直立位，如体弱不能直立时可取侧卧位。在梗阻发生 4～6 h 后，由于梗阻近端肠腔内积存大量气体和液体，肠管扩张，小肠扩张在 3 cm 以上，结肠扩张在 6 cm 以上，黏膜皱襞展平消失，小肠皱襞呈环形伸向腔内，呈"鱼骨刺"样的环形皱襞，多见于空肠梗阻。而回肠梗阻时，黏膜皱襞较平滑，至晚期时小肠肠襻内有多个液平面出现，典型的呈阶梯状。根据 Mall 描述将小肠分布位置分为五组：空肠上段为第一组，位于左上腹；第二组为空肠下段，在左下腹；第三组为回肠上段在脐周围；第四组为回肠中段，在右上腹；第五组为回肠下段，在右下腹。这样可以判断梗阻在小肠的上段、中段还是下段。结肠梗阻与小肠梗阻不同，因梗阻结肠近端肠腔内充气扩张，回盲瓣闭合良好时，形成闭袢性梗阻，结肠扩张十分显著，尤以壁薄的右半结肠为著，盲肠扩张超过 9 cm。结肠梗阻时的液平面，多见于升、降结肠或横结肠的凹下部分。由于结肠内有粪块堆积，液平面可呈糊状。如结肠梗阻时回盲瓣功能丧失，小肠内也可出现气液平面，此时应注意鉴别。

2. 肠梗阻的造影检查

考虑有结肠梗阻时，可作钡剂灌肠检查。检查前清洁灌肠，以免残留粪块造成误诊。肠套叠、乙状结肠扭转和结肠癌等，可明确梗阻部位、程度及性质。多数为肠腔内充盈缺损及狭窄。在回结肠或结肠套叠时，可见套入的肠管头部呈新月形或杯口状阴影。乙状结肠扭转时，钡柱之前端呈圆锥形或鹰嘴状狭窄影像。另外钡剂或空气灌肠亦有治疗作用。早期轻度盲肠或乙状结肠扭转，特别是肠套叠，在钡（或空气）灌肠的压力下，就可将扭转或套叠复位，达到治疗目的。

肠梗阻时的钡餐检查，由于肠道梗阻，通过时间长，可能加重病情或延误治疗，多不宜应用。而水溶性碘油造影，视梗阻部位，特别是高位梗阻时，可以了解梗阻的原因及部位。

（五）B 超检查

B 超检查有助于了解肠管积液扩张的情况，判断梗阻的性质和部位，观察腹腔积液及梗阻原因。肠梗阻患者 B 超常见到梗阻部位以上的肠管有不同程度的扩张，管径增宽，肠腔内有形态不定的强回声光团和无回声的液性暗区。如为实质性病变显示更好，在肠套叠时 B 超横切面可见"靶环"状的同心圆回声，纵切面可显示套入肠管的长度。蛔虫团引起的肠梗阻可见局部平行旋涡状光带回声区。如肠管扩张明显，大量腹腔积液，肠蠕动丧失，可能发生绞窄性肠梗阻或肠坏死。

四、诊断与鉴别诊断

急性肠梗阻的诊断，首先需要确定是否有肠梗阻存在，还必须对肠梗阻的程度、性质、部位及原因做出较准确的判断。

（一）肠梗阻是否存在

典型的肠梗阻具有阵发性腹部绞痛、呕吐、腹胀、停止排气排便四大症状及肠型、肠鸣音亢进等表现，诊断一般并不困难。但对于不典型病例、早期病例及不完全性肠梗阻，诊断时有一定困难，可借助 X 线检查给予帮助。一时难以确诊者，可一边治疗，一边观察，以免延误治疗。诊断时应特别注意与急性胰腺炎、胆绞痛、泌尿系结石、卵巢囊肿扭转等鉴别，应做相关疾病的有关检查，以排除这些疾病。

（二）肠梗阻的类型

鉴别是机械性肠梗阻还是动力性肠梗阻（尤以麻痹性肠梗阻）。机械性肠梗阻往往有肠管器质性病变，如粘连、压迫或肠腔狭窄等，晚期虽可出现肠麻痹，但 X 线平片检查有助于鉴别。动力性肠梗阻常继发于其他原因，如腹腔感染、腹部外伤、腹膜后血肿、脊髓损伤或有精神障碍等，麻痹性肠梗阻虽有腹部膨胀，但肠型不明显、无绞痛、肠鸣音减弱或消失，这些与机械性梗阻的表现不同。

（三）肠梗阻的性质

鉴别是单纯性还是绞窄性肠梗阻。在急性肠梗阻的诊断中，这两者的鉴别极为重要。因为绞窄性肠梗阻肠壁有血运障碍，随时有肠坏死和腹膜炎、中毒性休克的可能，不及时治疗可危及生命。但两者的鉴别有时有一定困难，有以下表现时应考虑有绞窄性肠梗阻的可能：①腹痛剧烈：阵发绞痛转为持续性痛伴阵发性加重。②呕吐出现较早且频繁，呕吐物呈血性或咖啡样。③腹胀不对称，有局部隆起或有孤立胀大的肠襻。④出现腹膜刺激征或有固定局部压痛和反跳痛，肠鸣音减弱或消失。⑤腹腔有积液，腹穿为血性液体。⑥肛门排出血性液体或肛指检查发现血性黏液。⑦全身变化出现早，如体温升高，脉率增快，白细胞计数升高，很快出现休克。⑧X 线腹部平片显示有孤立胀大的肠襻，位置固定不变。⑨B 超提示肠管扩张显著，大量腹腔积液。单纯性与绞窄性梗阻的预后不同，有人主张在两者不能鉴别时，在积极准备下以手术探查为妥，不能到绞窄症状很明显时才手术探查，以免影响预后。

(四)肠梗阻的部位

鉴别高位小肠梗阻还是低位小肠梗阻,或是结肠梗阻。由于梗阻部位不同,临床表现也有所差异。高位小肠梗阻呕吐早而频,腹胀不明显;低位小肠梗阻呕吐出现晚而次数少,呕吐物呈粪样,腹胀显著;结肠梗阻,由于回盲瓣作用,阻止逆流,以致结肠高度膨胀形成闭袢性梗阻,其特点是进行性结肠胀气,可导致盲肠坏死和破裂,而腹痛较轻,呕吐较少,腹胀不对称,必要时以钡灌肠明确诊断。

(五)梗阻的程度

鉴别完全性还是不完全性肠梗阻。完全性肠梗阻发病急,呕吐频,停止排便排气,X线腹部平片显示小肠内有气液平面呈阶梯状,结肠内无充气;不完全性肠梗阻发病缓,病情较长,腹痛轻,间歇较长,可无呕吐或偶有呕吐,每有少量排便排气,常在腹痛过后排少量稀便,腹部平片示结肠内少量充气。

(六)肠梗阻的原因

肠梗阻的病因要结合年龄、病史、体检及X线检查等综合分析,尽可能做出病因诊断,以便进行正确的治疗。

1. 年龄因素

新生儿肠梗阻以肠道先天性畸形为多见,1岁以内小儿以肠套叠最为常见,1~2岁嵌顿性腹股沟斜疝的发生率较高,3岁以上的儿童应注意蛔虫团引起的肠梗阻,青壮年以肠扭转、肠粘连、绞窄性腹外疝较多,老年人则以肿瘤、乙状结肠扭转、粪便堵塞等为多见。

2. 病史

如有腹部手术史、外伤史或腹腔炎症疾病史多为肠粘连或粘连带压迫所造成的肠梗阻;如患者有结核病史,或有结核病灶存在,应考虑有肠结核或腹腔结核引起的梗阻;如有长期慢性腹泻、腹痛应考虑有节段性肠炎合并肠狭窄;饱餐后剧烈活动或劳动考虑有肠扭转;如有心血管疾病,突然发生绞窄性肠梗阻,应考虑肠系膜血管病变的可能。

3. 检查结果

肠梗阻患者除了腹部检查外,一定要注意腹股沟部检查,除外腹股沟斜疝、股疝嵌顿引起的梗阻,直肠指诊应注意有无粪便堵塞及肿瘤等,指套有果酱样大便时应考虑肠套叠。腹部触及肿块应多考虑为肿瘤性梗阻。大多数肠梗阻的原因比较明显,少数病例一时找不到梗阻的原因,需要在治疗过程中反复检查,再结合X线表现,或者在剖腹探查中才能明确。

五、治疗

肠梗阻的治疗要根据病因、性质、部位、程度和患者的全身性情况来决定,包括非手术治疗和手术治疗。不论是否采取手术治疗,总的治疗原则:①纠正肠梗阻引起的全身生理紊乱,纠正水、电解质及酸碱平衡紊乱。②去除造成肠梗阻的原因,采用非手术治疗或手术治疗。

(一)非手术治疗

非手术治疗措施也适用于每一个肠梗阻的患者,部分单纯性肠梗阻患者,经非手术疗法症状完全解除可免予手术,麻痹性肠梗阻,主要采用非手术疗法。对于需要手术的患者,这些措施为手术治疗创造条件也是必不可少的。

1. 禁食、胃肠减压

这是治疗肠梗阻的重要措施之一。肠梗阻患者应尽早给予胃肠减压,有效的胃肠减压可减轻腹胀,改善肠管的血运,有利于肠道功能的恢复。腹胀减轻还有助于改善呼吸和循环功能。胃肠减压的方法是经鼻将减压管放入胃或肠内,然后利用胃肠减压器的吸引或虹吸作用将胃肠中气体和液体抽出,由于禁饮食,下咽的空气经过有效的减压,可使扭曲的肠襻得以复位,肠梗阻缓解。减压管有较短的单腔管(Levin管),可以放入胃或十二指肠内,这种减压管使用简便,对预防腹胀和高位小肠梗阻效果较好,另一种为较长的单腔或双腔管(Miller-Abbot管),管头端附有薄囊,待通过幽门后,囊内注入空气,利用肠蠕动,可将管带至小肠内梗阻部位,对低位小肠梗阻可能达到更有效的减压效果。缺点是插管通过幽门比较困难,有时需在透视下确定管的位置,比较费时。

2. 纠正水、电解质和酸碱平衡紊乱

失水和电解质酸碱平衡紊乱是肠梗阻的主要生理改变，必须及时给予纠正。补给的液体应根据病史、临床表现及必要的化验结果来决定，掌握好"缺什么，补什么；缺多少，补多少"和"边治疗、边观察、边调整"的原则。

（1）补充血容量：由于大量体液的丧失，引起血容量不足，甚至休克。应快速按"先快后慢"来补充液体。失水的同时有大量电解质的丧失，也应按"先盐后糖"（先补充足够的等渗盐水，然后再补充葡萄糖溶液）来补给，绞窄性肠梗阻患者有大量血浆和血液的丢失，还需补充血浆或全血。一般按下列方法来决定

补液量：

当天补液量 = 当天正常需要量 + 当天额外丧失量 + 既往丧失量的一半

当天正常需要量：成人每天 2 000 ~ 2 500 mL，其中等渗盐水 500 mL，余为 5% 或 10% 葡萄糖液。

当天额外丧失量：指当天因呕吐、胃肠减压等所丧失的液体。胃肠液一般按等渗盐水：糖 = 2：1 补给。

既往丧失量：指发病以来，因呕吐、禁食等所欠缺的液体量，可按临床症状来估计。

在补液过程，必须注意血压、脉搏、静脉充盈程度、皮肤弹性及尿量和尿比重的变化，必要时监测中心静脉压（CVP）变化，在 CVP 不超过 1.18 kPa（12 cmH$_2$O）时认为是安全的。

肠梗阻时，一般都缺钾，待尿量充分时可适量补充钾盐。

（2）纠正酸中毒：肠梗阻患者大多伴有代谢性酸中毒，患者表现为软弱、嗜睡、呼吸深快，血液 pH、HCO$_3^-$、BE 均降低。估计碱量补充的常用方法。

补充碱量（mmol）=（正常 CO$_2$CP − 测得患者 CO$_2$CP）mmol × 患者体重（kg）

1 克 NaHCO$_3$ 含 HCO$_3^-$ 12 mmol

1 克乳酸钠含 HCO$_3^-$ 9 mmol

补碱时可先快速给予 1/2 计算量，以后再作血气分析结果及患者呼吸变化情况决定是否继续补充。

3. 抗生素的应用

应用抗生素可以减低细菌性感染，抑制肠道细菌，减少肠腔内毒素的产生和吸收，减少肺部感染等。一般单纯性肠梗阻不需应用抗生素，但对绞窄性肠梗阻或腹腔感染者，需应用抗生素以控制感染。抗生素选择应针对肠道细菌，以广谱抗生素及对厌氧菌有效的抗生素为好。

4. 中医中药治疗

（1）针刺治疗：针刺疗法具有增强和调整胃肠蠕动作用，对较轻病例可达治疗目的，特别对麻痹性肠梗阻效果较好。常用主穴：足三里、合谷、天枢、中脘。呕吐者加上脘，腹胀重者加大肠俞，腹痛加内关。可用强刺激手法，或用电针，留针半小时至 1 h。还可用耳针：交感、大肠、小肠。也有水针穴位注射，可选用新斯的明，足三里各注射 0.25 mg，或 10% 葡萄糖各注射 10 mL。

（2）中药治疗：中药以通里攻下为主，辅以理气活血化瘀、清热解毒等方剂。常用的有：

复方大承气汤：适用于痞结型肠梗阻，肠腔积液少者。组成：炒莱菔子 30 g，厚朴、枳实各 15 g，生军 15 g（后下），芒硝 15 ~ 30 g（冲服）。水煎服或胃管注入，每日 1 ~ 2 付。

甘遂通结汤：适用于痞结型肠梗阻，肠腔积液多者。组成：甘遂末 0.6 ~ 0.9 g（冲服），桃仁、牛膝各 10 g，木香 10 g，生军 10 ~ 24 g（后下）。水煎服或胃管注入，每日 1 ~ 2 付。

肠粘连松解汤：用于粘连性肠梗阻或不完全性肠梗阻，表现为气滞血瘀者。组成：炒莱菔子、厚朴各 15 g，木香、乌药、桃仁、赤芍、番泻叶、芒硝（冲服）各 10 g。水煎服，每日 1 ~ 2 付。

温脾汤：用于偏寒型肠梗阻。组成：大黄 15 g，附子 10 g，干姜、人参、甘草各 6 g。水煎服，每日 1 ~ 2 付。

（3）其他疗法：

颠簸疗法：适用于早期肠扭转的患者。

推拿、按摩疗法：适用于腹胀不重，无腹膜刺激症状的单纯性肠梗阻、肠粘连、肠扭转、蛔虫性肠梗阻时。

总攻疗法：在一段时间内，综合各种中西医有效措施，发挥协同作用，产生最大的通下作用，以克服肠内容物通过障碍，缩短疗程。但总攻疗法应慎重，时间应控制在20 h之内。

在非手术治疗过程中，要严格观察患者的全身和腹部变化，必要时进行X线检查，随时判断梗阻是否解除，或是否需要中转手术。

肠梗阻解除的指征：全身情况改善，患者安静入睡；自觉腹痛明显减轻或基本消失；腹胀明显减轻或消失，肠型包块消散；高调肠鸣音消失；通畅的排气排便；X线腹部平片液平面消失。

在非手术治疗过程中，观察不宜过长，一般单纯性肠梗阻可观察24～48 h，而绞窄性肠梗阻不宜超过4～6 h，根据情况及时中转手术。

（4）中转手术指征：全身情况恶化，神志恍惚，烦躁甚至昏迷，脉率增快，体温升高；腹痛加重，由阵发性疼痛转为持续性疼痛，或腹痛很重转为无腹痛反应；腹软或轻压痛变为腹肌紧张及反跳痛，肠鸣音亢进转为减弱或消失；出现移动性浊音，腹腔穿刺有血性液体；白细胞及中性粒细胞计数增多；X线腹部平片显示肠管膨胀加重，横径增宽，液平面增大；粘连性肠梗阻或反复发作的肠梗阻，梗阻缓解不满意，有复发因素存在者；老年肠梗阻患者，有肿瘤可能时亦应考虑中转手术。

（二）手术治疗

手术是急性肠梗阻的重要治疗方法，大多数急性肠梗阻需要手术解除。手术治疗原则：争取较短时间内以简单可靠的方法解除梗阻，恢复肠道的正常功能。手术大致有四种：①解决引起梗阻的原因。②肠切除肠吻合术。③短路手术。④肠造瘘或肠外置术。肠梗阻的手术方式应根据梗阻的性质、原因、部位及患者的具体情况决定，各种术式有其不同的适应证和要求，选择得当则可获得最佳临床效果。

1. 肠切除术

由于某种原因使一段肠管失去生理功能或存活能力，如绞窄性肠坏死、肠肿瘤、粘连性团块、先天性肠畸形（狭窄、闭锁）需要行肠段切除术。切除范围要视病变范围而决定。

在绞窄性肠梗阻行肠切除时要根据肠襻的血运情况而决定部分肠切除术，合理判断肠壁生机是否良好，这是正确处理绞窄性肠梗阻的基础，如将可以恢复生机的肠襻行不必要的切除，或将已丧失活力的肠襻纳回腹腔，均会给患者带来损害，甚至危及生命。首先应正确鉴定肠壁生机，在肠襻的绞窄已经解除以后，用温热盐水纱布包敷5～10 min，或在肠系膜根部用0.5%奴夫卡因行封闭注射以解除其可能存在的血管痉挛现象，如仍有下列现象存在，可作为判断肠管坏死的依据：①肠管颜色仍为暗紫色或发黑无好转。②肠管失去蠕动能力，可用血管钳等稍加挤压刺激仍无收缩反应者。③肠管终末动脉搏动消失。根据这些特点，受累肠襻不长，应将肠及其内容物立即予以切除并行肠吻合术。但有时虽经上述处理，仔细观察，肠管生机界限难以判断，且受累肠襻长度较长时，应延长观察时间，可用布带穿过系膜并将肠管放回腹腔，维持观察半小时、一小时乃至更长时间，同时维持血容量及正常血压，充分供氧，对可疑肠襻是否坏死失去生机做出肯定的判断，再进行适当处理。如患者情况极为严重，血压不易维持，可将坏死及可疑失去生机的肠襻做肠外置术，如以后肠管的色泽转佳，生机已恢复时，或坏死分界更加明确后，再做适当的肠切除吻合术。

肠切除术大致可分三步：①处理肠系膜，在预定切除肠曲的相应肠系膜上做扇形切口，切断并结扎系膜血管，注意不要损伤切除区邻近肠管的供应血管，肠管在切除线以外清除其系膜约1 cm，确保系膜缘做浆肌层缝合。②切除肠曲的两端各置有齿钳两把，可适当斜行钳夹，保证对系膜缘有较好的血供，并可加大吻合口。离两侧钳夹约5 cm处，各放置套有橡胶管的肠钳一把，以阻断两侧肠内容物，切除病变肠段，吸去两端间肠内容物，肠壁止血。③将两断端靠拢，1号丝线做间断全层内翻吻合，然后在前后壁做间断浆肌层缝合，缝闭肠系膜缺口，以防内疝。

2. 肠短路术

肠短路术又称肠捷径手术适用于急性炎症期的粘连、充血水肿严重、组织脆弱易撕裂、不能切除的粘连性肿块或肿瘤晚期不能切除而仅为解除梗阻的一种姑息性手术。其方法是在梗阻部位上下方无明显炎症、肠壁柔软的肠管间行短路吻合。肠短路手术有两种方式：一种是侧侧式，即在梗阻部位近、远端的肠管间做侧侧吻合；另一种是端侧式，即先将梗阻近侧胀大肠襻切除，远切端予以缝合关闭，近侧端与梗阻远端萎陷的肠襻做端侧吻合。两种术式的优劣各异，可根据病变的情况决定。如患者情况较差，手术以解除梗阻而病变不能再切除者或为完全性梗阻者，则以简单有效的侧侧吻合术为宜，以免在端侧吻合后梗阻近端的肠襻盲端有胀破的可能。如需做二期手术，且能根除梗阻病变者，作为二期病灶切除术前的准备手术，可行端侧式吻合。

3. 肠造瘘术

肠造瘘术包括小肠造瘘及结肠造瘘，主要用于危重患者，由于患者周身状况危急不能耐受更大手术操作时仍不失为一种有效地解除梗阻的外科疗法。但在小肠梗阻时，因术后营养、水电解质平衡都不易维持，造瘘口周围皮肤护理也甚麻烦，因此，应竭力避免小肠造瘘术。对不能切除的结肠肿瘤或直肠肿瘤所致梗阻，或肿瘤虽能切除但因肠道准备不足，患者情况较差等情况下，适宜行结肠造瘘术或永久性人工肛门手术。

肠造瘘术分为3种：①断端造瘘，如为绞窄性肠梗阻、肠管已坏死，则须将坏死肠段切除，近端肠管从侧腹壁造瘘口处拖出并缝合固定，远端缝闭，待病情许可时再行二期手术。②双口造瘘：将梗阻上方肠管提出行双口造瘘，主要适用于结肠梗阻或粘连性梗阻，肠管虽无坏死但无法分离，造瘘目的为单纯减压。③插管造瘘：单纯插管造瘘作为解除肠道梗阻效果不理想，只有在坏死肠管切除后一期吻合，预防术后发生吻合口瘘时，可在吻合口上端肠管内插入减压管，并包埋固定在侧腹壁的腹膜上，戳孔引出，术后减压，避免吻合口瘘的发生。小肠高位插管造瘘又可作为供给肠内营养的备用通道。

4. 其他手术

①肠粘连松解术及肠管折叠或肠排列。②肠套叠复位术：使套叠的肠管退出并恢复原位。手术要求尽量在腹腔内操作，术者用手挤压套入部远端，轻柔地将套入部挤出。待完全复位后，仔细观察肠壁血运及蠕动情况，确认有无坏死表现。如为回结肠套叠，可将末端回肠与升结肠内侧壁稍予固定，以免再发生套叠。③肠扭转复位术：将扭转的肠管复位后，恢复原来的功能位置。复位前应注意肠管血运情况及肠腔内容物多少，当肠腔内积存大量液体气体时，应先行减压后再复位，以免突然复位而使大量毒素吸收导致中毒性休克。④肠减压术：如果术中见肠管极度扩张致手术有困难时，可先行肠管减压。常用减压方法有：穿刺减压，用一粗针头接上吸引装置，直刺入膨胀的肠管，尽可能吸出肠内气体和液体，拔针后缝合针眼。因针头易堵塞，减压不满意；橡皮管减压，在肠壁上做一小切口，置入橡皮管或导尿管，还可接上三通管，管周固定后进行吸引减压，可用生理盐水灌洗肠腔，减少中毒机会；切开减压，对较游离肠管可提至切口外，周围保护好后可直接切开肠管进行减压，这种方法减压效果好，但易污染腹腔。

总之，肠梗阻的手术治疗应视患者梗阻情况而定。单纯性肠梗阻可采用解除引起梗阻机制的手术，如粘连松解术、肠切开取出堵塞异物术等，如肠管的病变为肿瘤、炎症可行肠切除、肠吻合术，狭窄病变不能切除时可做肠短路术。绞窄性肠梗阻应尽快采取解除梗阻机制的手术，如肠套叠或肠扭转的复位术，肠管坏死应行肠切除吻合术等。结肠梗阻时由于回盲瓣关闭作用，形成闭襻型肠梗阻，结肠血供也不如小肠丰富，单纯性肠梗阻也容易发生局部坏死和穿孔，应早期进行手术治疗。如患者全身情况差，腹胀严重，梗阻位于左半结肠时，可先以横结肠造瘘，待情况好转再行肠切除吻合，如肠管坏死，应将坏死肠段切除，做肠造瘘术，待全身情况好转后二期手术。由于结肠梗阻时出现的问题较多，手术治疗时需审慎的处理。

急性肠梗阻的预后与梗阻的病因、性质、诊治的早晚、术前后的处理及手术选择是否得当有关，多数良性梗阻效果较好，但单纯性肠梗阻的病死率仍在3%左右，绞窄性肠梗阻的病死率在8%左右，如诊治过晚病死率可达25%以上。死亡多见于老年患者，主要原因是难复性休克、腹膜炎、肺部并发症、肠道术后并发症及全身衰竭等，因此应及时诊断、恰当的处理，减少病死率。

急性肠梗阻的预防在某些类型的肠梗阻是可能的。如术后粘连性肠梗阻，在进行腹部手术时，操作轻柔，尽量减少脏器浆膜和腹膜的损伤，防止或减少术中胃肠道内容物对腹腔的污染，术后尽早恢复胃肠道蠕动功能，对预防粘连性肠梗阻有积极作用。有报告近年来在腹部手术后，腹腔内置入透明质酸酶可有效减少肠粘连的发生。积极防治肠蛔虫病是预防蛔虫团堵塞性肠梗阻的有效措施。避免饱食后强体力劳动或奔跑，可减少肠扭转的发生。腹腔内炎症及结核等病变，应积极治疗避免发展成粘连或狭窄，如患者存在发生肠梗阻的因素，应嘱患者注意饮食，以防止或减少肠梗阻的发病。

第十章　内分泌系统急危重症

第一节　低血糖危象

低血糖危象是由多种原因引起的糖代谢紊乱，致血糖水平降低的一种反应。因血糖下降速度过快、血糖水平过低或个体对低血糖的耐受性较差，患者可突然出现神经系统和心血管系统异常，严重者可造成死亡。

一、病因与发病机制

(一) 病因

凡有食物摄入不足，肝糖原贮存减少，糖原异生障碍或胰岛素分泌过多，拮抗胰岛素的激素分泌相对或绝对减少等原发病者。遇有延长进食时间、饮酒、剧烈运动、寒冷、月经来潮、发热等促发因素，均可导致低血糖危象的发生。

产生低血糖危象的原因很多，最常见的是功能性胰岛 β 细胞瘤分泌过多的胰岛素所致。少数是由于非胰腺的中胚叶肿瘤（如某些纤维瘤、纤维肉瘤、平滑肌瘤等，约 80% 发生于腹腔内）产生有胰岛素活性的物质如胰岛素生长因子（IGF-Ⅰ、Ⅱ）过多。也有因应用岛素或口服降糖药物过量或酒精中毒引起。

(二) 发病机制

正常人血浆葡萄糖维持在一个比较恒定的水平，24 h 内波动范围很少超过 2.2 ~ 2.8 mmol/L（40 ~ 50 mg/dL）。这种葡萄糖内环境的稳定是通过多种激素及酶来维持的。血循环中的葡萄糖是细胞、特别是脑细胞能量的主要来源，而脑细胞贮存葡萄糖较少，主要依靠血中葡萄糖随时供给。中枢神经系统每分钟大约需要葡萄糖 100 mg，即每小时 6 mg 或每天 144 g，超过了肝脏可动员的糖原贮存量。如果血中完全没有葡萄糖时，脑内贮备的葡萄糖只需 10 ~ 15 min 即被消耗完。当低血糖症状反复发作并历时较久时，可使脑细胞变性、脑组织充血、坏死。大脑皮层、中脑、延脑活动受抑制，皮层下中枢包括基底节、下丘脑及自主神经中枢相继受累而发生躁动不安、意识不清、痉挛及舞蹈样动作，患者有心动过速、脉搏细弱、瞳孔散大、呼吸浅快、血压下降，甚至发生强直性惊厥，最后进入昏迷。

二、诊断

(一) 临床表现

临床症状与血糖下降速度、持续时间长短、个体反应性及基础疾病有关。通常血糖下降越明显、持续时间越久、下降速度越快、器质性疾病越严重，临床症状越明显。

(1）交感神经兴奋及肾上腺素分泌增多的症状：在低血糖发生早期或血糖下降速度较快时，可出现面色苍白、腹痛、晕厥、震颤等交感神经兴奋症状群。

（2）中枢神经系统症状群：轻者仅有烦躁不安、焦虑，重者出现语无伦次，视力障碍，精神失常，定向力丧失，痉挛、癫痫样小发作，偶可偏瘫。如低血糖严重而持久时则进入昏迷，各种反射均消失，最后死亡。新生儿及婴儿低血糖表现以惊厥为重。上述两组症状可先后发生，也可同时出现，但往往以某一组症状较为突出。也可以第一组症状不明显，而很快出现第二组症状发生昏迷。

（二）辅助检查

（1）血糖危象发作时血糖多低于 2.8～1.12 mmol/L（50～20 mg/dL），甚至更低，个别情况下可测不出。

（2）血浆胰岛素：血浆胰岛素水平高低与血糖水平有关。正常人空腹血浆胰岛素值不超过 24 mU/L，当空腹血糖低于 2.8 mmol/L（50 mg/dL）时血浆胰岛素值常低于 10 mU/L，空腹血糖低于 2.2 mmol/L（40 mg/dL），空腹血浆胰岛素值常低于 5 mU/L（5μU/mL）。血浆胰岛素与血糖比值［血胰岛素（mU/L）/ 血糖（mg/dL）］正常人小于 0.3，比值大于 0.3 疑高胰岛素血症，比值大于 0.4 提示胰岛 β 细胞瘤。而在胰岛 β 细胞瘤、异位胰岛素分泌瘤患者，血浆胰岛素水平高，即在低血糖危象发作时其胰岛素水平也不降低。有人提出［血浆胰岛素（μU/mL）×100］/ 血浆葡萄糖（mg/dL）－30］之比值，正常情况下小于 50；如果大于 50 为可疑；如比值大于 150，则对胰岛 β 细胞瘤有诊断意义。

（3）口服葡萄糖耐量试验：将该试验延长至 4～5 h，有可能出现低血糖，对诊断有意义。

（4）激发试验：胰岛素释放试验中胰岛素高峰超过 150μU/mL；胰高血糖素试验血浆胰岛素水平超过 260μU/mL；亮氨酸试验血浆胰岛素水平上升超过 40μU/mL，对低血糖诊断有意义。但上述这些激发试验均有假阳性和假阴性出现，仅能作为辅助诊断。

三、急救措施

一经确诊低血糖危象，应立即静脉给予葡萄糖，以尽量减少低血糖对神经系统的损害。其具体措施如下：

患者意识尚清楚者，可口服糖水或含糖饮料，如严重而持久的意识丧失或有抽搐者，应立即静脉注射 50% 葡萄糖 60～100 mL，若仍未改善，可重复注射。然后给 10% 葡萄糖 500～1 000 mL，持续静脉点滴，直到患者清醒为止。若心肺肝肾功能减退者，可鼻饲糖水。

严重低血糖危象发作，若无肝脏疾患可给予 0.1% 肾上腺素 0.5 mL 皮下注射，以促进糖原分解，减少肌肉利用葡萄糖，提高血糖浓度。也可给予胰高血糖素 1～2 mg 肌内注射，以加强糖原分解，刺激肾上腺素分泌。如因肾上腺皮质功能低下引起的低血糖危象，经上述处理仍不清醒者，可给予氢化可的松 100～300 mg 静脉滴注，抑制胰岛素分泌，增加糖原异生。如因垂体危象、甲状腺危象、肾上腺危象所致低血糖危象，除补充葡萄糖外，还应给予相应激素的替代治疗。

针对病因治疗，如行肿瘤切除手术，不能手术者行药物或放射治疗等。

第二节　糖尿病酮症酸中毒

糖尿病酮症酸中毒（DKA）为最常见的糖尿病急症，是由于体内胰岛素缺乏引起的以高血糖、高血酮和代谢性酸中毒为主要表现的临床综合征。当代谢紊乱发展至脂肪分解加速、血清酮体积聚超过正常水平时称为酮血症，尿酮体排出增多称为酮尿，临床上统称为酮症。当酮酸积聚而发生代谢性酸中毒时称为酮症酸中毒，常见于 1 型糖尿病患者或 β 细胞功能较差的 2 型糖尿病患者伴应激时。

一、病因

DKA 发生在有糖尿病基础，在某些诱因作用下发病。DKA 多见于年轻人，1 型糖尿病易发，2 型糖尿病可在某些应激情况下发生。发病过程大致可分为代偿性酮症酸中毒与失代偿性酮症酸中毒 2 个阶段。诱发 DKA 的原因如下。

1. 急性感染

以呼吸、泌尿、胃肠道和皮肤的感染最为常见。伴有呕吐的感染更易诱发。

2. 胰岛素和药物治疗中断

这是诱发 DKA 的重要因素，特别是胰岛素治疗中断。有时也可因体内产生胰岛素抗体致使胰岛素的作用降低而诱发。

3. 应激状态

糖尿病患者出现精神创伤、紧张或过度劳累、外伤、手术、麻醉、分娩、脑血管意外、急性心肌梗死等。

4. 饮食失调或胃肠疾患

严重呕吐、腹泻、厌食、高热等导致严重失水，过量进食含糖或脂肪多的食物，酗酒或每天糖类摄入过少（小于 100 g）时。

5. 不明病因

发生 DKA 时往往有几种诱因同时存在，但部分患者可能找不到明显诱因。

二、发病机制

主要病理基础为胰岛素相对或绝对不足、拮抗胰岛素的激素（胰高血糖素、皮质醇、儿茶酚胺类、生长激素）增加及严重失水等，因此产生糖代谢紊乱，血糖不能正常利用，导致血糖增高、脂肪分解增加、血酮增高和继发性酸中毒与水、电解质平衡失调等一系列改变。本病发病机制中各种胰岛素拮抗激素相对或绝对增多起重要作用。

1. 脂肪分解增加、血酮增高与代谢性酸中毒的出现

DAK 患者脂肪分解的主要原因有：①胰岛素的严重缺乏，不能抑制脂肪分解。②糖利用障碍，机体代偿性脂肪动员增加。③生长激素、胰高血糖素和糖皮质激素的作用增强，促进脂肪的分解。此时因脂肪动员和分解加速，大量脂肪酸在肝经 β 氧化生成乙酰辅酶 A。正常状态下的乙酰辅酶 A 主要与草酰乙酸结合后进入三羧酸循环。DAK 时，由于草酰乙酸的不足，使大量堆积的乙酰辅酶 A 不能进入三羧酸循环，加上脂肪合成受抑制，使之缩合为乙酰乙酸，再转化为 β-羟丁酸、丙酮，三者总称为酮体。与此同时，胰岛素的拮抗激素作用增强，也成为加速脂肪分解和酮体生成的另一个主要方面。在糖、脂肪代谢紊乱的同时，蛋白质的分解过程加强，出现负氮平衡，血中生酮氨基酸增加，生糖氨基酸减少，这在促进酮血症的发展中也起了重要作用。当肝内产生的酮体量超过了周围组织的氧化能力时，便引起高酮血症。

病情进一步恶化将引起：①组织分解加速。②毛细血管扩张和通透性增加，影响循环的正常灌注。③抑制组织的氧利用。④先出现代偿性通气增强，继而 pH 下降，当 pH 小于 7.2 时，刺激呼吸中枢引起深快呼吸（Kussmaul 呼吸），pH 小于 7.0 时，可导致呼吸中枢麻痹，呼吸减慢。

2. 胰岛素严重缺乏、拮抗激素增高及严重脱水

当胰岛素严重缺乏和拮抗激素增高情况下，糖利用障碍，糖原分解和异生作用加强，血糖显著增高，可超过 19.25 mmol/L，继而引起细胞外高渗状态，使细胞内水分外移，引起稀释性低钠。一般来说，血糖每升高 5.6 mmol/L，血浆渗量增加 5.5 mmol/L，血钠下降 2.7 mOsm/L。此时，增高的血糖由肾小球滤过时，可比正常的滤过率[5.8 ~ 11 mmol/（L·min）]高出 5 ~ 10 倍，大大超过了近端肾小管回吸收糖[16.7 ~ 27.8 mmol/（L·min）]的能力，多余的糖由肾排出，带走大量水分和电解质，这种渗透性利尿作用必然使有效血容量下降，机体处于脱水状态。此外，由此而引起的机体蛋白质、脂肪过度分解产物（如尿素氮、酮体、硫酸、磷酸）从肺、肾排出，同时厌食、呕吐等症状，都可加重脱水的进程。在脱水状态下的机体，胰岛素利用下降与反调节激素效应增强的趋势又必将进一步发展。这种恶性循环若不能有效控制，必然引起内环境的严重紊乱。

3. 电解质失衡

因渗透性利尿作用，从肾排出大量水分的同时也丢失 K^+、Na^+ 和 Cl^- 等离子。血钠在初期可由于细胞内液外移和排出增多而引起稀释性低钠，但若失水超过失钠程度，血钠也可增高。血钾降低多不明显，有时由于 DKA 时组织分解增加使大量细胞内 K^+ 外移而使测定的血钾不低，但总体上仍以低钾多见。

三、临床表现

绝大多数 DKA 见于 1 型糖尿病患者，有使用胰岛素治疗史，且有明显诱因，小儿则多以 DKA 为首先症状出现。一般起病急骤，但也有逐渐起病者。早期患者常感软弱、乏力、肌肉酸痛，是为 DKA 的前驱表现，同时糖尿病本身症状也加重，常因大量尿糖及酮尿使尿量明显增加，体内水分丢失，多饮、多尿更为突出，此时食欲缺乏、恶心、呕吐、腹痛等消化道症状及胸痛也很常见。老年有冠心病者可并发心绞痛，甚而心肌梗死及心律失常或心力衰竭等。由于 DKA 时心肌收缩力减低，每搏量减少，加以周围血管扩张，血压常下降，导致周围循环衰竭。

1. 严重脱水

皮肤黏膜干燥、弹性差，舌干而红，口唇樱桃红色，眼球下陷，心率增快，心音减弱，血压下降；并可出现休克及中枢神经系统功能障碍，如头痛、神志淡漠、恍惚，甚至昏迷。少数患者尚可在脱水时出现上腹部剧痛、腹肌紧张并压痛，酷似急性胰腺炎或外科急腹症，胰淀粉酶亦可升高，但非胰腺炎所致，系与严重脱水和糖代谢紊乱有关，一般在治疗 2～3 天后可降至正常。

2. 酸中毒

可见深而快的 Kussmaul 呼吸，呼出气体呈酮味（烂苹果味），但患者常无呼吸困难感觉，少数患者可并发呼吸窘迫综合征。酸中毒可导致心肌收缩力下降，诱发心力衰竭。当 pH 小于 7.2 时中枢神经系统受抑制则出现倦怠、嗜睡、头痛、全身痛、意识模糊和昏迷。

3. 电解质失衡

早期低血钾常因病情发展而进一步加重，可出现胃肠胀气、腱反射消失和四肢麻痹，甚至有麻痹性肠梗阻的表现。当同时合并肾功能损害，或因酸中毒致使细胞内大量钾进入细胞外液时，血钾也可增高。

4. 其他

肾衰竭时少尿或无尿，尿检出现蛋白、管型；部分患者可有发热，病情严重者体温下降，甚至降至 35℃ 以下，这可能与酸血症时血管扩张和循环衰竭有关；尚有少数患者可因 6-磷酸葡萄糖脱氢酶缺乏而产生溶血性贫血或黄疸。

四、实验室检查

1. 尿糖、尿酮检查

尿糖、尿酮强阳性，但当有严重肾功能损害时由于肾小球滤过率减少而导致肾糖阈增高时，尿糖和尿酮亦可减少或消失。

2. 血糖、血酮检查

血糖明显增高，多高达 16.7～33.3 mmol/L，有时可达 55.5 mmol/L 以上；血酮体增高，正常小于 0.6 mmol/L，大于 1.0 mmol/L 为高血酮，大于 3.0 mmol/L 提示酸中毒。

3. 血气分析

代偿期 pH 可在正常范围，HCO_3^- 降低；失代偿期 pH 小于 7.35，HCO_3^- 进一步下降，BE 负值增大。

4. 电解质测定

血钾正常或偏低，尿量减少后可偏高，血钠、血氯多偏低，血磷低。

5. 其他

肾衰竭时，尿素氮、肌酐增高，尿常规可见蛋白、管型，白细胞计数多增加。

五、诊断及鉴别诊断

DKA 的诊断基于如下条件：①尿糖强阳性。②尿酮体阳性，但在肾功能严重损伤或尿中以 β-羟丁酸为主时尿酮可减少甚至消失。③血糖升高，多为 16.7~33.3 mmol/L，若大于 33.3 mmol/L，要注意有无高血糖高渗状态。④血 pH 常小于 7.35，HCO3 小于 10~15 mmol/L。在早期代偿阶段血 pH 可正常，但 BE 负值增大。关键在于对临床病因不明的脱水、酸中毒、休克、意识改变进而昏迷的患者应考虑到 DKA 的可能。若尿糖、尿酮体阳性，血糖明显增高，无论有无糖尿病史，都可结合临床特征而确立诊断。

DKA 可有昏迷，但在确立是否为 DKA 所致时，除需与高血糖高渗状态、低血糖昏迷和乳酸性酸中毒进行鉴别外，还应注意脑血管意外的出现，应详查神经系统体征，特别要急查头颅 CT，以资鉴别，必须注意两者同时存在的可能性。

六、急诊处理

治疗原则为尽快纠正代谢紊乱，去除诱因，防止各种并发症。补液和胰岛素治疗是纠正代谢紊乱的关键。

（一）补液

输入液体的量及速度应根据患者脱水程度、年龄及心脏功能状态而定。一般每天总需量按患者原体重的 10% 估算。首剂生理盐水 1 000~2 000 mL，1~2 h 静脉滴注完毕，以后每 6~8 h 输 1 000 mL 左右。补液后尿量应在每小时 100 mL 以上，如仍尿少，表示补液不足或心、肾功能不佳，应加强监护，酌情调整。昏迷者在苏醒后，要鼓励口服液体，逐渐减少输液，较为安全。

（二）胰岛素治疗

常规以小剂量胰岛素为宜，这种用法简单易行，不必等血糖结果；无迟发低血糖和低血钾反应，经济、有效。实施时可分两个阶段进行：

1. 第 1 阶段

患者诊断确定后（或血糖大于 16.7 mmol/L），开始先静脉点滴生理盐水，并在其中加入短效胰岛素，每小时给予每千克体重 0.1 U 胰岛素，使血清胰岛素浓度恒定达到 100~200 μU/mL，每 1~2 h 复查血糖，如血糖下降小于 30%，可将胰岛素加量；对有休克和（或）严重酸中毒和（或）昏迷的重症患者，应酌情静脉注射首次负荷剂量 10~20 U 胰岛素；如下降大于 30%，则按原剂量继续静脉滴注，直至血糖下降为小于或等于 13.9 mmol/L 后，转第 2 阶段治疗；当血糖小于或等于 8.33 mmol/L 时，应减量使用胰岛素。

2. 第 2 阶段

当患者血糖下降至小于或等于 13.9 mmol/L 时，将生理盐水改为 5% 葡萄糖（或糖盐水），胰岛素的用量则按葡萄糖与胰岛素之比为 3~4∶1（即每 3~4 g 糖给胰岛素 1 U）继续点滴，使血糖维持在 11.1 mmol/L 左右，酮体阴性时，可过渡到平日治疗剂量，但在停止静脉滴注胰岛素前 1 h 酌情皮下注射胰岛素 1 次，以防血糖的回升。

（三）补钾

DKA 者从尿中丢失钾，加上呕吐与摄入减少，必须补充。但测定的血钾可因细胞内钾转移至细胞外而在正常范围内，因此，除非患者有肾功能障碍或无尿，一般在开始治疗即进行补钾。补钾应根据血钾和尿量：治疗前血钾低于正常，立即开始补钾，前 2~4 h 通过静脉输液每小时补钾为 13~20 mmol/L（相当于氯化钾 1.0~1.5 g）；血钾正常、尿量大于 40 mL/h，也立即开始补钾；血钾正常、尿量小于 30 mL/h，暂缓补钾，待尿量增加后再开始补钾；血钾高于正常，暂缓补钾。使用时应随时进行血钾测定和心电图监护。如能口服，用肠溶性氯化钾 1~2 g，3 次/天。用碳酸氢钠时，鉴于它有促使钾离子进入细胞内的作用，故在滴入 5% 碳酸氢钠 150~200 mL 时，应加氯化钾 1 g。

（四）纠正酸中毒

患者酸中毒系因酮体过多所致，而非 HCO_3^- 缺乏，一般情况下不必用碳酸氢钠治疗，大多可在输注胰岛素及补液后得到纠正。反之，易引起低血钾、脑水肿、反常性脑脊液 pH 下降和因抑制氧合血红蛋白解离而导致组织缺氧。只有 pH 小于 7.1 或 CO_2CP 小于 4.5～6.7 mmol/L、HCO_3^- 小于 5 mmol/L 时给予碳酸氢钠 50 mmol/L。

（五）消除诱因，积极治疗并发症

并发症是关系到患者预后的重要方面，也是酮症酸中毒病情加重的诱因，如心力衰竭、心律失常、严重感染等，都须积极治疗。此外，对患者应用鼻导管供氧，严密监测神志、血糖、尿糖、尿量、血压、心电图、血气、血浆渗量、尿素氮、电解质及出入量等，以便及时发现病情变化，及时予以处理。

第三节 高渗性非酮症糖尿病昏迷

非酮症性高血糖高渗性糖尿病昏迷（NKHDC）是糖尿病的严重急性并发症。特点是血糖极高，没有明显的酮症酸中毒，因高血糖引起血浆高渗性脱水和进行性意识障碍的临床综合征。

一、病因及发病机制

诱发因素常见的有：大量口服或静脉输注糖液，使用糖皮质激素、利尿剂（如呋塞米、噻嗪类、山梨醇）、免疫抑制剂、氯丙嗪、苯妥英钠、普萘洛尔等药物，急性感染，手术，及脑血管意外、急性心肌梗死、心力衰竭等应激状态，腹膜透析和血液透析等。详细的发病机制还有待于进一步阐明。可能由于本病患者体内仍有一定数量的胰岛素，虽然由于各种不同原因而使其生物效应不足，但其数量足以抑制脂肪细胞脂肪分解，而不能抑制肝糖原分解和糖原异生，肝脏产生葡萄糖增加释入血流，同时葡萄糖因胰岛素不足不能透过细胞膜而为脂肪、肌肉摄取与利用，导致血糖上升。脂肪分解受抑制，游离脂肪酸增加不多，使肝脏没有足够的底物形成较多的酮体。加以本病患者抗胰岛素激素（如生长激素、糖皮质激素等）水平虽然升高，但其出现时间较酮症酸中毒患者为迟，且其上升程度不足以引起生酮作用。血糖升高，大量尿糖从肾排出，引起高渗性利尿，从而导致脱水和血容量减少。

二、临床表现

1. 前驱期表现

NKHDC 起病多隐蔽，在出现神经系统症状和进入昏迷前常有一段过程，即前驱期，表现为糖尿病症状如口渴、多尿和倦怠、无力等症状的加重，反应迟钝，表情淡漠，引起这些症状的基本原因是由于渗透性利尿失水。这一期可由几天到数周不等，发展比糖尿病酮症酸中毒慢，如能对 NKHDC 提高警惕，在前驱期及时发现并诊断，则对患者的治疗和预后大有好处，但可惜往往由于前驱期症状不明显，一则易被患者本人和医生所忽视，再者常易被其他并发症症状所掩盖和混淆，而使诊断困难和延误。

2. 典型期的临床表现

如前驱期得不到及时治疗，则病情继续发展，由于严重的失水引起血浆高渗和血容量减少，患者主要表现为严重的脱水和神经系统两组症状和体征，我们观察的全部患者都有明显的脱水表现，外观患者的唇舌干裂、眼窝塌陷、皮肤失去弹性，由于血容量不足，大部分患者有血压减低、心跳加速，少数患者呈休克状态，有的由于严重脱水而无尿，神经系统方则表现为不同程度的意识障碍，从意识模糊、嗜睡直至昏迷，可以有一过性偏瘫。病理反射和癫痫样发作，出现神经系统症状常是促使患者前来就诊的原因，因此常误诊为一般的脑血管意外而导致误诊、误治，后果严重。和酮症酸中毒不一样，NKHDC 没有典型的酸中毒呼吸，如患者出现中枢性过度换气现象时，则应考虑是否合并有败血症和脑血管意外。

三、实验室及其他检查

（1）血常规。由于脱水血液浓缩，血红蛋白增高，白细胞计数多大于 $10 \times 10^9/L$。

（2）血糖极高，大于 33.3 mmol/L（多数大于 44.4 mmol/L）。

（3）血电解质改变不明显。

（4）尿糖强阳性，尿酮体阴性或弱阳性。

（5）血浆渗透压增高 血浆渗透压可按下面公式计算：

$$血浆渗透压（mOsm/L）=2（Na^+ + K^+）+ \frac{血糖\ mg/dL}{18} + \frac{BUN\ mg/dL}{2.8}$$

正常范围 280～300 mOsm/L，NKHDC 多大于 340 mOms/L。

其他血肌酐和尿素氮多增高，原因可由于肾脏本身因素，但大部分患者是由于高度脱水肾前因素所致，因而血肌酐和尿素氮一般随急性期补液治疗后而下降，如仍不下降或特别高者预后不良。

四、诊断

NKHDC 的病死率极高，能否及时诊断直接关系到患者的治疗和预后。从上述 NKHDC 的临床表现看，对本症的诊断并不困难，关键是所有的临床医生要提高对本症的警惕和认识，特别是对中、老年患者有以下临床症状者，无论有无糖尿病历史，均提示有 NKHDC 的可能，应立即作实验室检查：①进行性意识障碍和明显脱水表现者。②中枢神经系统症状和体征，如癫痫样抽搐和病理反射征阳性者。③合并感染、心肌梗死、手术等应激情况下出现多尿者。④大量摄糖，静脉输糖或应用激素、苯妥英钠、心得安等可致血糖增高的药物时出现多尿和意识改变者。⑤水入量不足、失水和用利尿药、脱水治疗与透析治疗等。

实验室检查和诊断指标：对上述可疑 NKHDC 者应立即取血查血糖、血电解质（钠、钾、氯）、尿素氮和肌酐、CO_2CP，有条件做血酮和血气分析，查尿糖和酮体，做心电图。NKHDC 实验室诊断指标：①血糖大于 33.3 mmol/L。②有效血浆渗透压大于 320 mOsm/L，有效血浆渗透压指不计算血尿素氮提供的渗透压。③尿糖强阳性，尿酮体阴性或弱阳性。

五、鉴别诊断

首先，需与非糖尿病脑血管意外患者相鉴别，这种患者血糖多不高，或有轻度应激性血糖增高，但不可能大于 33.3 mmol/L。需与其他原因的糖尿病性昏迷相鉴别。

六、危重指标

所有的 NKHDC 患者均为危重患者，但有下列表现者大多预后不良。①昏迷持续 48 h 尚未恢复者。②高血浆渗透压于 48 h 内未能纠正者。③昏迷伴癫痫样抽搐和病理反射征阳性者。④血肌酐和尿素氮增高而持续不降低者。⑤患者合并有革兰阴性细菌性感染者。

七、治疗

尽快补液以恢复血容量，纠正脱水及高渗状态，降低血糖，纠正代谢紊乱，积极查询并清除诱因，治疗各种并发症，降低病死率。

（一）补液

迅速补液，扩充血容量，纠正血浆高渗状态，是本症治疗中的关键。

1. 补液的种类和浓度

具体用法可按以下 3 种情况。①有低血容量休克者，应先静脉滴注等渗盐水，以较快地提高血容量，升高血压，但因其含钠高，有时可造成血钠及血浆渗透压进一步升高而加重昏迷，故应在血容量恢复，血压回升至正常且稳定而血浆渗透压仍高时，改用低张液（4.5 g/L 氯化钠或 6 g/L 氯化钠）。②血压正常，血钠大于 150 mmol/L，应首先静脉滴注 4.5～6 g/L 氯化钠溶液，使血浆渗透压迅速下降。因其含钠量低，输入后可有 1/3 进入细胞内，大量使用易发生溶血或导致继发性脑水肿及低血容量休克危险，故当血浆渗透压降至 330 mmol/L 以下，血钠在 140～150 mmol/L 时，应改输等渗氯化钠溶液。若血糖降至 13.8～16.5 mmol/L，改用 50 g/L 葡萄糖液或葡萄糖盐水。③休克患者或收缩压持续大于

10.6 kPa 者，除补等渗液外，应间断输血浆或全血。

2. 补液量估计

补液总量可按体重的 10% 估算。

3. 补液速度

一般按先快后慢的原则，头 4 h 补总量的 1/3，1.5 ~ 2 L，头 8、12 h 补总量的 1/2 加尿量，其余在 24 ~ 48 h 内补足。但在估计输液量及速度时，应根据病情随时调整仔细观察并记录尿量，血压和脉率，应注意监测中心静脉压和心电图等。

4. 鼻饲管内补给部分液体

可减少静脉补液量，减轻心肺负荷，对部分无胃肠道症状患者可试用，但不能以此代替输液，以防失去抢救良机。

（二）胰岛素治疗

本症患者一般对胰岛素较敏感，有的患者尚能分泌一定量的胰岛素，故患者对胰岛素的需要量比酮症酸中毒者少。目前多采用小剂量静脉滴注，一般 5 ~ 6 U/h 与补液同时进行，大多数患者在 4 ~ 8 h 后血糖降至 14 mmol/L 左右时，改用 50 g/L 葡萄糖液或葡萄糖盐水静脉注射，病情稳定后改为皮下注射胰岛素。应 1 ~ 2 h 监测血糖 1 次，对胰岛素却有抵抗者，在治疗 2 ~ 4 h 内血糖下降不到 30% 者应加大剂量。

（三）补钾

尿量充分，宜早期补钾。用量根据尿量、血钾值、心电监护灵活掌握。

（四）治疗各种诱因与并发症

1. 控制感染

感染是本症最常见的诱因，也是引起患者后期死亡的主要因素，必须积极控制各种感染并发症。强调诊断一经确立，即应选用强有力抗生素。

2. 维持重要脏器功能

合并心脏疾患者，如心里衰竭，应控制输液量及速度；避免引起低血钾和高血钾；保持血渗透压，血糖下降速度，以免引起脑水肿；加强支持疗法等。

第十一章　神经系统急危重症

第一节　缺血性脑卒中

缺血性脑血管疾病又称缺血性脑卒中，是脑血管狭窄或闭塞等各种原因使颅内动脉血流量减少，造成脑实质缺血的一类疾病。包括短暂性脑缺血发作、可逆性缺血性神经功能缺损，进展性卒中和完全性卒中。

一、病理生理

（一）脑血流量和脑缺血阈

正常成人在休息状态下脑血流量（CBF）为 50~55 mL/h（100 g/min），脑白质的脑血流量为 25 mL/h（100 g/min），脑灰质的血流量为 75 mL/h（100 g/min）。某区域的脑血流量，称为局部脑血流量（rCBF）。正常时，脑动、静脉之间的氧含量差约为 7% 容积，称为脑的氧抽取量，用以维持氧代谢率在正常水平。当脑血流量不能维持正常水平时，为了维持氧代谢率，必须加大氧抽取量，在脑血流量降到 20 mL/h（100 g/min），氧抽取量增至最高限度，如脑血流量继续下降，脑氧需求不再能满足，氧代谢率即会降低，脑组织就会发生缺氧。

当脑血流量降到 20 mL/h（100 g/min），脑皮层的诱发电位和脑电波逐渐减弱，降到 15~18 mL/h（100 g/min），脑皮层诱发电位和脑电图消失。此时神经轴突间的传导中断，神经功能丧失，该脑血流量阈值称为"轴突传导衰竭阈"。脑血流量降到 10 mL/h（100 g/min）以下时，细胞膜的离子泵功能即发生衰弱，此时细胞内 K^+ 逸出于细胞外，Na^+ 和 Ca^{2+} 进入细胞内，细胞的完整性发生破坏，此脑血流量阈值称为"细胞膜衰竭阈"或"离子泵衰竭阈"。

脑血流量降低到缺血阈值以下并非立即发生脑梗死，决定缺血后果的关键因素是缺血的程度与缺血持续时间。在脑血流量降低到 18 mL/h（100 g/min）以下时，经过一定的时间即可发生不可逆转的脑梗死，脑血流量水平愈低，脑梗死发生愈快。在脑血流量为 12 mL/h（100 g/min），仍可维持 2 h 以上不致发生梗死。在 18~20 mL/h（100 g/min），虽然神经功能不良，但仍可长时期不发生梗死。

在缺血性梗死中心的周边地带，由于邻近侧支循环的灌注，存在一个虽无神经功能但神经细胞仍然存活的缺血区，称为缺血半暗区。如果在一定的时限内提高此区的脑血流量，则有可能失神经功能恢复。

（二）脑缺血的病理生理变化

脑血流量下降导致脑的氧代谢率降低，当脑血流量降到离子泵衰竭阈以下时，如不能在短时间内增加脑血流量，即可发生一系列继发性病理改变，称为"缺血瀑布"。"缺血瀑布"一旦启动后，即一泻而下，最终导致脑梗死。

脑缺血引起的脑水肿先是细胞毒性水肿，以后发展为血管源性水肿，此过程在脑梗死后数小时至数天内完成，称为脑水肿的成熟。

二、病因

（一）脑动脉狭窄或闭塞

颅内脑组织由两侧颈内动脉和椎动脉供血，其中两侧颈内动脉供血占脑的总供血量的 80%～90%，椎动脉占 10%～20%。由于存在颅底动脉环和良好的侧支循环，在其中一条动脉发生狭窄或闭塞时，不一定出现临床缺血症状；若侧支循环不良或有多条动脉发生狭窄，使局部或全脑的脑血流量减少到脑缺血的临界水平[18～20 mL/h（100 g/min）]以下时，就会产生临床脑缺血症状。全脑组织缺血的边缘状态的血流量为 31 mL/h（100 g/min），此时如有全身性血压波动，即可引发脑缺血。

脑动脉粥样硬化是造成脑动脉狭窄或闭塞的主要原因，并且绝大多数累及颅外段大动脉和颅内的中等动脉，其中以颈动脉和椎动脉起始部受累的机会最多。

一般认为必须缩窄原有管腔横断面积的 80% 以上才足以使血流量减少。由于在脑血管造影片上无法测出其横断面积，只能测量其内径，所以，动脉内径狭窄超过其原有管径的 50% 时，相当于管腔面积缩窄 75%，才具有外科治疗意义。

（二）脑动脉栓塞

动脉粥样硬化斑块上的溃疡面上常附有血小板凝块、附壁血栓和胆固醇碎片。这些附着物被血流冲刷脱落后即可形成栓子，被血流带入颅内动脉时，就会发生脑栓塞，引起供血区脑缺血。

最常见的栓子来自颈内动脉起始部的动脉粥样硬化斑块，也是短暂性脑缺血发作的最常见的原因。风湿性心瓣膜病、亚急性细菌性心内膜炎、先天性心脏病、人工瓣膜和心脏手术等形成的心源性栓子是脑动脉栓塞的另一个主要原因。少见的栓子如脓毒性栓子、脂肪栓子、空气栓子等也可造成脑栓塞。

（三）血流动力学因素

低血压、心肌梗死、严重心律失常、休克、颈动脉窦过敏、体位性低血压、锁骨下动脉盗血综合征等影响血流动力学的因素均可造成脑缺血，尤其是存在脑血管的严重狭窄或多条脑动脉狭窄时。

（四）血液学因素

口服避孕药物、妊娠、产妇、手术后和血小板增多症引起的血液高凝状态、红细胞增多症、镰状细胞贫血、巨球蛋白血症引起的血黏稠度增高均可发生脑缺血。

（五）其他因素

各种炎症、外伤、颅内压增高、脑血管本身病变、局部占位性病变、全身结缔组织疾病、变态反应以及某些遗传疾病等均可影响脑血管供血，出现脑组织缺血。

三、临床分类与临床表现

（一）短暂性脑缺血发作（TIA）

短暂性脑缺血发作为脑缺血引起的短暂性神经功能缺失。其特征为：①发病突然。②局灶性脑或视网膜功能障碍的症状。③持续时间短暂，一般 10～15 min，多在 1 h 内，最长不超过 24 h。④恢复完全，不遗留神经功能缺损体征。⑤多有反复发作的病史。⑥症状多种多样，取决于受累血管的分布。短暂性脑缺血发作是脑卒中的重要危险因素和即将发生脑梗死的警告。未经治疗的短暂性脑缺血发作患者约有 1/3 在数年内有发生完全性脑梗死的可能，1/3 由于短暂性脑缺血反复发作而损害脑功能，另 1/3 可能出现自然缓解。TIA 发作后一个月内发生卒中的机会是 4%～8%；在第一年内发生的机会是 12%～13%；以后 5 年则高达 24%～29%。

（1）颈动脉系统短暂性脑缺血发作：主要表现为颈动脉供血区的神经功能障碍。以突然发作性一侧肢体无力或瘫痪、感觉障碍、失语和偏盲为特点，可反复发作；有的出现一过性黑蒙，表现为突然单眼失明，持续 2～3 min，很少超过 5 min，然后视力恢复。有时一过性黑蒙伴有对侧肢体运动和感觉障碍。

（2）椎－基底动脉系统短暂性脑缺血发作：椎－基底动脉系统短暂性脑缺血发作的症状比颈动脉系统短暂性脑缺血发作复杂。发作性眩晕是最常见的症状，其他依次为共济失调、视力障碍、运动感觉障碍、吞咽困难、面部麻木等。有的患者还可发生"跌倒发作"，即在没有任何先兆的情况下突然跌倒，无意识丧失，患者可很快自行站起来。

（二）脑血栓形成

本病好发于中年以后，50岁以上有脑动脉硬化、高脂血症和糖尿病者最易发生。男性多于女性。占全部脑血管病的30%~50%。部分患者起病前多有前驱症状如头晕、头痛、一过性肢体麻木无力，约25%左右患者有TIA病史。起病较缓慢，多在安静休息状态或夜间睡眠中发病，清晨或夜间醒来时发现偏瘫、失语等；部分患者白天发病，常先有短暂性脑缺血发作症状，以后进展为偏瘫。脑血栓患者多数发病时无意识障碍，无头痛、恶心、呕吐等症状，局灶症状可在数小时或数天内进行性加重。大面积脑梗死患者或椎－基底动脉血栓形成因累及脑干网状结构，则可出现不同程度的意识障碍，如同时合并严重脑水肿，也可伴有颅内压增高症状。

1. 临床类型

临床中脑血栓形成的临床表现各异，按病程常可分为以下临床类型。

（1）可逆性缺血性神经功能缺损（reversible ischemic neurologic deficits，RIND）：患者的神经症状和体征在发病后3周内完全缓解，不遗留后遗症，常因侧支循环代偿完善和迅速，血栓溶解或伴发的血管痉挛解除等原因未导致神经细胞严重损害。

（2）稳定型：神经症状和体征在几小时或2~3天达到高峰，以后不再发展，病情稳定，病初可有短暂性意识丧失。以后由于侧支循环建立，梗死区周围脑水肿消退，症状可减轻。

（3）缓慢进展型：由于血栓逐渐发展，脑缺血、水肿的范围继续扩大，症状逐渐加重，历时数日甚至数周，直到出现完全性卒中，常见于颈内动脉颅外段以及颈内动脉的进行性血栓。

（4）急性暴发型：发病急骤，往往累及颈内动脉或大脑中动脉主干或多根大动脉造成大面积脑梗死，脑组织广泛水肿伴有头痛、呕吐等颅内高压症状及不同程度意识障碍，偏瘫完全、失语等，症状和体征很像脑出血，但CT扫描常有助于鉴别。

2. 不同血管闭塞的临床特征

脑血栓形成的临床表现常与闭塞血管的供血状况直接有关，不同的脑动脉血栓形成可有不同临床症状和定位体征。

（1）颈内动脉：颈内动脉血栓的发病形式。临床表现及病程经过，取决于血管闭塞的部位、程度及侧支循环的情况。有良好的侧支循环，可不出现任何临床症状，偶尔在脑血管造影或尸检时发现。脑底动脉环完整，眼动脉与颈外动脉分支间的吻合良好，颈内动脉闭塞时临床上可无任何症状；若突然发生闭塞，则可出现患侧视力障碍和Horner综合征以及病变对侧肢体瘫痪、对侧感觉障碍及对侧同向偏盲，主侧半球受累尚可出现运动性失语。检查可见患者颈内动脉搏动减弱或消失，局部可闻及收缩期血管杂音，同侧视网膜动脉压下降，颞浅动脉额支充血搏动增强。多普勒超声示颈内动脉狭窄或闭塞外，还可见颞浅动脉血流呈逆向运动，这对诊断本病有较大意义，脑血管造影可明确颈内动脉狭窄或闭塞。

（2）大脑中动脉：大脑中动脉主干或Ⅰ级分支闭塞，出现对侧偏瘫、偏身感觉障碍和同向性偏盲，优势半球受累时还可出现失语、失读、失算、失写等言语障碍。梗死面积大症状严重者可引起头痛、呕吐等颅高压症状及昏迷等。大脑中动脉深穿支闭塞，出现对侧偏瘫（上下肢瘫痪程度相同），一般无感觉障碍及偏盲，优势半球受损时可有失语。大脑中动脉皮质支闭塞：出现偏瘫（上肢重于下肢）及偏身感觉，优势半球受累可有失语，非优势半球受累可出现对侧偏侧复视症等体象障碍。

（3）大脑前动脉：大脑前动脉主干闭塞，如果发生在前交通动脉之前，因病侧大脑前动脉远端可通过前交通动脉代偿供血，可没有任何症状和体征；如血栓发生在前交通动脉之后的主干，则出现对侧偏瘫和感觉障碍（以下肢为重），可伴有排尿障碍（旁中央小叶受损），亦可出现反应迟钝、情感淡漠、欣快等精神症状以及强握、吸吮反射，在优势半球者可有运动性失语。大脑前动脉皮质支闭塞常可引起对侧下肢的感觉和运动障碍，并伴有排尿障碍（旁中央小叶），亦可出现情感淡漠、欣快等精神症状以及强握、吸吮反射。深穿支闭塞。由于累及纹状体内侧动脉–Huebner动脉，内囊前支和尾状核缺血，出现对侧中枢性面舌瘫及上肢瘫痪。

（4）大脑后动脉：主要供应枕叶、颞叶底部、丘脑及上部脑干。主干闭塞常引起对侧偏盲和丘脑综合征。皮质支闭塞时常可引起对侧偏盲，但有黄斑回避现象；优势半球可有失读及感觉性失语，一般无肢体瘫痪和感觉障碍。深穿支包括丘脑穿通动脉、丘脑膝状体动脉，丘脑穿通动脉闭塞由于累及丘脑后部和侧部，表现为对侧肢体舞蹈样运动，不伴偏瘫及感觉障碍。丘脑膝状体动脉闭塞时常可引起丘脑综合征，表现为对侧偏身感觉障碍如感觉异常、感觉过度、丘脑痛，轻偏瘫，对侧肢体舞蹈手足徐动症，半身投掷症，还可出现动眼神经麻痹、小脑性共济失调。

（5）基底动脉：基底动脉分支较多，主要分支包括小脑前下动脉、内听动脉、旁正中动脉、小脑上动脉等，该动脉闭塞临床表现较复杂。基底动脉主干闭塞可引起广泛脑桥梗死，出、现四肢瘫痪，瞳孔缩小，多数脑神经麻痹以及小脑症状等，严重者可迅速昏迷、高热以至死亡。脑桥基底部梗死可出现闭锁综合征（locked-in syndrome），患者意识清楚，因四肢瘫、双侧面瘫、延髓型麻痹、不能言语、不能进食、不能做各种动作，只能以眼球上下运动来表达自己的意愿。基底动脉之分支一侧闭塞，可因脑干受损部位不同而出现相应的综合征。Weber综合征，因中脑穿动脉闭塞，病侧动眼神经麻痹，对侧偏瘫，Ciaude综合征，同侧动眼神经麻痹，对侧肢体共济失调。Millard-Gubler综合征，因脑桥旁中央支动脉闭塞，出现病侧外展神经和面神经麻痹，对侧肢体瘫痪。Foville综合征，因内侧纵束及外展神经受损，出现病侧外展和面神经麻痹，双眼向病灶侧水平凝视麻痹，对侧肢体瘫痪。内听动脉闭塞，则常引起眩晕发作，伴有恶心、呕吐、耳鸣、耳聋等症状。小脑上动脉闭塞，因累及小脑半球外侧面、小脑蚓部和中脑四叠体及背外侧，可引起同侧小脑性共济失调，对侧痛温觉减退，听力减退。

（6）椎动脉：此处闭塞为小脑后下动脉损害，典型为延髓外侧综合征或Wallenberg syndrome综合征。临床表现为突然眩晕、恶心、呕吐、眼球震颤（前庭外侧核及内侧纵束受刺激），病灶侧软腭及声带麻痹（舌咽、迷走神经疑核受损），共济失调（前庭小脑纤维受损），面部痛觉、温觉障碍（三叉神经脊束核受损），Horner综合征（延髓网状结构下行交感神经下行纤维受损），对侧半身偏身痛、温觉障碍（脊髓丘脑束受损）。偶或表现为对侧延髓综合征，因锥体梗死而发生对侧上下肢瘫痪，可有病侧吞咽肌麻痹和对侧身体的深感觉障碍。

（7）小脑梗死：表现为眩晕、恶心、呕吐、头痛、共济失调。患者有明显运动障碍而无肌力减退或锥体束征，大面积梗死可压迫脑干而出现外展麻痹、同向凝视、面瘫、锥体束征。严重颅压增高可引起呼吸麻痹，昏迷。

（三）脑栓塞

（1）任何年龄均可发病，但以青壮年多见。多在活动中突然发病，常无前驱症状，局限性神经缺失症状多在数秒至数分钟内发展到高峰，是发病最急的脑卒中，且多表现为完全性卒中。个别病例因栓塞反复发生或继发出血，于发病后数天内呈进行性加重，或局限性神经功能缺失症状，一度好转或稳定后又加重。

（2）大多数患者意识清楚或仅有轻度意识模糊，颈内动脉或大脑中动脉主干的大面积脑栓塞可发生严重脑水肿、颅内压增高、昏迷及抽搐发作，病情危重；椎-基底动脉系统栓塞也可发生昏迷。

（3）局限性神经缺失症状与栓塞动脉供血区的功能相对应。约4/5脑栓塞累及Willis环部，多为大脑中动脉主干及其分支，出现失语、偏瘫、单瘫、偏身感觉障碍和局限性癫痫发作等，偏瘫、多以面部和上肢为主，下肢较轻；约1/5发生在Willis环后部，即椎基底动脉系统，表现眩晕、复视、共济失调、交叉瘫四肢瘫、发音与吞咽困难等；栓子进入一侧或两侧大脑后动脉可导致同性偏盲或皮层盲；较大栓子偶可栓塞在基底动脉主干，造成突然昏迷、四肢瘫或基底动脉尖综合征。

（4）大多数患者有栓子来源的原发疾病，如风湿性心脏病、冠心病和严重心律失常等；部分病例有心脏手术、长骨骨折、血管内治疗史等；部分病例有脑外多处栓塞证据如皮肤、球结膜、肺、肾、脾、肠系膜等栓塞和相应的临床症状和体征，肺栓塞常有气急、发绀、胸痛、咯血和胸膜摩擦音等，肾栓塞常有腰痛、血尿等，其他如皮肤出血或成瘀斑、球结膜出血、腹痛、便血等。

(四)腔隙性脑梗死

老年人多见,60岁左右。常有高血压、高血脂和糖尿病。症状突然或隐袭发生,约30%患者症状可在36 h内逐渐加重。也有部分患者可以没有任何症状,仅在影像学检查时发现,所以有人又将其归类为无症状性脑梗死。临床上常见的腔隙综合征有纯运动卒中、纯感觉卒中、感觉运动卒中、构音障碍—手笨拙综合征、共济失调轻偏瘫综合征。

(1)纯运动卒中:约占腔隙性脑梗死的50%左右,有偏身运动障碍,表现为对侧面、舌瘫和肢体瘫。也可为单纯的面舌瘫或单肢瘫痪,常不伴有失语、感觉障碍或视野缺损。病灶主要在内囊、脑桥基底部,有时在放射冠或大脑脚处。

(2)纯感觉卒中:约占腔隙性脑梗死的5%,主要表现为一侧颜面、上肢和下肢感觉异常或感觉减退。病灶主要位于丘脑腹后核,也可在放射冠后方、内囊后肢、脑干背外侧部分等。

(3)感觉运动卒中:约占腔隙性脑梗死的35%.累及躯体和肢体部分的纯运动卒中伴有感觉障碍。病变部位累及内囊和丘脑,由大脑后动脉的丘脑穿通支或脉络膜动脉病变所致。

(4)构音障碍-手笨拙综合征:约占腔隙性脑梗死的10%,其临床特征为突然说话不清,一侧中枢性面舌瘫(常为右侧)伴有轻度吞咽困难以及手动作笨拙,共济失调(指鼻试验欠稳),但无明显肢体瘫痪。病灶位于脑桥基底部上1/3和2/3交界处或内囊膝部上方。

(5)共济失调轻偏瘫:约占腔隙性脑梗死10%,常表现为突然一侧轻偏瘫,下肢比上肢重,伴有同侧肢体明显共济失调。病损通常在放射冠及脑桥腹侧。

此外,腔隙脑梗死还可引起许多其他临床综合征,如偏侧舞蹈性综合征、半身舞动性综合征、闭锁综合征、中脑丘脑综合征、丘脑性痴呆等。

(五)基底动脉尖综合征(TOB综合征)

本病以老年人发病为多,发病年龄23~82岁,平均为59~76岁。症状可有眩晕、恶心、呕吐、头痛、耳鸣、视物不清、复视、肢体无力、嗜睡、意识障碍、尿失禁等。

神经系统查体可见以下表现。

(1)中脑和丘脑受损的脑干首端栓塞表现:①双侧动眼神经瘫——出现眼球运动及瞳孔异常:一侧或双侧动眼神经部分或全部麻痹、眼球上视不能(上丘受累),瞳孔反应迟钝而调节反应存在,类似Argyu-Robertson瞳孔(顶盖前区病损)。②意识障碍,注意行为的异常:一过性或持续数天,或反复发作(中脑及/或丘脑网状激活系统受累)。③异常运动与平身投掷、偏瘫、共济运动障碍及步态不稳,癫痫发作,淡漠,记忆力定向力差(丘脑受损)。

(2)大脑后动脉区梗死(枕叶、颞叶内侧面梗死)表现:视物不清,同向象限性盲或偏盲,皮质盲(双侧枕叶视区受损),Balint综合征(注视不能症、视物失认症、视觉失用症),严重记忆障碍(颞叶内侧等等)。

四、辅助检查

(一)脑血管造影

脑血管造影是诊断缺血性脑血管疾病的重要辅助检查,尤其是外科治疗中所必需的最基本的检查评估措施,它不仅能提供脑血管是否存在狭窄、部位、程度、粥样斑块、局部溃疡、侧支循环情况,而且还可发现其他病变以及评估手术疗效等。

如狭窄程度达到50%,表示管腔横断面积减少75%;狭窄度达到75%,管腔面积已减少90%;如狭窄处呈现"细线征"(图11-1),则管腔面积已减少90%~99%。

动脉粥样硬化上的溃疡形态可表现为:①动脉壁上有边缘锐利的下陷。②突出的斑块中有基底不规则的凹陷。③当造影剂流空后在不规则基底中有造影剂残留。

颈动脉狭窄程度(%)=(1-狭窄动脉内径/正常颈内动脉管径)×100%。颈动脉狭窄可分为轻度狭窄(小于30%)、中度狭窄(30%~69%)、重度狭窄(70%~99%)和完全闭塞。

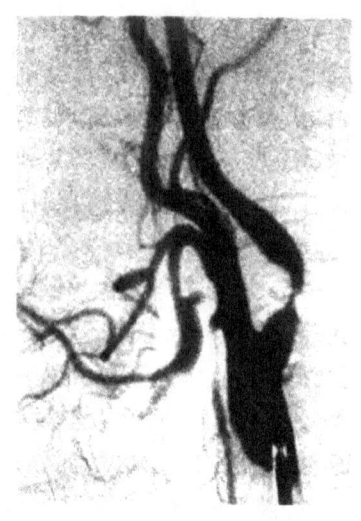

图 11-1　DSA 显示颈内动脉重度狭窄（细线征）

（二）经颅多普勒超声（TCD）

多普勒超声可测定颈部动脉内的峰值频率和血流速度，可借以判断颈内动脉狭窄的程度。残余管腔愈小其峰值频率愈高，血流速度也愈快。根据颈动脉峰值流速判断狭窄程度的标准见表 11-1。

表 11-1　多普勒超声探测颈内动脉狭窄程度

狭窄的百分比（%）	颈内动脉/颈总动脉峰值收缩期流速比率	峰值收缩期流速（cm/s）
41～50	小于 1.8	大于 125
60～79	大于 1.8	大于 130
80～99	大于 3.7	大于 250 或小于 25（极度狭窄）

颈动脉指数等于颈总动脉的峰值收缩期频率除颈内动脉的峰值收缩期频率。根据颈动脉指数也可判断颈内动脉狭窄的程度（表 11-2）。

表 11-2　颈动脉指数与颈内动脉狭窄

狭窄程度	狭窄的百分比（%）	残余管径（mm）	颈动脉指数
轻度	小于 40	大于 4	2.5～4.0
中度	40～60	2～4	4.0～6.9
重度	大于 60	小于 2	7.0～15

经颅多普勒超声（TCD）可探测颅内动脉的狭窄，如颈内动脉颅内段、大脑中动脉、大脑前动脉和大脑后动脉主干的狭窄。

（三）磁共振血管造影（MRA）

MRA 是一种无创检查方法，可显示颅内外脑血管影像。管腔狭窄 10%～69% 者为轻度和中度狭窄，此时 MRA 片上显示动脉管腔虽然缩小，但血流柱的连续性依然存在。管腔狭窄 70%～95% 者为重度狭窄，血流柱的信号有局限性中断，称为"跳跃征"。管腔狭窄 95%～99% 者为极度狭窄，在信号局限性中断中，若血流柱很纤细甚至不能显示，称为"纤细征"。目前在 MRA 像中尚难可靠地区分极度狭窄和闭塞，MRA 的另一缺点是难以显示粥样硬化的溃疡。与脑血管造影相比，MRA 对狭窄的严重性常估计过度，因此，最好与超声探测结合起来分析，可提高与脑血管造影的附和率。

（四）CT 脑血管造影（CTA）

CT 脑血管造影是另一种非侵袭性检查脑血管的方法。先静脉注入 100～150 mL 含碘造影剂，然后进行扫描和重建。与脑血管造影的诊断附和率可达 90%。其缺点是难以区分血管腔内的造影剂与血管壁的钙化，因此，对狭窄程度的估计不够准确。

（五）正电子发射计算机断层扫描（PFT）

PET 即派特，在短暂性脑缺血发作（TIA）与急性脑梗死的早期定位诊断、疗效评价以及是否需做血管重建手术及其评价等方面具有重要的诊断价值。派特主要测量的指标是局部脑血容量（CBV）、局部脑血流量（rCBF）和脑血流灌注量（PR）。在脑缺血早期的 1 h 到数天形态学发生变化之前，派特图像表现为病灶区低灌注，脑血流量减少，大脑氧摄取量增加，脑血容量增加，这在一过性脑缺血发作和半暗区组织表现非常明显；脑缺血进一步发展，脑血流量会降低，图像表现为放射性缺损。

五、诊断

缺血性脑血管疾病要根据病史、起病形式、症状持续的时间与发作频率，神经系统查体以及辅助检查，进行综合分析，做出诊断。依据脑血管造影、经颅多普勒超声、MRA、CTA 及 PET 检查，不仅可对缺血性脑血管疾病做出定性、定量诊断，还可指导选择治疗方案与判断疗效。

诊断要点为：①年龄在 50 岁以上具在动脉硬化、糖尿病、高血脂者。②既往有短暂性脑缺血发作史。③多在安静状态下发病，起病缓慢。④意识多清楚，较少头痛、呕吐，有局限性神经系统体征。⑤神经影像学检查显示有脑缺血表现。

六、治疗

（一）TIA

应针对能引起 TIA 的病因与危险因素进行积极治疗，如高血压、高脂血症、糖尿病、心脏病等。

1. 抗血小板聚集治疗

研究表明，抗血小板聚集能有效地防止血栓形成和微栓子的形成，减少 TIA 发作，常用：①阿司匹林，可抑制环氧化酶，抑制血小板质内花生四烯酸转化为血栓素 A_2，故能抑制血小板的释放和聚集。但使用阿司匹林剂量不宜过大，否则同时亦抑制血管内皮细胞中的前列环素的合成，不利于对血栓素 A_2 作用的对抗与平衡。阿司匹林的剂量为每日口服 50～300 mg 为益，有消化道溃疡病及出血性疾患者慎用。②潘生丁可抑制磷酸二酯酶，阻止环磷酸腺苷（CAMP）的降解，抑制 ADP 诱发血小板聚集的敏感性，而有抗血小板聚集作用。常用剂量 25～50 g，3 次/天，可与阿司匹林合用。急性心梗时忌用。③抵克力得是一新型有效的抗血小板聚集药物，疗效优于阿司匹林，常用剂量为 125～250 mg，1 次/天。

2. 抗凝治疗

对 TIA 发作频繁，程度严重，发作症状逐渐加重，或存在进展性卒中的可能性时，尤其是椎-基底动脉系统的 TIA，如无明显的抗凝禁忌证，应在明确诊断后及早进行抗凝治疗。

常用药物：①肝素：在体内外均有迅速抗凝作用，静脉注射 10 min 即可延长血液的凝血时间。方法：用肝素 100 mg（12 500 U）加入 10% GS 1 000 mL 中，缓慢静脉滴注（20 滴/min）维持治疗 7～10 天。定期监测凝血时间，并根据其凝血时间调整滴速，使凝血酶原时间保持在正常值的 2～2.5 倍，凝血酶原活动 20%～30% 之间。维持 24～48 h。②口服抗凝剂：病情较轻或肝素治疗控制病情后可用此法，华法林片首剂 4～6 mg，以后 2～4 mg/d 维持。新抗凝疗片首剂为 8 mg，以后 7～2 mg/d 维持。双香豆素乙酯片，首剂 300 mg，维持量 150 g/d。口服抗凝药一般要连用半年至 1 年，用药期间应及时查出凝血时间。抗凝治疗的禁忌证：70 岁以上者出血性疾病、血液病创口未愈，消化道溃疡活动期、严重肝肾疾病及颅内出血，妊娠者等。③低分子肝素：这是通过化学解聚或酶解聚生成的肝素片等，其大小相当于普通肝素的 1/3，其出血不良反应小，同时有促纤溶作用，增强血管内皮细胞的抗血栓作用而不干扰血管内皮细胞的其他功能。因此低分子肝素比其他肝素更安全，用法：低分子肝素 5 000μ，腹部皮下垂直注射，1～2 次/天，7～10 天为一疗程。

3. 手术治疗

经检查指之短暂性脑缺血发作是由于该部大动脉病变如动脉粥样硬化斑块致严重动脉狭窄致闭塞所引起时，为了消除微栓子来源，恢复和改善脑血流，建立侧支循环，对颈动脉粥样硬化颈动脉狭窄大于 70% 者，可考虑手术治疗。常用方法有：颈动脉内膜剥离术，颅外-颅内血管吻合术，及近年来发展起来的颈动脉支架成形术。

4. 血管扩张药物

能增加全脑的血流量，扩张脑血管，促进侧支循环。引用罂粟碱 30～60 mg 加入 5% GS 液体中滴或川芎嗪 80～160 mg 加入 5% GS 液体滴，14 天为一疗程，其他如丹参、烟酸等。

（二）脑血栓形成

脑血栓形成急性期治疗原则：①要特别重视超早期和急性期处理，要注意整体综合治疗与个体化治疗相结合，针对不同病情、不同病因采取针对性措施。②尽早溶解血栓及增加侧支循环，恢复缺血区的血液供应、改善微循环，阻断脑梗死的病理生理。③重视缺血性细胞的保护治疗，应尽早应用脑细胞保护剂。④积极防治缺血性脑水肿，适时应用脱水降颅压药物。⑤要加强监护和护理，预防和治疗并发症。⑥尽早进行康复治疗，促进神经功能恢复。⑦针对致病危险因素的治疗，预防复发。

1. 一般治疗

一般治疗是急性缺血性脑血管病的基础治疗，不可忽视，否则可发生并发症导致死亡。意识障碍患者应予气道支持及辅助呼吸，定期监测 PaO_2 和 $PaCO_2$。注意防治压疮及呼吸道或泌尿系感染，维持水、电解质平衡及心肾功能，预防肺栓塞、下肢深静脉血栓形成等并发症。

2. 调整血压

急性脑梗死后高血压的治疗一直存在争论，应慎用降血压药。急性脑卒中时血管自主调节功能受损，脑血流很大程度取决于动脉压，明显降低平均动脉压可能对缺血脑组织产生不利影响。Yamagnchi 提出缺血性脑卒中急性期的血压只有在平均动脉压超过 17.3 kPa 或收缩压超过 29.3 kPa 时才需降压，降压幅度一般降到比卒中前稍高的水平。急性缺血性脑血管病患者很少有低血压。如血压过低，应查明原因，及时给予补液或给予适当的升压药物如多巴胺、间羟胺等以升高血压。

3. 防治脑水肿

脑血栓形成后，因脑缺血、缺氧而出现脑水肿，在半小时即可出现细胞毒性水肿，继而在 3～5 天出现血管源性水肿，7～10 天后水肿开始消退，2～3 周时水肿消失。大面积脑梗死或小脑梗死者可致广泛而严重的脑水肿，如不及时处理，可并发脑疝死亡。常用有效降颅内压药物为甘露醇、呋塞米、甘油果糖和清蛋白。甘露醇快速静脉注射后，因它不易从毛细血管外渗入组织，从而能迅速提高血浆渗透压，使组织间液水分向血管内转移，达到脱水作用，同时增加尿量及尿 Na^+、K^+ 的排出，尚有清除自由基的作用。通常选用 20% 甘露醇 125 mL 静脉快速滴注，1 次/（6～12 h），直至脑水肿减轻。主要不良反应有循环负担而致心力衰竭或急性肺水肿，剂量过大，应用时间长可出现肾脏损害。为减少上述不良反应，可配合呋塞米使用，呋塞米常用剂量为 20～40 mL/次静脉滴注，2～4 次/天。用药过程中注意水电解质平衡。甘油果糖具有良好的降颅压作用，常用量 250 mL 静脉滴注，1～2 次/天；清蛋白具有提高血浆胶体渗透压作用，与甘露醇合用，取长补短，可明显提高脱水效果。用法 2～10 g/次，静脉滴注，1 次/天或 1 次/2 天，连用 7～10 天。

4. 溶栓治疗

溶栓治疗适用于超早期（发病 6 h 以内）及进展型卒中。应用溶栓治疗应严格掌握溶栓治疗的适应证与禁忌证。

（1）适应证：①年龄小于 75 岁。②对 CA 系梗死者无意识障碍，对 VBA 梗死者由于本身预后极差，对昏迷较深者也不必禁忌，而且治疗开始时间也可延长。③头颅 CT 排除颅内出血和与神经功能缺损相应的低密度影者。④可在发病 6 h 内完成溶栓。⑤患者或家属同意。

（2）禁忌证：①溶栓治疗之前瘫痪肢体肌力已出现改善。②活动性内出血和已知出血倾向。③脑出血史，近 6 个月脑梗死史及颅内、脊柱手术外伤史。④近半年内活动性消化溃疡或胃肠出血。⑤严重心、肝、肾功能不全。⑥正在使用抗凝剂。⑦未控制的高血压，收缩压高于 26.7 kPa，或舒张压高于 14.7 kPa。⑧收缩压低于 13.3 kPa（年龄小于 60 岁）。

（3）血栓溶解的原理：血栓溶解主要是指溶解血栓内纤维蛋白。纤维蛋白降解主要依靠纤溶酶，它产生于纤溶酶原被一系列活化因子激活时，纤溶酶原是一种相对分子质量为 92 000 的糖蛋白，由 790 个氨基酸组成，分为谷氨酸纤溶酶原和赖氨酸纤溶酶原，这两种酶原可被内源性的t-PA和外源性的尿激酶和链激酶所激活，在溶栓过程中，给予患者某些药物（如尿激酶、链激酶、t-PA等）可以促进血栓溶解，将血栓分解为可溶性纤维蛋白降解产物。

（4）常用溶栓剂及作用机制：溶栓剂共三代。

①第一代：非选择性溶栓剂——链激酶（SK）、尿激酶（UK）。SK是国外应用最早、最广的一种溶栓剂，它通过与血中纤维蛋白原形成1:1复合物，再促进游离的纤溶酶原转化为纤溶酶，因此它是间接的纤溶酶激活剂。链激酶由于抗原性较强，易引起变态反应，溶栓同时也易引起高纤溶血症，目前临床上较少使用。欧洲几项大规模临床研究结果证实，SK溶栓死亡率及出血发生率高，效果不明显，不推荐使用。UK是一种丝氨酸蛋白酶，它可使纤溶酶原中的精氨酸560-缬氨酸561化学键断裂，直接使纤溶酶原转变为纤溶酶，由于其无抗原性、无热源性、毒副反应小，且来源丰富等特点，至今仍是亚洲一些国家（如中国和日本）临床应用的主要药物。

②第二代：选择性溶栓剂——重组组织型纤溶酶原激活剂（rt-PA），重组单链尿激酶型纤溶酶原激活剂（rscu-PA）ort-PA分子上有一纤维蛋白结合点，故能选择性地和血栓表层的纤维蛋白结合，所形成的复合物对纤溶酶有很高的亲和力及触酶活性，使纤溶酶原在局部转变为纤溶酶，从而溶解血栓，而很少产生全身抗凝、纤溶状态。但它价格非常昂贵，大剂量使用也会增加出血的可能性，同时由于其半衰期更短，因此有一定的血管再闭塞，使其临床应用受到一定的限制。Rscu-PA是人血、尿中天然存在的一种蛋白质，它激活与纤维蛋白结合的纤溶酶原比激活血循环中游离的纤溶酶原容易。

③第三代：试图用基因工程选择技术改良天然溶栓药物的结构，以提高选择性溶栓剂效果，延长半衰期，减少剂量，这类药物有嵌合型溶栓剂（将t-PA、scu-PA二级结构进行基因工程杂交而得）单克隆抗体导向溶栓。

（5）溶栓剂量：脑梗死溶栓治疗剂量尚无统一标准，由于人体差异、给药途径的不同，剂量波动范围也较大。通常静脉溶栓剂量大，SK 15万~50万U，UK 100万~150万U，rt-PA 10~100 mg；动脉用药SK 0.6万~25万U，UK 10万~30万U，rt-PA 20~100 mg。

（6）溶栓治疗时间：Astrup根据动物实验首次提出了"缺血半暗带"的概念，表明缺血半暗带仅存在3~4 h，因此大多数临床治疗时间窗定在症状出现后6 h内进行。美国食品与药物管理局（FDA）批准在发病3 h内应用rt-PA。尿激酶一般在发病6 h内进行。近来有学者提出6 h的治疗时间窗也绝不是僵化的，有些患者卒中发病超过6 h，如果侧支循环好，仍可考虑延迟性溶栓。

（7）溶栓治疗的途径：溶栓治疗的途径主要有静脉和动脉用药两种。在DSA下行动脉内插管，于血栓附近注入溶栓药，可增加局部的药物浓度，减少用药剂量，直接观察血栓崩解，一旦再通即刻停止用药，便于掌握剂量，但它费时（可能延误治疗时间）、费用昂贵，需要造影仪器及训练有素的介入放射人员。因而受到技术及设备的限制。相反静脉溶栓简便易行，费用低。近来有一些学者提出将药物注入ICA，而不花更多时间将导管插入MCA或在血栓近端注药。至于何种用药途径更佳，尚未定论，Racke认为动脉、静脉用药两者疗效无明显差异。

（8）溶栓治疗脑梗死的并发症。

继发脑出血：①发生率：经CT证实的脑梗死后出血性梗死自然发生率为5%~10%；脑实质出血约为5%。WardLaw等综述1992年以前30多篇文献的1 573例应用UK、SK、rt-PA经静脉或动脉途径溶栓治疗，出血性脑梗死发生率为10%。1 781例溶栓治疗继发脑实质出血发生率为5%。当然不同给药方法和时机，出血的发生率不同，据现有资料颅内出血的发生率为4%~26%。②最主要危险因素：a. 溶栓治疗时机：高血压，溶栓开始前收缩压超过24.0~26.7 kPa或舒张压超过14.7~16.0 kPa。b. 溶栓药物的剂量：脑水肿，早期脑CT检查有脑水肿或占位效应患者有增加出血性梗死的发生率。③潜在的危险因素：年龄（70岁以上）、病前神经状况、联合用药（如肝素、阿司匹林等）。④发生机制可能是：继发性纤溶亢进和凝血障碍；长期缺血的血管壁已经受损，在恢复血供后由于通透性高而血液渗出；血流再灌注后可能因反射而使灌注压增高。

再灌注损伤：再灌注早期脑组织氧利用率低，而过氧化脂质含量高，过剩氧很容易形成活性氧，与细胞膜脂质发生反应，使脑细胞损害加重。通常脑梗死发病 12 h 以内缺血脑组织再灌注损伤不大，脑水肿较轻，但发病 12 h 以后则可能出现缺血脑组织过度灌注，加重脑水肿。

血管再闭塞：脑梗死溶栓后血管再闭塞发生率约为 10%～20%，其发生原因目前尚不十分清楚，可能与溶栓药物的半衰期较短有关，尿激酶的半衰期为 16 min，PA 仅为 7 min；溶栓治疗可能伴有机体凝血活性增高。

5. 抗凝治疗

临床表现为进展型卒中的患者，可有选择地应用抗凝治疗。但有引起颅内和全身出血的危险性，必须严格掌握适应证和禁忌证。抗凝治疗包括肝素和口服抗凝剂。肝素：12 500 U 加入 10% 葡萄糖 1 000 mL 中，缓慢静脉滴注（每分钟 20 滴），仅用 1～2 天，凝血酶原时间保持在正常值的 2～2.5 倍，凝血酶原活动度在 20%～30% 之间。但有关其疗效及安全性的确切资料有限，结果互有分歧。低分子肝素安全性增加，但其治疗急性缺血性脑血管病的疗效尚待评估，目前已有的资料难以做出肯定结论。用法：速避凝 3 000～5 000 U，腹部皮下垂直注射，1～2 次/天。口服抗凝剂：双香豆素乙酯 300 mg，双香豆素 100～200 mg 或华法林 4～6 mg，刚开始时每天检查凝血酶原时间及活动度，待稳定后可每周查 1 次，以便调整口服药物剂量。治疗期间应注意出血并发症，如有出血情况立即停用。

6. 降纤治疗

降解血栓纤维蛋白原、增加纤溶系统活性及抑制血栓形成或帮助溶解血栓。适用于脑血栓形成早期，特别是合并高纤维蛋白血症患者。常用药物有巴曲酶、蛇毒降纤酶及 ancrod 等。

7. 抗血小板凝集药物

抗血小板凝集药物能降低血小板聚集和血黏度。目前常用有阿司匹林和盐酸噻氯匹定。阿司匹林以小剂量为宜，一般 50～100 mg/d，盐酸噻氯匹定 125～250 mg/d。

8. 血液稀释疗法

稀释血液和扩充血容量可以降低血液黏稠度，改善局部微循环。常用低分子右旋糖酐或 706 代血浆 500 mL 静脉滴注，1 次/天，10～14 天为 1 个疗程。心肾功能不全者慎用。

9. 脑保护剂

目前临床上常用的制剂有以下几种。

（1）钙离子拮抗剂：能阻止脑缺血、缺氧后神经细胞内钙超载，解除血管痉挛，增加血流量，改善微循环。常用的药物有尼莫地平、尼莫通、盐酸氟桂嗪等。

（2）胞二磷胆碱：它是合成磷脂胆碱的前体，胆碱在磷脂酰胆碱生物合成中具有重要作用，而磷脂酰胆碱是神经膜的重要组成部分，因此具有稳定神经细胞膜的作用。胞二磷胆碱还参与细胞核酸、蛋白质和糖的代谢，促进葡萄糖合成乙酰胆碱，防治脑水肿。用法：500～750 mg 加入 5% 葡萄糖液 250 mL。静脉滴注，1 次/天，10～15 天为 1 个疗程。

（3）脑活素：主要成分为精制的必需和非必需氨基酸、单胺类神经介质、肽类激素和酶前体，它能通过血脑屏障，直接进入神经细胞，影响细胞呼吸链，调节细胞神经递质，激活腺苷酸环化酶，参与细胞内蛋白质合成等。用法：20～50 mL 加入生理盐水 250 mL，静脉滴注，1 次/天，10～15 天为 1 个疗程。

10. 外科治疗和介入治疗

半球大面积脑梗死压迫脑干，危及生命时，若应用甘露醇无效时，应积极进行去骨瓣手术减压和坏死脑组织吸出术。对急性大面积小脑梗死产生明显肿胀及脑积水者，可行脑室引流术或去除坏死组织以挽救生命。对颈动脉粥样硬化颈动脉狭窄大于 70% 者，可考虑手术治疗。常用的手术方法有颈动脉内膜剥离修补术，颅外-颅内血管吻合术及近年来发展起来的颈动脉支架成形术。

11. 康复治疗

主张早期进行系统、规范及个体化的康复治疗。急性期一旦病情平稳，应立即进行肢体功能锻炼和语言康复训练，降低致残率。

（三）脑栓塞

（1）发生在颈内动脉前端或大脑中动脉主干的大面积脑栓塞，以及小脑梗死可发生严重的脑水肿，继发脑疝，应积极进行脱水、降颅压治疗，必要时需要进行大颅瓣切除减压。大脑中动脉主干栓塞可立即施行栓子摘除术，据报道70%可取得较好疗效，亦应争取在时间窗内实验溶栓治疗，但由于出血性梗死更多见，溶栓适应证更应严格掌握。

（2）由于脑栓塞有很高的复发率，有效的预防很重要。房颤患者可采用抗心律失常药物或电复律，如果复律失败，应采取预防性抗凝治疗。由于个体对抗凝药物敏感性和耐受性有很大差异，治疗中要定期监测凝血功能，并随时调整剂量。在严格掌握适应证并进行严格监测的条件下，适宜的抗凝治疗能显著改善脑栓塞患者的长期预后。

（3）部分心源性脑栓塞患者发病后2~3h内，用较强的血管扩张剂如罂粟碱点滴或吸入亚硝酸异戊酯，可收到较满意疗效，亦可用烟酸羟丙茶碱（脉栓通、烟酸占替诺）治疗发病1周内的轻中度脑梗死病例收到较满意疗效者。

（4）对于气栓的处理应采取头低位，左侧卧位。如系减压病应立即行高压氧治疗，可使气栓减少，脑含氧量增加，气栓常引起癫痫发作，应严密观察，及时进行抗癫痫治疗。脂肪栓的处理可用血管扩张剂，5%硫酸氢钠注射液250 mL静脉滴注，2次/天。感染性栓塞需选用有效足量的抗生素抗感染治疗。

（四）腔隙性脑梗死

该病无特异治疗其关键在于防治高血压动脉粥样硬化和糖尿病等。急性期适当的康复措施是必要的。纯感觉性卒中主要病理是血管脂肪透明变性，巨噬细胞内充满含铁血黄素，提示红细胞外渗，因此禁用肝素等抗凝剂，但仍可试用阿司匹林、潘生丁；纯运动型较少发生血管脂肪变性，可以应用肝素、东菱精纯克栓酶及蝮蛇抗栓酶，但应警惕出血倾向。腔隙梗死后常有器质性重症抑郁，抗抑郁药物患者常不易耐受，最近有人推荐选择性5-羟色胺重摄取抑制剂Ciralopram 10~14 mg/d，治疗卒中后重症抑郁安全有效，无明显不良反应。无症状型腔隙性脑梗死主要针对其危险因素：高血压、糖尿病、心律失常、高脂、高黏血症及颈动脉狭窄等，进行积极有效的治疗，对降低其复发率至关重要，对本病的预防也有极其重要的意义。

第二节 原发性脑出血

脑出血（ICH）是指原发性非外伤性脑实质和脑室内出血，占全部脑卒中的20%~30%。从受损破裂的血管可分为动脉、静脉及毛细血管出血，但以深部穿通支小动脉出血为最多见。常见者为高血压伴发的脑小动脉病变在血压骤升时破裂所致，称为高血压性脑出血。

一、临床表现

（一）脑出血共有的临床表现

（1）高血压性脑出血多见于50~70岁的高血压患者，男性略多见，冬春季发病较多。多有高血压病史。

（2）多在动态下发病，如情绪激动、过度兴奋、排便用力过猛时等。

（3）发病多突然急骤，一般均无明显的前驱症状表现。常在数分钟或数小时内致使患者病情发展到高峰。

（4）发病时常突然感到头痛剧烈，并伴频繁呕吐，重症者呕吐物呈咖啡色。继而表现意识模糊不清，很快出现昏迷。

（5）呼吸不规则或呈潮式呼吸，伴有鼾声，面色潮红、脉搏缓慢有力、血压升高、大汗淋漓、大小便失禁，偶见抽搐发作。

（6）若患者昏迷加深、脉搏快、体温升高、血压下降，则表示病情危重，生命危险。

（二）基底节区出血

约占全部脑出血的 70%，壳核出血最常见。由于出血常累及内囊，并以内囊损害体征为突出表现，又称内囊区出血；壳核出血又称为内囊外侧型，丘脑出血又称内囊内侧型。本征除具有以上脑出血的一般表现外，患者的头和眼转向病灶侧凝视和偏瘫、偏身感觉障碍及偏盲。病损如在主侧半球可有运动性失语。个别患者可有癫痫发作。三偏的体征多见于发病早期或轻型患者，如病情严重意识呈深昏迷状，则无法测得偏盲，仔细检查可能发现偏瘫及偏身感觉障碍。因此，临床一定要结合其他症状与体征，切不可拘泥于三偏的表现。

（三）脑桥出血

约占脑出血的 10%，多由基底动脉脑桥支破裂所致。出血灶多位于脑桥基底与被盖部之间。大量出血（血肿大于 5 mL）累及双侧被盖和基底部，常破入第四脑室。

（1）若开始于一侧脑桥出血，则表现交叉性瘫痪，即病变侧面瘫和对侧偏瘫。头和双眼同向凝视病变对侧。

（2）脑桥出血常迅速波及双侧，四肢弛缓性瘫痪（休克期）和双侧面瘫。个别病例有去脑强直的表现。

（3）因双侧脑桥出血，头和双眼回到正中位置，双侧瞳孔极度缩小，呈针尖状，是脑桥出血的特征之一。此系脑桥内交感神经纤维受损所致。

（4）脑桥出血因阻断丘脑下部的正常体温调节功能，而使体温明显升高，呈持续高热状态，此是脑桥出血的又一特征。

（5）双侧脑桥出血由于破坏或阻断上行网状结构激活系统，常在数分钟内进入深昏迷。

（6）由于脑干呼吸中枢受到影响，表现呼吸不规则或呼吸困难。

（7）脑桥出血后，如出现两侧瞳孔散大、对光反射消失、脉搏血压失调、体温不断上升或突然下降、呼吸不规则等为病情危重的表现。

（四）小脑出血

小脑出血的临床表现较复杂，临床症状和体征多种多样，因此，常依其出血部位、出血量、出血速度，以及对邻近脑组织的影响来判断。小脑出血的临床特点如下。

（1）患者多有高血压、动脉硬化史，部分患者有卒中史。

（2）起病凶猛，首发症状多为眩晕、头痛、呕吐、步态不稳等小脑共济失调的表现，可有垂直性或水平性眼球震颤。

（3）早期患者四肢常无明显的瘫痪，或有的患者仅感到肢体软弱无力，可有一侧或双侧肢体肌张力低下。

（4）双侧瞳孔缩小或不等大，双侧眼球不同轴，角膜反射早期消失，展神经和面神经麻痹。

（5）脑脊液可为血性，脑膜刺激征较明显。

（6）多数患者发病初期并无明显的意识障碍，随着病情的加重而出现不同程度的意识障碍，甚至迅速昏迷、瞳孔散大、眼-前庭反射消失、呼吸功能障碍、高热、强直性或痉挛性抽搐。

根据小脑出血的临床表现将其分为 3 型：①暴发型（闪电型或突然死亡型）：约占 20%，患者暴发起病，呈闪电样经过，常为小脑蚓部出血破入第四脑室，并以手抓头或颈部，表示头痛严重剧烈，意识随即丧失而昏迷，亦常出现双侧脑干受压的表现，如出现四肢瘫、肌张力低下、双侧周围性面瘫、发绀、脉细、呼吸节律失调、瞳孔散大、对光反射消失。由于昏迷深，不易发现其他体征。可于数分钟至 1～2 h 内死亡，病程最长不超过 24 h。②恶化型（渐进型或逐渐恶化型或昏迷型）：此型约占 60%，是发病最多的一型。常以严重头痛、不易控制的呕吐、眩晕等症状开始，一般均不能站立行走，逐渐出现脑干受压三联征：瞳孔明显缩小，时而又呈不等大，对光反射存在；双眼偏向病灶对侧凝视；周期性异常呼吸。更有临床意义的三联征：肢体共济失调；双眼向病灶侧凝视麻痹；周围性面瘫。迅速发生不同程度的意识障碍，直至昏迷。此时患者瞳孔散大、去大脑强直，常在 48 h 或数日内死亡。③良性型（缓慢进展型）：此型约占 20%，多数为小脑半球中心部小量出血，病情进展缓慢，早期小脑体征表现突出，如头痛、眩晕、呕吐、共济失调、眼震、角膜反射早期消失，如出血停止，血液可逐渐被吸收，使之完全恢复，或遗留一定程度的后遗症；如继续出血病情发展转化为恶化型。

自从 CT 和 MRI 检查技术问世以来该病的病死率明显下降，尤其以上前二型如能及时就诊并做影像学检查经手术治疗常能挽救生命。

（五）脑室出血

一般为脑实质内的出血灶破入脑室，引起继发性脑室出血。由于脑室内脉络丛血管破裂引起原发性脑室出血非常罕见。较常见的是由内囊、基底节出血破入侧脑室或第三脑室。脑干或小脑出血则可破入第四脑室。出血可限于一侧脑室，但以双侧侧脑室及第三、四脑室即整个脑室系统都充满了血液者多见。脑室出血的临床表现通常是在原发出血的基础上突然昏迷加深，阵发性四肢强直，脑膜刺激征阳性，高热、呕吐、呼吸不规则，或呈潮式呼吸，脉弱且速，眼球固定，四肢瘫，肌张力增高或减低，腱反射亢进或引不出，浅反射消失，双侧病理反射阳性，脑脊液为血性。如仅一侧脑室出血，临床症状缓慢或较轻。

二、辅助检查

（一）腰椎穿刺

如依据临床表现脑出血诊断明确，或疑有小脑出血者，均不宜做腰椎穿刺检查脑脊液，以防因穿刺引发脑疝。如出血与缺血性疾病鉴别难以明确时，应慎重地进行腰椎穿刺（此时如有条件最好做 CT 检查）。多数病例脑压升高 2 kPa（200 mmH$_2$O）以上，并含有数量不等的红细胞和蛋白质。

（二）颅脑 CT 检查

CT 检查可以直接显示脑内血肿的部位、大小、数量、占位征象，以及破入脑室与否。从而为制订治疗方案、疗效的观察和预后的判断等提供直观的证据。脑出血的不同时期 CT 表现如下。

1. 急性期（血肿形成期）

发病后 1 周以内。血液溢出血管外形成血肿，其内含有大量的血红蛋白，血红蛋白对 X 线吸收系数高于脑组织，故 CT 呈现高密度阴影，CT 值达 60～80 HU。

2. 血肿吸收期

此期从发病第 2 周到 2 个月。自第 2 周血肿周围的血红蛋白逐渐破坏，纤维蛋白溶解，使其周围低密度带逐渐加宽，血肿高密度影像呈向心性缩小，边缘模糊，一般于第 4 周变为等密度或低密度区。在此期若给予增强检查，约有 90% 的血肿周围可显示环状强化。此环可直接反映原血肿的大小和形状。

3. 囊腔形成期

发病 2 个月后血肿一般完全吸收，周围水肿消失，不再有占位表现，呈低密度囊腔，其边缘清楚。

关于脑出血病因诊断问题：临床上最多见的病因是动脉硬化、高血压所致，但是应想到除高血压以外的其他一些不太常见引起脑出血的病因。尤其对 50 岁以下发病的青壮年患者，更应仔细地考虑有无其他病因的可能。如脑实质内小型动静脉畸形或先天性动脉瘤破裂；结节性动脉周围炎、病毒、细菌、立克次体等感染引起动脉炎，导致血管壁坏死、破裂；维生素 C 和 B 族维生素缺乏、砷中毒、血液病；颅内肿瘤侵犯脑血管或肿瘤内新生血管破裂，抗凝治疗过程中等病因。

三、诊断与鉴别诊断

（一）诊断要点

典型的脑出血诊断并不困难。一般发病在 50 岁以上，有高血压、动脉硬化史，在活动状态时急骤发病，病情迅速进展，早期有头痛、呕吐、意识障碍等颅内压增高症状，短时内即出现严重的神经系统症状如偏瘫、失语及脑膜刺激征等，应考虑为脑出血。

如果腰椎穿刺脊液呈血性或经颅脑 CT 检查即可确诊。当小量脑出血时，特别是出血位置未累及运动与感觉传导束时，症状轻微，常需要进行颅脑 CT 检查方能明确诊断。

(二)鉴别诊断

对于迅速发展为偏瘫的患者,首先要考虑为脑血管疾病。以昏迷、发热为主要症候者应注意与脑部炎症相鉴别;若无发热而有昏迷等神经症状,应与某些内科系统疾病相鉴别。

1. 脑出血与其他脑血管疾病的鉴别

(1)脑血栓形成:本病多在血压降低状态如休息过程中发病。症状出现较迅速但有进展性,常在数小时至 2 天而达到高峰。意识多保持清晰。如过去有过短暂性脑缺血发作,本次发作又在同一血管供应区,尤应考虑本病。若临床血管定位诊断可局限在一个血管供应范围之内(如大脑中动脉或小脑后下动脉等)或既往有过心肌梗死、高脂血症者也有助于血栓形成的诊断。本症患者脑脊液检查,肉眼观察大多数皆为无色透明,少数患者检有红细胞($10 \sim 100$)$\times 10^6$/L,可能是出血性梗死的结果。脑血管造影可显示血管主干或分支闭塞,脑 CT 显示受累脑区出现界限清楚的楔形或不规则状的低密度区。

(2)脑栓塞:多见于有风湿性瓣膜病的年轻患者,也可见于有严重全身性动脉粥样硬化的老年人。发病急骤,多无前驱症状即出现偏瘫等神经症状。意识障碍较轻。眼底有时可见栓子,脑脊液正常,脑 CT 表现和脑血栓形成引起的脑梗死相同。

(3)蛛网膜下隙出血:多见于青壮年因先天性动脉瘤破裂致病。老年人则先有严重的动脉硬化,受损的动脉多系脑实质外面的中等粗细动脉形成动脉瘤,一旦此瘤破裂可导致本病。起病急骤,常在情绪激动或用力时诱发,表现为头部剧痛、喷射性呕吐及颈项强直。意识障碍一般较轻。多数无局限性体征而以脑膜刺激征为主。由于流出的血液直接进入蛛网膜下隙,故皆可引起血性脑脊液。CT 显示蛛网膜下隙,尤其外侧沟及环池中出现高密度影可以确诊。

(4)急性硬膜外血肿:本病有头部外伤史,多在伤后 $24 \sim 48$ h 内进行性出现偏瘫,常有典型的昏迷一清醒一再昏迷的所谓中间清醒期。仔细观察,患者在第 2 次昏迷前,往往有头痛、呕吐及烦躁不安等症状。随偏瘫之发展可有颅内压迅速升高现象,甚至出现脑疝。脑 CT 多在颞部显示周边锐利的梭形致密血肿阴影。脑血管造影在正位片上,可见颅骨内板与大脑皮质间形成一无血管区,并呈月牙状,可确诊。

2. 当脑出血患者合并高热时,应注意和下列脑部炎症相鉴别

(1)急性病毒性脑炎:本病患者先有高热、头痛,以后陷入昏迷。常有抽搐发作。查体可有颈项强直及双侧病理征阳性,腰椎穿刺查脑脊液,多数有白细胞尤其单核白细胞升高。如患者有疱疹性皮肤损害,更应考虑本病的可能。

(2)结核性脑膜炎:少数患者因结核性脑血管内膜炎引起小动脉栓塞或因脑底部蛛网膜炎而导致偏瘫,临床颇似脑出血。但患者多先有发热、头痛,脑脊液白细胞数增多,氯化物及糖含量降低可助鉴别。

3. 当脑出血患者已处于昏迷状态,尤其老年人应与下列疾病相鉴别

(1)糖尿病性昏迷:患者有糖尿病病史,常在饮食不加控制或停止胰岛素注射时发病。临床出现酸中毒表现如恶心、呕吐、呼吸深而速、呼吸有酮体味,血糖升高大于 33.6 mmol/L,尿糖及酮体呈强阳性,因无典型的偏瘫及血性脑脊液可与脑出血鉴别。

(2)低血糖性昏迷:常因应用胰岛素过量或严重饥饿引起。除昏迷外,尚有面色苍白、脉速而弱、瞳孔散大、血压下降、出汗不止及局部或全身抽搐发作,可伴有陈施呼吸。血糖在 $2.8 \sim 3.4$ mmol/L 以下,又无显著的偏瘫及血性脑脊液,可以排除脑出血。

(3)尿毒症:患者有肾脏病史,昏迷多呈渐进性,皮肤黏膜干燥呈慢性病容及失水状态,可有酸中毒表现。眼底动脉痉挛,可在黄斑区见有棉絮状弥散样白色渗出物。血压多升高,呼吸有尿素味,血尿素氮及 CR 明显升高,无显著偏瘫可以鉴别。

(4)肝性昏迷:有严重的肝病史或因药物中毒引起,可伴黄疸、腹水及肝大,可出现病理反射,但偏瘫症状不明显,可有抽搐,多为全身性。根据血黄疸指数增高、肝功异常及血氨增高、脑脊液无色透明不难鉴别。

(5)一氧化碳中毒性昏迷:老年患者常出现轻偏瘫,但有明确的一氧化碳接触史,体温升高,皮肤及黏膜呈樱桃红色,检测血中碳氧血红蛋白明显升高可助鉴别。

四、治疗与预后

在急性期,特别是已昏迷的危重患者应采取积极的抢救措施,其中主要是控制脑水肿,调整血压,防止内脏综合征及考虑是否采取手术消除血肿。采取积极合理的治疗,以挽救患者的生命,减少神经功能残废程度和降低复发率。

(一)稳妥运送

发病后应绝对休息,保持安静,避免频繁搬运。在送往医院途中,可轻搬动,头部适当抬高15°,有利于缓解脑水肿及保持呼吸道通畅,并利于口腔和呼吸道分泌物的流出。患者可仰卧在担架上,也可视情况使患者头稍偏一侧,使呕吐物及分泌物易于流出,途中避免颠簸,并注意观察患者的一般状态包括呼吸、脉搏、血压及瞳孔等变化,视病情采取应急处理。

(二)控制脑水肿,常为抢救能否成功的主要环节

由于血肿在颅内占一定的空间,其周围脑组织又因受压及缺氧而迅速发生水肿,致颅内压急剧升高,甚至引起脑疝,因此,在治疗上控制脑水肿成为关键。常用的脱水药为甘露醇、呋塞米及皮质激素等。临床上为加强脱水效果,减少药物的不良反应,一般均采取上述药物联合应用。常用者为甘露醇+激素、甘露醇+呋塞米或甘露醇+呋塞米+激素等方式,但用量及用药间隔时间均应视病情轻重及全身情况,尤其是心脏功能及有否高血糖等而定。20%甘露醇为高渗脱水药,体内不易代谢且不能进入细胞,其降颅内压作用迅速,一般用量成人为1 g/kg体重,每6 h静脉快速滴注1次。呋塞米有渗透性利尿作用,可减少循环血容量,对心功能不全者可改善后负荷,用量20~40 mg/次,每日静脉注射1或2次。皮质激素多采用地塞米松,用量15~90 mg静脉滴注,每日1次。有糖尿病史或高血糖反应和严重胃出血者不宜使用激素。激素除能协助脱水外,并可改善血管通透性,防止受压组织在缺氧下自由基的连锁反应,免使细胞膜受到过氧化损害。在发病最初几天脱水过程中,因颅内压力可急速波动上升,密切观察瞳孔变化及昏迷深度非常重要,遇有脑疝前期表现如一侧瞳孔散大或角膜反射突然消失,或因脑干受压症状明显加剧,可及时静脉滴注1次甘露醇,一般滴后20 min左右即可见效,故初期不可拘泥于常规时间用。一般水肿于3~7天内达高峰,多持续2周至1个月之久方能完全消散,故脱水药的应用要根据病情逐渐减量,再减少用药次数,最后终止,由于高渗葡萄糖溶液静脉注射的降颅内压时间短,反跳现象重,注入高渗糖对缺血的脑组织有害,故目前已不再使用。

(三)调整血压

脑出血后,常发生血压骤升或降低的表现,这是由于直接或间接损害丘脑下部等处所致。此外,低氧血症也可引起脑血管自动调节障碍,导致脑血流减少,使症状加重。临床上观察血压,常采用平均动脉压,即收缩压加舒张压之和的半数(或舒张压加1/3脉压差)来计算。正常人平均动脉压的上限是20.0~26.9 kPa(150~200 mmHg),下限为8.00 kPa(60 mmHg),只要在这个范围内波动,脑血管的自动调节功能正常,脑血流量基本稳定。如果平均动脉压降到6.67 kPa(50 mmHg),脑血流就降至正常时的60%,出现脑缺血缺氧的症状。对高血压患者来讲,如果平均动脉压降到平常的30%,就会引起脑血流的减少;如血压太高,上限虽可上移,但同样破坏自动调节,引起血管收缩,出现缺血现象。发病后血压过高或过低,均提示预后不良,故调整血压甚为重要。一般可将发病后的血压控制在发病前血压数值略高一些的水平。如原有高血压,发病后血压又上升至更高水平者,所降低的数值也可按上升数值的30%左右控制。常用的降压药物如利血平0.5~1 mg/次肌肉注射或25%硫酸镁10~20 mg/次,肌肉注射。注意不应使血压降得太快和过低。血压过低者可适量用阿拉明或多巴胺静脉滴注,使之缓慢回升。

(四)肾上腺皮质激素的应用

脑出血患者应用激素治疗,其价值除前述可有改善脑水肿作用外,还可增加脑脊液的吸收,减少脑脊液的生成,对细胞内溶酶体有稳定作用,能抑制抗利尿激素的分泌,促进利尿作用,具有抗脂过氧化反应,而减少自由基的生成,此外,尚有改善细胞内外离子通透性的作用,故激素已普遍用于临床治疗脑出血。但也有认为激素不利于破裂血管的修复,可诱发感染,加重消化道出血及引起血糖升高,而这些因素均可促使病情加重或延误恢复时间。故激素应用与否,应视患者具体情况而定。如无显著消化道出血、高

血糖及血压过高，可在急性期及早应用。常用的激素有地塞米松静脉滴注 10～20 mg，1 次/天；或氢化可的松静脉滴注 100～200 mg，1 次/天。一般应用 2 周左右，视病情好转程度而逐渐减量和终止。

（五）关于止血药的应用

由于脑出血是血管破裂所致，凝血机制并无障碍，且多种止血药可以诱发心肌梗死，甚至弥漫性血管内凝血。另外，实验室研究发现高血压性脑出血患者凝血、抗凝及纤溶系统的变化与脑梗死患者无差异，均呈高凝状态；再者，高血压性脑出血血管破裂出血一般在 4～6 h 内停止，几乎没有超过 24 h 者；还有研究发现应用止血药者，血肿吸收比不用者慢，故目前多数学者不同意用止血药。

（六）急性脑出血致内脏综合征的处理

包括脑心综合征、急性消化道出血、中枢性呼吸形式异常、中枢性肺水肿及中枢性呃逆等。这些综合征的出现，常常直接影响预后，严重者导致患者死亡综合征的发生原因，主要是由于脑干或丘脑下部发生原发性或继发性损害之故。脑出血后急性脑水肿而使颅压迅速增高，压力经小脑幕中央游离所形成的"孔道"而向颅后窝传导，此时，脑干背部被迫向尾椎推移，但脑干腹侧，由于基底动脉上端的两侧大脑后动脉和 Willis 动脉环相互联结而难以移动，致使脑干向后呈弯曲状态。如果同时还有颞叶钩回疝存在，则将脑干上部的丘脑下部向对侧推移。继而中脑水管也被挤压变窄，引起脑脊液循环受阻，加重了脑积水，使颅内压进一步增高，这样颅压升高形成恶性循环，脑干也随之扭曲不断加重而受到严重损害。可导致脑干内继发性出血或梗死，引起一系列严重的内脏综合征。

1. 脑心综合征

发病后 1 周内做心电图检查，常发现 S-T 段延长或下移，T 波低平倒置，以及 Q-T 间期延长等缺血性变化。此外，也可出现室性期前收缩，窦性心动过缓、过速或心律不齐以及房室传导阻滞等改变。这种异常可以持续数周之久，有人称作"脑源性"心电图变化。其性质是功能性的还是器质性的，尚有不同的认识，临床上最好按器质性病变处理，应根据心电图变化，给予氧气吸入，服用异山梨酯（消心痛）、门冬酸钾镁，甚至毛花苷 C（西地兰）及利多卡因等治疗，同时密切随访观察心电图的变化，以便及时处理。

2. 急性消化道出血

经胃镜检查，半数以上出血来自胃部，其次为食管，少数为十二指肠或小肠。胃部病变呈急性溃疡，多发性糜烂及黏膜下点状出血。损害多见于胃窦部、胃底腺区或幽门腺区。临床上出血多见于发病后 1 周之内，重者可在发病后数小时内就发生大量呕血，呈咖啡样液体。为了了解胃内情况，对昏迷患者应在发病后 24～48 h 置胃管，每日定时观察胃液酸碱度及有否潜血。若胃液酸碱度在 5 以下，即给予氢氧化铝胶凝胶 15～20 mL，使酸碱度保持在 6～7，此外，给予西咪替丁（甲氰咪胍）鼻饲或静脉滴注，以减少胃酸分泌。如已发生胃出血，应局部止血，可给予卡巴克洛（安络血）每次 20～30 mL 与氯化钠溶液 50～80 mL，3 次/天，此外，云南白药也可应用。大量出血者应及时输血或补液，以防发生贫血及休克。

3. 中枢性呼吸异常

中枢性呼吸异常多见于昏迷患者。呼吸快、浅、弱及呼吸节律不规则，潮式呼吸，中枢性过度换气和呼吸暂停。应及时给予氧气吸入，人工呼吸器进行辅助呼吸。可适量给予呼吸兴奋药如洛贝林或二甲弗林（回苏灵）等，一般从小剂量开始静脉滴注。为观察有否酸碱平衡及电解质紊乱，应及时送检血气分析，若有异常，即应纠正。

4. 中枢性肺水肿

中枢性肺水肿多见于严重患者的急性期，在发病后 36 h 即可出现，少数发生较晚。肺水肿常随脑部变化加重或减轻，又常为病情轻重的重要标志。应及时吸出呼吸道中的分泌物，甚至行气管切开，以便给氧和保持呼吸通畅。部分患者可酌情给予强心药物。此类患者呼吸道颇易继发感染，故可给予抗生素，并注意呼吸道的雾化和湿化。

5. 中枢性呃逆

呃逆可见于病程的急性期或慢性期，轻者偶尔发生几次，并可自行缓解；重者可呈顽固持续性发作，后者干扰患者的呼吸节律，消耗体力，以致影响预后。一般可采用针灸处理，药物可肌内注射哌甲酯（利他林），每次 10～20 mg，也可试服奋乃静，氯硝西泮 1～2 mg/次也有一定的作用，但可使睡眠加深或影响对昏迷患者的观察。膈神经刺激常对顽固性呃逆有缓解作用。部分患者可试用中药治疗如柿蒂、丁香及代硝石等。

近来又发现脑出血患者可引起肾脏损害，多表现为血中尿素氮升高等症状，甚至可引起肾衰竭。脑出血患者出现两种以上内脏功能衰竭又称为多器官功能衰竭，常为导致死亡的重要原因。

（七）维持营养

注意酸碱平衡及水、电解质平衡及防治高渗性昏迷。初期脱水治疗时就应考虑这些问题，特别对昏迷患者，发病后 24～48 h 即可置鼻饲以便补充营养及液体。在脱水过程中，每日入量一般控制在 1 000～2 000 mL，其中包括从静脉给予的液体。因需要脱水，故每日应是负平衡，一般水分以负 500～800 mL 为宜，初期每日热量至少为 6 276 kJ（1 500 kcal），以后逐渐增至每日至少 8 368 kJ（2 000 kcal）以上，且脂肪、蛋白质及糖等应配比合理，必要时应及时补充复合氨基酸、人血清蛋白及冻干血浆等。对于高热者尚应适当提高入水量。由于初期加强脱水治疗，或同时有呼吸功能障碍，故多数严重患者可出现酸碱平衡紊乱及水、电解质失衡，常见者为酸中毒、低钾及高钠血症等，均应及时纠正。应用大量脱水药和皮质激素，特别是对有糖尿病者应防止诱发高渗性昏迷，表现为意识障碍程度加重、血压下降、有不同程度的脱水症，可出现癫痫发作。高渗性昏迷的确诊还要检查是否有血浆渗透压增高提示血液浓缩。此外，高血糖、尿素氮及血清钠升高、尿比重增加也均提示有高渗性昏迷的可能。另外，低渗液不宜输入过多，过快；有高血糖者应尽早应用胰岛素，避免静脉注射高渗葡萄糖溶液。此外，应经常观察血浆渗透压及水、电解质的变化。

（八）手术治疗

当确诊为脑出血后，应根据血肿的大小、部位及患者的全身情况，尽早考虑是否需要外科手术治疗。如需要手术治疗，又应考虑采用何种手术方法为宜，常用的手术方法有开颅血肿清除术、立体定向血肿清除术以及脑室血液引流术等。关于手术的适应证、手术时机及选用的手术方式目前尚无统一意见，但在下述情况，多考虑清除血肿：①发病之初病情尚轻，但逐步恶化，并有显著的颅压升高症状，几乎出现脑疝，如壳核出血、血肿向内囊后肢及丘脑进展者。②血肿较大，估计应用内科治疗难以奏效者，如小脑半球出血，血肿直径大于 3 cm；或小脑中线血肿，估计将压迫脑干者。③患者全身状况能耐受脑部手术操作者。

关于脑出血血肿清除治疗的适应证如下。

1. 非手术治疗的适应证

（1）清醒伴小血肿（血肿直径小于 3 cm 或出血的量小于 20 mL），常无手术治疗的必要。

（2）少量出血的患者，或较少神经缺损。

（3）格拉斯哥昏迷指数（GCS）小于或等于 4 分的患者，由于手术后无一例外的死亡或手术结果非常差，手术不能改变临床结局。但是，GCS 小于或等于 4 分的小脑出血的患者伴有脑干受压，在特定的情况下，手术仍有挽救患者生命的可能。

2. 手术治疗的适应证

（1）手术的最佳适应证是清醒的患者，中至大的血肿。

（2）小脑出血量大于 3 mL，神经功能恶化、脑干受压和梗阻性脑积水的患者，尽可能快地清除血肿或行脑室引流，可以挽救生命，预后良好。即使昏迷的患者也应如此。

（3）脑出血合并动脉瘤、动静脉畸形或海绵状血管瘤，如果患者有机会获得良好的预后并且手术能达到血管部位，应当行手术治疗。

（4）年轻人中等到大量的脑叶出血，临床恶化的应积极行手术治疗。

立体定向血肿清除术与以往开颅血肿清除术比较更有优越性。采用 CT 引导立体定向技术将血肿排空器置入血肿腔内，采用各种方法将血肿粉碎并吸出体外。该方法定位准确，减少脑组织损伤，对急性期患者也适用。立体定向血肿抽吸术治疗壳核血肿效果较好。但一般位于大脑深部的血肿，包括基底节及丘脑部位的血肿，手术虽可挽救生命，但后遗瘫痪较重。脑干及丘脑出血也可手术治疗，但危险性较大。脑叶及尾状核区域出血,手术治疗效果较佳。

血肿清除后临床效果不理想的原因很多,但目前注意到脑出血后引起的脑缺血体积可以超过血肿体积的几倍,可能是重要原因之一,缺血机制包括直接机械压迫、血液中血管收缩物质的参与及出血后血液呈高凝状态等。因此,血肿清除后应同时应用神经保护药、钙离子通道阻滞药等,以提高临床疗效。

(九) 康复治疗

脑出血后生存的患者,多数遗留瘫痪及失语等症状,重者不能起床或站立。如何最大限度地恢复其运动及语言等功能,物理及康复治疗起着重要作用。一般主张只要可能应尽早进行,诸如瘫肢按摩、被动运动、针灸及语言训练等。有一定程度运动功能者,应鼓励其主动锻炼和训练,直到患者功能恢复到最好的状态。失语患者训练语言功能应有计划,由简单词汇开始逐渐进行训练。感觉缺失障碍,似难康复,但仍随全身的康复而逐渐好转。

病程依出血的多少、部位、脑水肿的程度及有否并发内脏综合征而各不相同。发病后生存时间可自数小时至几个月,除非大的动脉瘤破裂引起的脑出血,一般不会发生猝死。丘脑及脑干部位出血,出血量虽少,但容易波及丘脑下部以及生命中枢故生存时间短。脑内出血量、脑室内出血量和发病后格拉斯哥昏迷指数(GCS)是预测脑出血的病死率的重要因素。CT 显示出血量大于或等于 60 cm^3,GCS 小于或等于 8,30 天死亡的可能性为 91%,而 CT 显示出血量小于或等于 30 cm^3,GCS 大于或等于 9 的患者,死亡的可能性为 19%。平均动脉压对皮质下、小脑、脑桥出血的预后无相关性;但影响壳核、丘脑出血的预后,平均动脉压越高,预后越差,血肿破入脑室有利于丘脑出血的恢复,但不利于脑叶出血的恢复。

第三节 蛛网膜下腔出血

蛛网膜下腔出血(subarachnoid hemorrhage,SAH)是指各种非外伤性原因引起的脑血管破裂,血液流入蛛网膜下隙的统称。它不是一种独立的疾病,而是某些疾病的临床表现,占急性脑血管疾病的 10%~20%。

一、病因

蛛网膜下腔出血的病因有多种:①颅内动脉瘤最常见,占 50%~85%;②脑血管畸形主要是动静脉畸形(AVM),青少年多见,约占 2%;③脑底异常血管网病(moyamoya 病)约占 1%;④其他夹层动脉瘤、血管炎、颅内静脉系统血栓形成、结缔组织病、血液病、颅内肿瘤、凝血障碍性疾病、抗凝治疗并发症等;⑤部分患者出血原因不明,如原发性中脑周围出血。危险因素:颅内动脉瘤破裂出血的主要危险因素包括高血压、吸烟、过量饮酒,既往有动脉瘤破裂史、动脉瘤较大(如大于 7 mm)、多发性动脉瘤拟交感药物(如可卡因)等。吸烟者与不吸烟者相比其动脉瘤更大,且更常出现多发性动脉瘤。

二、临床表现

(一) 性别、年龄

男女比例为 1:(1.3~1.6)。可发生在任何年龄,发病率随年龄增长而增加,并在 60 岁左右达到高峰,以后随年龄增大反而下降。各种常见病因的自发性蛛网膜下隙出血的好发年龄见本节鉴别诊断部分。

(二) 起病形式

绝大部分在情绪激动或用力等情况下急性发病。

(三) 症状、体征

(1) 出血症状:表现为突然发病,剧烈头痛、恶心呕吐、面色苍白、全身冷汗。半数患者可出现精神症状,如烦躁不安、意识模糊、定向力障碍等。意识障碍多为一过性的,严重者呈昏迷状态,甚至出现脑疝而死亡。20% 可出现抽搐发作。有的还可出现眩晕、项背痛或下肢疼痛,脑膜刺激征明显。

(2) 颅神经损害:6%~20% 患者出现一侧动眼神经麻痹,提示存在同侧颈内动脉后交通动脉瘤或大脑后动脉动脉瘤。

（3）偏瘫：20%患者出现轻偏瘫。

（4）视力、视野障碍：发病后1h内即可出现玻璃体膜下片状出斑，引起视力障碍。10%～20%有视盘水肿。当视交叉、视束或视放射受累时产生双颞偏盲或同向偏盲。

（5）其他：约1%的颅内动静脉畸形和颅内动脉瘤出现颅内杂音。部分蛛网膜下隙出血发病后可有发热。

（四）并发症

（1）再出血：以出血后5～11天为再出血高峰期，80%发生在1个月内。颅内动脉瘤初次出血后的24h内再出血率最高，为4.1%，第2次再出血的发生率为每天1.5%，到第14天时累计为19%。表现为在经治疗病情稳定好转的情况下，突然再次发生剧烈头痛、恶心呕吐、意识障碍加重、原有局灶症状和体征重新出现等。

（2）血管痉挛：通常发生在出血后第1～2周，表现为病情稳定后再出现神经系统定位体征和意识障碍。腰穿或头颅CT检查无再出血表现。

（3）急性非交通性脑积水：常发生在出血后1周内，主要为脑室内积血所致，临床表现为头痛、呕吐、脑膜刺激征、意识障碍等，复查头颅CT可以诊断。

（4）正常颅压脑积水：多出现在蛛网膜下隙出血的晚期，表现为精神障碍、步态异常和尿失禁。

三、辅助检查

（一）CT

颅脑CT是诊断蛛网膜下隙出血的首选方法，诊断急性蛛网膜下隙出血准确率几乎100%，主要表现为蛛网膜下隙内高密度影，即脑沟与脑池内高密度影（图11-2A、B）。动态CT检查有助于了解出血的吸收情况、有无再出血、继发脑梗死、脑积水及其程度等。强化CT还显示脑血管畸形和直径大于0.8cm的动脉瘤。

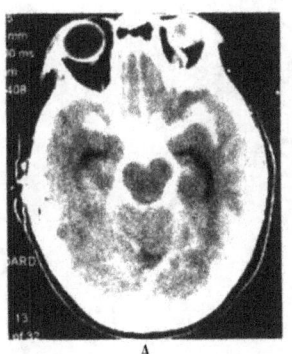 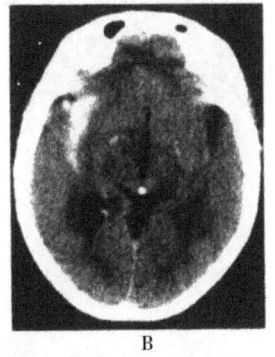

图11-2　自发性蛛网膜下隙出血CT表现

A. 自发性蛛网膜下隙出血（鞍上池与环池）的CT表现；B. 自发性蛛网膜下隙出血（外侧裂池）的CT表现

蛛网膜下隙出血的CT分级（Fisher）见表11-3。

表11-3　蛛网膜下隙出血的CT分级（Fisher法）

级别	CT发现
Ⅰ级	无出血所见
Ⅱ级	蛛网膜下隙一部分存在弥漫性薄层出血（1mm）
Ⅲ级	蛛网膜下隙有较厚（1mm以上）出血或局限性血肿
Ⅳ级	伴脑实质或脑室内积血

由于自发性蛛网膜下腔出血的原因脑动脉瘤占一半以上，因此，可根据CT显示的蛛网膜下腔出血的部位初步判断或提示颅内动脉瘤的位置。如颈内动脉动脉瘤破裂出血常是鞍上池不对称积血，大脑中动脉动脉瘤破裂出血多见外侧裂积血，前交通动脉动脉瘤破裂出血则是纵裂池、基底部积血，而出血在脚间池和环池者，一般不是动脉瘤破裂引起。

（二）脑脊液检查

通常CT检查已确诊者，腰穿不作为临床常规检查。如果出血量较少或者距起病时间较长，CT检查无阳性发现时，需要行腰穿检查脑脊液。蛛网膜下腔的新鲜出血，脑脊液检查的特征性表现为均匀血性脑脊液；脑脊液变黄或发现了含有红细胞、含铁血黄素或胆红素结晶的吞噬细胞等，则提示为陈旧性出血。

（三）脑血管影像学检查

（1）DSA：即血管造影的影像通过数字化处理，把不需要的组织影像删除掉，只保留血管影像，这种技术叫作数字减影技术。其特点是图像清晰，分辨率高，对观察血管病变，血管狭窄的定位测量，诊断及介入治疗提供了真实的立体图像，为脑血管内介入治疗提供了必备条件（图11-3A～D）。主要适用于全身血管性疾病、肿瘤的检查及治疗。是确定自发性蛛网膜下腔出血病因的首选方法，也是诊断动脉瘤、血管畸形、烟雾病等颅内血管性病变的最有价值的方法。DSA不仅能及时明确动脉瘤大小、部位、单发或多发、有无血管痉挛，而且还能显示脑动静脉畸形的供应动脉和引流静脉，及侧支循环情况。对怀疑脊髓动静脉畸形者还应行脊髓动脉造影。脑血管造影可加重脑缺血、引起动脉瘤再次破裂等，因此，造影时机宜避开脑血管痉挛和再出血的高峰期，即出血3天内或3周后进行为宜。

旋转DSA及三维重建技术的应用，使其能在三维空间内做任意角度的观察，清晰地显露出动脉瘤体、瘤颈、载瘤动脉及与周围血管解剖关系；有效地避免了邻近血管重叠或掩盖。此项技术突破了常规DSA一次造影只能显示一个角度和图像后处理手段少等局限性，极大地方便了介入诊疗操作，对脑血管病变的诊断和治疗具有很大的应用价值。

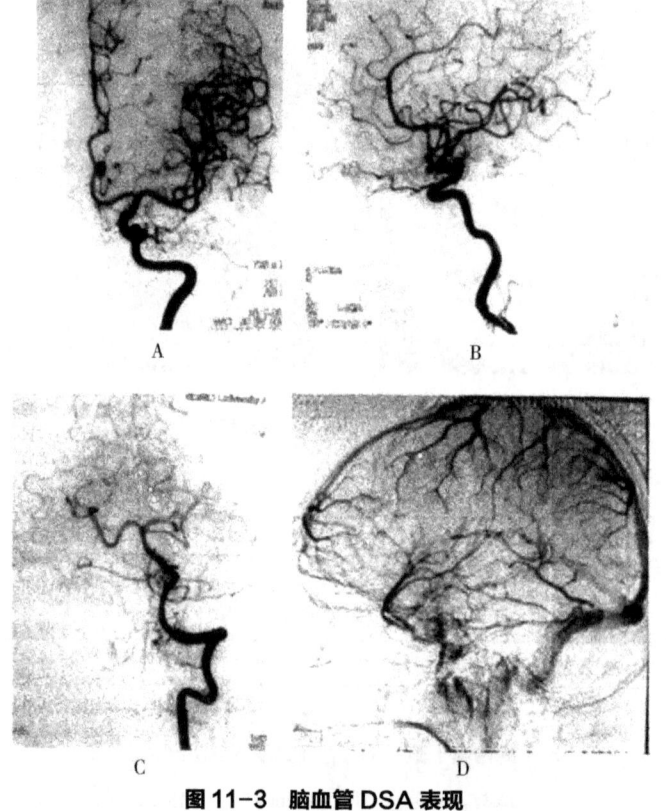

图11-3　脑血管DSA表现

A. 正常一侧颈内动脉DSA表现（正位片动脉期）；B. 正常一侧颈内动脉DSA表现（侧位片动脉期）；
C. 正常椎-基底动脉DSA表现（动脉期）；D. 正常一侧颈内动脉DSA表现（侧位片静脉期）

由于 DSA 显示的是造影剂充盈的血管管腔的空间结构，因此，目前仍被公认为是血管性疾病的诊断"金标准"，诊断颅内动脉瘤的准确率达 95% 以上。但是，随着 CTA、MRA 技术的迅速发展，在某些方面大有取代 DSA 之势。

（2）CT 血管成像（CTA）：CTA 检查经济、快速、无创，可同时显示颈内动脉系、椎动脉系和 Willis 环血管全貌，因此，是筛查颅内血管性疾病的首选影像学诊断方法之一。由于 CTA 受患者病情因素限制少，急性脑出血或蛛网膜出血患者，当临床怀疑动脉瘤或脑动静脉畸形可能为出血原因时，DSA 检查受限，CTA 可作为早期检查的可靠方法（图 11-4A ~ C）。

由于脑血流循环时间短，脑动脉 CTA 容易产生静脉污染及颅底骨质难以彻底清除，Willis 动脉环近段动脉重建效果欠佳，血管性病变漏诊率高。但是，近年来，64 层螺旋 CT 的扫描速度已超越动脉血流速度，因此，无论是小剂量造影剂团注测试技术还是增强扫描智能触发技术，配合 64 层螺旋 CT 扫描，纯粹的脑动脉期图像的获取已不成问题，尤其是数字减影 CTA（Subtraction CT Angiography, DSCTA）技术基本上去除了颅底骨骼对 CTA 的影响。超薄的扫描层厚使其能最大限度地消除了常规头部 CT 扫描时颅底骨质伪影，显著地提高了 Willis 动脉环近段动脉 CTA 图像质量，真正地使其三维及二维处理图像绝对无变形、失真，能最真实的显示脑血管病变及其邻近结构的解剖关系，图像质量媲美 DSA，提供诊断信息量超越 DSA。表面遮盖法（SSD）及最大密度投影法（MIP）是最常用的三维重建方法，容积显示法（VR）是最高级的三维成像方法。DSCTA 对脑动脉瘤诊断的特异性和敏感性与 DSA 一致，常规 CTA 组诊断 Willis 动脉环及其远段脑动脉瘤的特异性和敏感性亦与 DSA 一致，但对 Willis 动脉环近段动脉瘤有漏诊的情况，敏感性仅 71.4%。但是，DSCTA 也存在一定局限性，基础病变，如血肿、钙化、动脉支架及动脉银夹等被减影导致漏诊或轻微运动可致减影失败，患者照射剂量增加及图像噪声增加等也是问题。近期临床上应用的 320 层螺旋 CT 更显示出了其优越性。

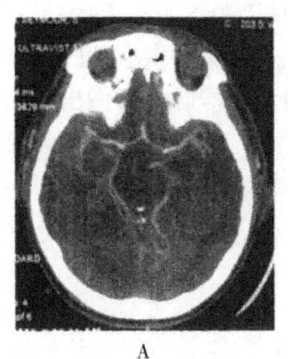 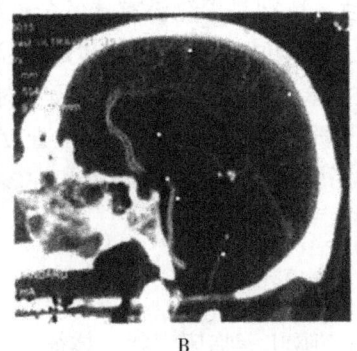 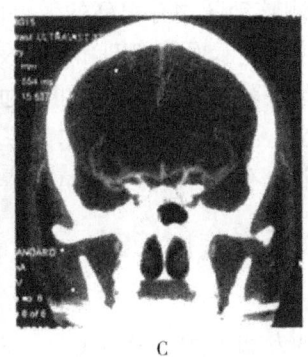

A B C

图 11-4 正常 CTA 表现

A. 轴位；B. 矢状位；C. 冠状位

目前，CTA 主要用于诊断脑动脉瘤、脑动静脉畸形、闭塞性脑血管病、静脉窦闭塞和脑出血等。CTA 能清晰观察到脑动脉瘤的瘤体大小、瘤颈宽度及与载瘤动脉的关系；能清晰观察到脑动静脉畸形血管团大小、形态及供血动脉和引流静脉；能清晰观察到脑血管狭窄或闭塞部位、形态及血管壁硬、软斑块。64 层螺旋 CTA 对脑动脉瘤检查有较高的敏感性和特异性，诊断附和率达 100%，能查出约 1.7 mm 大小的动脉瘤。采用多层面重建（MPR）、曲面重建（CPR）、容积显示（VR）和最大密度投影（MIP）等技术可清楚地显示动脉瘤的瘤体大小、瘤颈宽度及与载瘤动脉的关系；并可任意旋转图像，多角度观察，能获得完整的形态及与邻近血管、颅骨的空间解剖关系，为制定治疗方案和选择手术入路提供可靠依据。CTA 可显示脑动静脉畸形的供血动脉、病变血管团和引流静脉的立体结构，有助于临床医生选择手术入路，以避开较大脑血管和分支处进行定位和穿刺治疗。脑动静脉畸形出血急性期的 DSA 检查，其显示受血肿影响，而 CTA 三维图像能任意角度观察，显示病灶与周围结构关系较 DSA 更清晰。CTA 诊断颈内动脉狭窄的附和率为 95%，最大密度投影法可更好地显示血管狭窄程度。在脑梗死早期显示动脉闭塞，指导溶栓治疗。CTA 可清晰显示静脉窦是否通畅。CTA 显示造影剂外溢的患者，往往血肿增大。

总之，CT血管造影（CTA）与数字减影血管造影（DSA）相比，最大优势是快速和无创伤，并可多方位、多角度观察脑血管及病变形态，提供近似实体的解剖概念，对筛查自发性蛛网膜下隙出血的病因和诊断某些脑血管疾病不失为一种重要而有效的检查方法。但是，CTA的不足之处在于造影剂用量大，需掌握注药与扫描的最佳时间间隔，不能显示扫描范围以外的病变，可能漏诊。并且对侧支循环的血管、直径小于1.2 mm的穿动脉、动脉的硬化改变及血管痉挛的显示不如DSA。

（3）磁共振血管成像（MRA）：包括时间飞越法MRA及相位对比法MRA，其具有无创伤、无辐射、不用对比剂的特点，被广泛应用于血管性病变的诊断中，可显示颈内动脉狭窄、颅内动静脉畸形、动脉瘤等疾病。主要用于有动脉瘤家族史或破裂先兆者的筛查，动脉瘤患者的随访及急性期不能耐受脑血管造影检查的患者。不足之处是由于扫描时间长及饱和效应，使得血流信号下降，血管分支显示不佳，大大降低了图像的效果及诊断的准确性（图11-5A～C）。

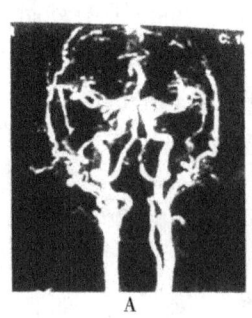 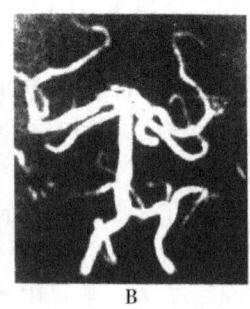 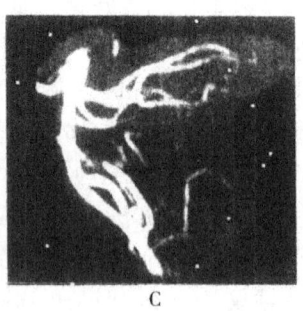

图11-5 正常MRA表现

A. 全脑；B. 椎－基底动脉正位片；C. 椎－基底动脉侧位片

MRA探测脑动脉瘤有很高的敏感性，特别是探测没有伴发急性蛛网膜下隙出血的动脉瘤。MRA能完全无创伤性地显示血管解剖和病变及血流动力学信息，能清楚地显示瘤巢的供血动脉和引流静脉的走行、数量、形态等。另外，MRI可通过其直接征象"流空信号簇"对脑动静脉畸形做出明确的诊断。因此，MRI与MRA的联合应用，作为一种完全无损伤性的血管检查方法，在临床症状不典型或临床症状与神经系统定位不相符时，可以大大提高脑血管畸形的发现率和确诊率。

四、诊断与鉴别诊断

（一）诊断

根据急性发病方式、剧烈头痛、恶心呕吐等临床症状、体征，结合CT检查，确诊蛛网膜下隙出血并不困难。进一步寻找蛛网膜下隙出血的原因，即病因诊断更为重要，尤其是确定外科疾病引起蛛网膜下隙出血的原因。因此，对于自发性蛛网膜下隙出血患者，若无明显的血液病史、抗凝治疗等病史，均要常规行脑血管造影或/和CTA、MRA检查，以寻找出血原因，明确病因。

（二）病因鉴别诊断

临床上常见的自发性蛛网膜下隙出血的病因鉴别诊断见表11-4。

表11-4 自发性蛛网膜下隙出血的病因鉴别诊断

病因	动脉瘤	动静脉畸形	高血压	烟雾病	脑瘤出血
发病年龄	40～60岁	35岁以下	50岁以上	青少年多见	30～60岁
出血前症状	无症状，少数动眼神经麻痹	常见癫痫发作	高血压史	可见偏瘫	颅压高和病灶症状
出血	正常或增高	正常	增高	正常	正常
复发出血	常见且有规律	年出血率2%	可见	可见	少见
意识障碍	多较严重	较重	较重	有轻有重	较重

续 表

病因	动脉瘤	动静脉畸形	高血压	烟雾病	脑瘤出血
颅神经麻痹	2~6颅神经	无	少见	少见	颅底肿瘤常见
偏瘫	少见	较常见	多见	常见	常见
眼部症状	可见玻璃体出血	可见同向偏盲	眼底动脉硬化	少见	视乳头水肿
CT表现	蛛网膜下隙高密度	增强可见AVM影	脑萎缩或梗死灶	脑室出血铸型或梗死灶	增强后可见肿瘤影
脑血管造影	动脉瘤和血管痉挛	动静脉畸形	脑动脉粗细不均	脑底动脉异常血管团	有时可见肿瘤染色

五、治疗

(一)急性期治疗

1. 一般处理

(1)密切观察：生命体征监测；密切观察神经系统体征的变化；保持呼吸道通畅，维持稳定的呼吸循环系统功能。

(2)降低颅内压：常用的有甘露醇、呋塞米、甘油果糖或甘油氯化钠，也可以酌情选用清蛋白。

(3)纠正水、电解质平衡紊乱：记出入液体量；注意维持液体出入量平衡。适当补液、补钠、补钾，调整饮食和静脉补液中晶体胶体的比例可以有效预防低钠血症。

(4)对症治疗：烦躁者给予镇静药，头痛给予镇痛药，禁用吗啡、哌替啶等镇痛药。癫痫发作，可采用抗癫痫药物，如地西泮（安定）、卡马西平或者丙戊酸钠。

(5)加强护理：卧床休息，给予高纤维、高能量饮食，保持尿便通畅。意识障碍者可放置鼻胃管，预防窒息和吸入性肺炎。尿潴留者，给予导尿并膀胱冲洗，预防尿路感染。定时翻身、局部按摩、被动活动肢体、应用气垫床等措施预防褥疮、肺不张和深静脉血栓形成等并发症。

2. 防治再出血

(1)安静休息：绝对卧床4~6周，镇静、镇痛，避免用力和情绪激动。

(2)控制血压：如果平均动脉压大于16.7 kPa（125 mmHg）或收缩压大于24.0 kPa（180 mmHg），可在血压监测下使用降压药物，保持血压稳定在正常或者起病前水平。可选用钙离子通道阻滞剂、β-受体阻滞剂等。

(3)抗纤溶药物：常用6-氨基己酸（EACA）、止血芳酸（PAMBA）或止血环酸（氨甲环酸）。抗纤溶治疗可以降低再出血的发生率，但同时也增加脑动脉痉挛和脑梗死的发生率，建议与钙离子通道阻滞剂同时使用。

(4)外科手术：已经确诊为动脉瘤性蛛网膜下隙出血者，应根据病情，及早行动脉瘤夹闭术或介入栓塞治疗。

3. 防治并发症

(1)脑动脉痉挛及脑缺血：①维持正常血压和血容量：保持有效的血液循环量，给予胶体溶液（清蛋白、血浆等）扩容升压。②早期使用尼莫地平：常用剂量10~20 mg/d，静脉滴注1 mg/h，共10~14天，注意其低血压的不良反应。③腰穿放液：发病后1~3天行腰穿释放适量的脑脊液，有利于预防脑血管痉挛，减轻脑膜刺激征等。但是，有诱发颅内感染、再出血及脑疝的危险。

(2)脑积水：①药物治疗：轻度脑积水可先行醋氮酰胺等药物治疗，酌情选用甘露醇、呋塞米等。②脑室穿刺脑脊液外引流术：蛛网膜下隙出血后脑室内积血性扩张或出现急性脑积水，经内科治疗后症状仍进行性加重者，可行脑室穿刺外引流术。但是，可增加再出血的概率。③脑脊液分流术：对于出血病因处理后，出现慢性交通性脑积水，经内科治疗仍进行性加重者，可行脑室-腹腔分流术。

（二）病因治疗

（1）手术治疗：对于出血病因明确者，应及时进行病因手术治疗，例如开颅动脉瘤夹闭术、脑动静脉畸形或脑肿瘤切除术等。

（2）血管内介入治疗：适合血管内介入治疗的动脉瘤、颅内动静脉畸形患者，也可采用动脉瘤或动静脉畸形栓塞术。

（3）立体定向放射治疗：主要用于小型动静脉畸形及栓塞或手术后残余病灶的治疗。

六、预后

自发性蛛网膜下隙出血的预后与病因、治疗等诸多因素相关，脑动静脉畸形引起的蛛网膜下隙出血预后最佳，血液病引起的蛛网膜下隙出血效果最差。动脉瘤第1次破裂后，病死率高达30%～40%，其中半数在发病后48 h内死亡，5年内病死率为51%；存活的病例中，1/3生活不能自理，1/3可再次发生出血，发生再次出血者的病死率高达60%～80%。脑动静脉畸形初次出血病死率10%左右。80%血管造影阴性的蛛网膜下隙出血患者能恢复正常工作，而动脉瘤破裂引起的蛛网膜下隙出血患者只有50%能恢复健康。

第四节　高血压脑病

高血压脑病是伴随着血压升高而发生的一种暂时性急性脑功能障碍综合征，是高血压危象之一。临床表现起病急骤，以血压升高和全脑或局灶性神经损害为主要症状。早期及时降血压处理后，各种症状或体征可在数分钟或数天内部分或完全恢复，如得不到及时治疗，可致死亡。

一、病因及病理

（一）病因和发病机制

各种病因所致的动脉性高血压，无论是原发性还是继发性，均可引起高血压脑病，其中最重要的是恶性高血压。长期服用抗高血压药物的患者，突然停药可诱发高血压脑病。服用单胺氧化酶抑制药的患者同时用酪胺（奶油、乳酪）也可激发血压升高而引起高血压脑病。

高血压脑病的发病机制尚未完全清楚。但可以肯定的是与动脉血压增高有关。至于动脉血压升高如何引起脑部损害，目前主要有两种学说。

1. 脑内小动脉痉挛学说

高血压脑病常发生在血压极度且急剧升高时，此时由于脑血流自身调节作用存在，因而脑内小动脉强烈收缩而痉挛，从而导致毛细血管缺血，通透性增加，血管内液体渗透到细胞外间隙，引起脑水肿。同时，脑以外的其他器官也存在血管痉挛，如视网膜血管痉挛导致一过性失明，肢体末端血管痉挛引起缺血性坏死等，均支持脑血管痉挛学说。

2. 自动调节崩溃学说

动物实验研究发现，血压急剧升高致血脑屏障破坏时，该区域的脑血流量大于血脑屏障完整区，血管扩张区的血脑屏障破坏比收缩区更明显，提示导致血-脑屏障破坏的主要因素是血管扩张，而不是痉挛。因此，有研究者认为脑血流自动调节功能崩溃或被动性血管扩张才是高血压脑病的真正发病机制。脑内小动脉收缩是脑血流自动调节的早期表现。当急剧升高的血压超过脑血流自动调节的上限时，脑内小动脉就被动扩张而不再收缩，从而使自动调节功能崩溃，结果导致脑血流被动增加，脑组织因血流过度灌注而发生脑水肿，毛细血管壁被破坏，从而引起继发性小灶性出血和梗死。

事实上，高血压脑病的发生，除与血管痉挛、自动调节功能崩溃外，血管内皮细胞损伤、血小板激活导致广泛性微血管闭塞、凝血机制紊乱、前列腺素-血栓素失平衡、内皮细胞源性舒张因子释放减少等均可能有联系。

(二)病理

高血压脑病的脑外观呈水肿、发白，脑沟消失，脑回扁平，脑室缩小，脑实质最具特征性的变化是表面或切面可见瘀点样或裂隙状出血及微梗死灶。有的可见海马沟回疝及小脑扁桃体疝形成。

脑血管病变特征性的改变是脑内细小动脉节段性、局灶性纤维性样坏死；非特征性的改变有脑内细小动脉透明样变性、中层肥厚、大中动脉粥样硬化等，还可见小动脉及毛细血管内微血栓形成。

二、临床表现

高血压脑病的发病年龄以原有的疾病而定，如急性肾小球肾炎多见于少年儿童，慢性肾小球肾炎多见于青年或成年人，子痫仅见于妊娠期妇女，恶性高血压在 30～45 岁多见。

(一)症状与体征

高血压脑病的发病特点为起病急骤，病情进展非常迅速，在数小时或数十小时可达十分严重的程度。主要临床表现有。

1. 动脉血压增高

原有高血压的患者，脑病起病前血压进一步升高，收缩压可超过 26.7 kPa（200 mmHg），舒张压达 16.0 kPa（120 mmHg）以上。但急性起病的继发性高血压患者，血压水平可能不甚高，收缩压可在 24.0 kPa（180 mmHg）以下，也发生脑病。这主要与慢性高血压患者脑血流自动调节的上限上调有关。

2. 头痛

几乎所有高血压脑病患者均有头痛。可局限于后枕部或全头痛，初起时呈隐痛、胀痛或搏动性痛，严重时表现为持续性压榨样或刀割样剧痛，伴恶心、呕吐或视力模糊。

3. 抽搐

抽搐发生率可高达 41%，多为全身性，亦可局灶性，表现为癫痫样发作。严重者发展成癫痫持续状态，并致死亡。

4. 颅内高压

主要症状为头痛、恶心、呕吐、视盘水肿。视盘水肿可在高血压脑病发生后数分钟内出现，严重者可在视盘周围出现火焰状出血。

5. 脑功能障碍的其他表现

全脑功能障碍除头痛、呕吐、全身抽搐外，意识障碍是常见表现，其程度与病情严重程度有关，轻者反应迟钝，也可出现定向、记忆、判断、计算障碍，甚至冲动、谵妄或精神错乱等精神症状；重者浅昏迷，甚至深昏迷。局灶性脑功能障碍可表现为短暂性失语、偏瘫、偏身感觉障碍、视力或听力障碍等。

6. 内脏并发症

当脑水肿影响到丘脑下部和脑干时，可出现上消化道出血、应急性溃疡和急性肾衰竭等。

7. 呼吸和循环障碍

脑干受损时，出现中枢性呼吸循环衰竭。

以上症状一般只持续数分钟至数小时，经适当降压治疗后完全缓解。但有尿毒症的患者可持续较长时间，甚至 1～2 个月。癫痫持续状态、急性心力衰竭或呼吸衰竭是本病的主要致死原因。本病可反复发作，每次发作的症状可以相似或不同。

(二)辅助检查

1. 血尿常规和生化检查

血常规可有白细胞计数增高，尿常规可发现蛋白、红细胞、白细胞和管型。

2. 脑脊液检查

腰穿脑脊液压力多数明显增高，少数可正常。脑脊液中蛋白轻度增高，偶有白细胞增多或有少量红细胞。必须注意的是有明显颅内高压表现的患者，腰穿宜慎重，以免诱发脑疝。

3. 眼底检查

眼底除有视盘水肿、渗出、出血和高血压所致的眼底动脉改变外，视网膜荧光造影可见水肿的视盘周边有扩张的毛细血管，且有液体渗出。

4. 脑电图

可出现双侧同步的尖、慢波，α节律减少或消失，有些区域可描记到局灶性异常，严重脑水肿时可显示广泛性慢节律脑电活动。

5. 经颅多普勒超声（TCD）

表现为舒张期流速降低，收缩峰上升支后1/3倾斜，$P_1 = P_2$ 或 P_1 小于 P_2，P_1 和 P_2 融合成圆钝状，有时可监测到涡流TCD信号。颅内高压明显时，收缩峰变尖，舒张峰减低或消失，舒张期峰速和平均速度降低，收缩期血流速度也降低，脑周围血管阻力增加，RI值增大可达0.8～0.9，PI值增大可达1.55～1.61。

6. CT、MRI及SPECT

CT可显示低密度区，主要位于枕叶，但不甚敏感。MRI敏感性高，可在血脑屏障破坏区显示T_2加权像高信号，主要位于颞枕叶、额叶前部皮质、基底节和小脑皮质，也可见小灶性出血或梗死灶。SPECT显示MRI T_2高信号区与脑血流量增加。经适当降血压治疗后，这些影像学改变可很快恢复正常。但小灶性出血或梗死灶持续较长时间。

三、诊断与鉴别诊断

根据起病急骤，发病时有明显血压增高，剧烈头痛、抽搐、意识改变、眼底病变等表现，应考虑为高血压脑病。治疗后，血压一旦被降低，神经症状立即消失，不留后遗症，即可确诊为高血压脑病。

对血压降低后，症状体征持续数日或数月仍不消失者，应注意是否有尿毒症存在，否则即提示脑内有出血灶或梗死灶。如果血压正常后，局灶性神经体征（偏瘫、失语）等仍持续较长时间，即要注意是脑出血或脑梗死所致。

表现为癫痫或癫痫持续状态的高血压脑病，必须与原发性或其他原因的继发性癫痫鉴别；原有心房颤动病史，突发抽搐者，须注意脑栓塞；青壮年突发头痛、抽搐、血压升高应注意蛛网膜下腔出血。小儿急性肾炎所致的高血压脑病，尿和血的化验有异常；妊娠毒血症所致的高血压脑病多发生在妊娠6个月以后，且有水肿和蛋白尿，不难鉴别。

头痛伴眼底改变须与青光眼鉴别，后者除头痛外，还有眼部表现，如视盘凹陷、眼压增高等。

四、治疗与预防

（一）治疗

原则是安静休息，立即控制血压，制止抽搐，减轻脑水肿，降低颅内压，保护心、肺、肾等重要脏器。

1. 一般治疗

应在重症监护病房治疗。卧床休息、保持呼吸道通畅、给氧，心电、血压监护。严密观察神经系统的症状和体征。勤测血压（每隔15～30 min 1次）。

2. 降低血压

应选用强效、作用迅速、低毒、易于撤离、不影响心排血量、对神经系统影响小的药物，静脉使用。力求简单，避免降血压幅度过大、速度过快，短期内不要求血压降至完全正常水平；对老年人或原有高血压患者，更应警惕降压过度所致的脑缺血。最初目标一般是在数分钟至2 h内使平均动脉压（舒张压+1/3脉压）下降不超过25%，以后的2～6 h使血压降至160/100 mmHg。也有建议静脉用药的近期目标是在30～60 min以内使舒张压下降10%～15%或者降至110 mmHg左右。一旦血压降至目标水平，应开始口服给药维持。

快速和不可控制的血压下降可以导致心、脑、肾缺血或坏死，或者原有的缺血或坏死加重。有些既往推荐用于静脉给药的降血压药物，由于其不良反应，目前不再主张用于治疗高血压脑病。如静脉使用肼屈嗪（肼苯哒嗪）可以导致严重、长时间和不可控制的低血压。不再推荐用于高血压脑病。舌下含服硝苯地平或者硝苯地平胶囊口服无法控制降压的速度和幅度，并可能导致严重后果，应禁止用于高血压脑病。

降血压药物的选择是控制血压的关键，可选用的降血压药物有以下几种。

（1）拉贝洛尔（labetalol）：静脉注射 2~5 min 起效，5~15 min 达高峰，持续 2~4 h。常用剂量为首次静脉推注 20 mg，接着 20~80 mg/次静脉推注或者从 2 mg/min 开始静脉注射；24 h 最大累积剂量 300 mg。

（2）尼卡地平：静脉使用起效在 5~15 min。作用持续 4~6 h。常用剂量为 5 mg/h，根据效果每 5 min 增减 2.5 mg/h，直至血压满意控制，最大剂量 15 mg/h。

（3）硝普钠：静脉给药数秒钟至 1 min 起效，通过扩张周围血管，明显降低外周阻力而降血压，但失效快，停药后仅维持 2~15 min，因此，必须静脉维持用药，在监护条件下，采用输液泵调节滴入速度，可将血压维持在理想水平；如无监护条件，应在开始治疗后每隔 5~10 min 测血压 1 次。常用剂量为硝普钠 50 mg 溶于 5% 葡萄糖注射液 1 000 mL 内，以每分钟 10~30 滴 [0.25~10 μg/（kg·min）] 的速度静脉滴入，因性质不稳定、易分解。必须新鲜配制，并于 12 h 内用完；滴注瓶应用黑纸遮住，避光使用。停药时应逐渐减量，并加服血管扩张药，以免血压反跳。滴速过快可引起严重低血压，必须警惕。用药超过 24 h 者，可引起氰化物中毒，从而导致甲状腺功能减退。如果剂量过大，可引起脑血流量减少。

（4）非诺多泮：静脉使用 5 min 内起效，10 min 达到最大效果，作用持续 30~60 min。常用剂量为初始 0.1 μg（kg·min），每次增量 0.05~0.1 μg（kg·min），最大 1.6 μg（kg·min）。

（5）二氮嗪：静脉注射后 1 min 内起效，2~5 min 降压作用明显，可维持 2~12 h。一般将二氮嗪 200~400 mg 用专用溶剂溶解后，快速静脉注射，在 15~20 s 内注完。必要时可在 0.5~3 h 内再注射 1 次，1 天总量不超过 1 200 mg 由于该药起效快，持续时间长，以前被作为高血压脑病的首选降压药物，但由于不良反应多，且引起脑血流量减少，现认为宜慎重选用。

（6）甲磺酸酚妥拉明：常用剂量为 5~10 mg 静脉注射，使用后应严密监测血压。注射量大时可引起体位性低血压及较严重的心动过速。消化性溃疡病患者慎用。

（7）硫酸镁：用 25% 硫酸镁溶液 5~10 mL 加入 50% 葡萄糖溶液 40 mL 中，缓慢静脉注射，2 h 后可重复使用 1 次。但注射过快可引起呼吸抑制，血压急剧下降，此时，可用葡萄糖酸钙对抗。

血压降低后，即用口服降血压药物维持，可选用血管紧张素转换酶抑制药、长效钙拮抗药或 β 阻滞药等。利血平和甲基多巴由于具有较明显的镇静作用，影响意识观察，故被认为不宜用于高血压脑病急性期的降压治疗。

3. 控制抽搐

对于频繁抽搐或呈癫痫持续状态者，可用地西泮 10~20 mg 缓慢静脉注射，注射时应严密观察有无呼吸抑制，抽搐控制后用地西泮 40~60 mg 加入 5% 葡萄糖溶液中维持点滴。也可选用鲁米那钠 0.1 g 肌内注射，每 4~6 h 1 次；或者用 10% 水合氯醛 15 mL 灌肠，抽搐停止后，应鼻饲或口服苯妥英钠 0.1 g 或丙戊酸钠 0.2 g，每日 3 次，以控制抽搐复发。

4. 降低颅内压

可选用 20% 甘露醇 125 mL 快速静脉点滴，每 6~8 h 1 次。静脉注射呋塞米 40~80 mg 也有明显的脱水、降颅压效果，且能减少血容量，降低血压。可单独应用或与甘露醇交替使用。甘油制剂脱水起效慢，人血清蛋白可加重心脏负荷，在高血压脑病时使用应慎重。

5. 其他治疗

有心力衰竭者可用洋地黄治疗。有明显脑水肿、颅内高压时，使用吗啡必须慎重，以免抑制呼吸。合并应激性溃疡者应使用抗酸药和胃黏膜保护药。严重肾功能不全者可配合透析治疗。

（二）预防

早期发现高血压病积极治疗是预防高血压脑病的关键。对各种原因引起的继发性高血压应积极治疗病因，同时有效地控制血压。原发性高血压患者平时须注意劳逸结合，生活规律化，避免过度劳累和紧张，戒烟戒酒，限制食盐每天 4~5 g。有药物治疗适应证者必须长期规则服用抗高血压药物，绝不能突然停药。

第十二章 泌尿系统急危重症

第一节 急性尿潴留

尿潴留指膀胱内充满尿液而不能排出。尿潴留是一种临床症状，可由某些疾病、外伤、手术或麻醉等因素引起。急性尿潴留是指患者突然发生的短时间内膀胱充盈，膀胱迅速膨胀而成为无张力性膀胱，下腹胀满并膨隆，尿液急迫而不能自行排出。急性尿潴留是临床工作中经常遇到的问题，情况紧急，且原因很多，必须正确诊断和及时处理。

一、病因

引起急性尿潴留的病因很多，有时是多种原因引起。通常将引起急性尿潴留的病因分为机械性梗阻和动力性梗阻两大类。

（一）机械性梗阻

膀胱颈、尿道或邻近器官的各种梗阻病变都可能引起急性尿潴留。较常见的如前列腺增生、尿道损伤和尿道狭窄。分析此类病因时可以从以下两方面考虑。

1. 膀胱或尿道外的梗阻

包括前列腺增生、急性前列腺炎、前列腺囊肿、前列腺肿瘤、骨盆骨折压迫尿道、盆腔内的巨大肿瘤或脓肿、妊娠子宫后倾嵌顿于骨盆等。

2. 膀胱颈或尿道的梗阻

尿道结石、尿道异物、后尿道瓣膜病、膀胱颈挛缩，先天性、炎症性或损伤性尿道狭窄，膀胱颈或尿道原发性肿瘤或因宫颈癌、女阴癌浸润时也可能引起尿潴留。

（二）动力性梗阻

膀胱、尿道并无器质性梗阻病变，由膀胱逼尿肌或尿道括约肌功能障碍引起。

1. 手术后尿潴留

盆底组织经广泛分离的宫颈癌根治术或会阴部手术等。

2. 产后尿潴留

多见于第二产程延长的产妇，系因胎先露对膀胱颈长时的压迫，引起组织水肿和神经功能障碍所致。

3. 药物作用

抗胆碱药过量（如溴丙胺太林等）、脊髓麻醉（腰麻）等。

4. 神经系统疾病

中枢神经或周围神经的损伤、炎症、肿瘤等及昏迷患者等。

5. 精神因素

如癔症、对疼痛敏感、有旁人在场或不习惯卧床排尿等。

二、临床表现

体检在下腹部或盆部可扪及肿块，前列腺增生患者尿潴留表现为进行性排尿困难，症状逐渐加重，出现尿频、尿急和夜尿增多，排尿不尽，最终出现尿潴留。由于患者排尿困难、膀胱内有残余尿存留，故膀胱区有胀满感，当残余尿较多，膀胱内压力较高时，可因咳嗽、弯腰等使腹内压增高，出现压力性尿失禁。尿道狭窄主要表现也为排尿困难。尿道结石患者表现为排尿时剧痛、血尿、尿闭等，球部尿道以下的结石体检可以触及。尿道狭窄或前列腺增生常合并膀胱结石，加重尿痛，并可出现排尿中断现象。前列腺增生中叶突入膀胱腔，有时可出现急性血尿。

三、诊断要点和鉴别诊断

诊断尿潴留时，应尽量确定原发病变，明确诱因。

（1）仔细询问病史，了解有无原发病史及外伤史，有无应用某些特殊药物等，女性患者应注意妊娠与分娩史。

（2）急性尿潴留时，下腹部胀痛、尿意紧迫，但排不出尿液，患者采用各种体位企图排出尿液，但均无法排出，故患者辗转呻吟，时起时卧，异常痛苦。

（3）下腹部耻骨上区隆起，可扪及胀满的膀胱，即叩诊呈浊音，压之有胀痛感。若膀胱偏移可能伴有膀胱憩室。检查有无尿道外口狭窄、包茎及皮疹，尿道有无狭窄、结石、异物和肿瘤。

（4）辅助检查：尿潴留应进行以下辅助检查。

①直肠指诊，以了解前列腺、直肠及盆腔的情况，同时应检查肛门括约肌及会阴部感觉；②疑有神经性尿潴留者，应进行神经系统检查；③肾功能检查，测量尿素氮、肌酐、血电解质，并进行尿常规、尿培养及药敏试验。必要时可进一步做腹部X线平片、B超、尿道及膀胱造影。

（5）根据病因进行鉴别诊断。

四、治疗方法

急性尿潴留的治疗原则是解除病因，恢复排尿，根据不同原因采取不同处理措施。

（一）病因明确并有条件及时解除梗阻者

应立即解除病因，恢复排尿。例如包皮口或尿道口狭窄，可局部切开恢复排尿；又如尿道结石，可立即手术取出结石。有一些药物或低血钾引起的尿潴留，可在停药或补钾后恢复正常排尿。

（二）腰麻和肛管直肠术后的尿潴留

应尽量采用针灸治疗。常选用的穴位有中极、曲骨、阴陵泉、三阴交等。亦可用穴位注射新斯的明 0.25 mg。

（三）脊髓损伤引起的急性尿潴留

应争取膀胱尚未十分胀满时掌压排尿，即以手掌置膀胱上方持续向下、向后压迫，但用力不宜过猛，以免造成膀胱破裂。掌压可使膀胱里尿液被动排出，这样可以避免导尿或留置导尿管引起感染。

（四）如果一时无法了解病因，或已明确病因而医疗条件又不能处理时

应按以下原则处理。

1. 施行导尿

导尿是解除急性尿潴留最直接、最常用的办法，泌尿外科医师在夜间急诊或急会诊中常会遇到。任何情况下，膀胱高度膨胀时应立即导尿，以免膀胱极度膨胀后成为无张力膀胱。同时，导尿亦可作为诊断措施，对不能插入导尿管者，可考虑施行耻骨上膀胱穿刺或耻骨上膀胱造口术。一般先用硅胶气囊导尿管留置导尿，导尿时一定要将尿管和尿道外口充分润滑，尽可能用合适的尿管，必要时可用质地较硬的吸痰管和胃管，如果导尿一时不能成功，可用带导丝的尿管或金属探子轻柔试插导尿。应用探子不宜

选择过细的，从大到小选择，以能插入膀胱为宜，禁止强行导尿。导尿时，放尿液应缓缓进行，并分次排出，以免引起血管破裂，大量出血。

2. 膀胱穿刺术

导尿失败，可暂时行耻骨联合上膀胱穿刺，应用细针引流，缓解症状。

3. 穿刺造口术

确定膀胱充盈时，在耻骨联合上1～2横指处施行穿刺。最关键的问题还是部位的确定。穿刺时进针一定要垂直。这主要是由于多数患者是因前列腺增生、导尿失败而进行的一项治疗。若部位偏低，则穿刺时有可能损伤前列腺而致出血。膀胱穿刺后，应防止穿刺处膀胱及腹壁出血。穿刺造口后插入气囊导尿管，注水后，向腹壁适度力量牵拉；另由腹壁处导尿管纱布打结后，并向腹膜方向推压固定导尿管，膀胱穿刺处以气囊压迫止血，腹壁穿刺处以纱布压迫止血，从而起到止血作用。术后24 h去除纱布，防止出现腹壁穿刺缘缺血坏死。

第二节　急性肾小球肾炎

急性肾小球肾炎是一组病因及发病机制不明，临床以血尿、水肿、高血压三大主征为特点的肾小球疾病。多发于链球菌感染后，故临床上以急性链球菌感染后肾小球肾炎相称。大部分预后良好，少数患者在急性期死亡，多与重症并发症相关，部分患者病程迁延转为慢性肾小球肾炎。

一、病因

（1）β溶血性链球菌A族致肾炎菌株感染，引起急性链球菌感染后肾小球肾炎。

（2）非链球菌感染后肾炎可由葡萄球菌、肺炎双球菌、伤寒杆菌、淋球菌、脑膜炎双球菌、病毒、疟原虫感染引起。

（3）系统性疾病：系统性红斑狼疮、过敏性紫癜性肾炎、自发性冷球蛋白血症等。

二、病理

（一）大体标本

肾脏肿大，色灰白光滑，表面可有出血点，切面皮髓境界分明，锥体充血，肾小球呈灰色点状。

（二）显微镜检查

1. 光镜

内皮细胞增殖、肿胀、系膜细胞及基质增生，呈毛细血管内增生或系膜增殖样改变。

2. 荧光或酶标记

上皮下细颗粒沉积物，沉积物为IgG、C3、备解素。

3. 电镜

上皮侧驼峰样沉积物。肾间质水肿伴白细胞浸润，肾小管上皮细胞肿胀和脂肪变，管腔内红细胞、白细胞和管型。

三、临床表现

（一）病前多有前驱感染史

咽峡炎潜伏期1～2周，皮肤感染潜伏期1～4周。

（二）肉眼血尿

常为初始症状，呈洗肉水样，酸性尿中呈酱油色，多半数日消失，也有镜下血尿达1～3年消失者。

（三）少尿

肾小球滤过率下降、球管失衡。1～2周内尿量渐增加。

（四）水肿

常为初始症，晨起有睑面部水肿，重者波及全身，甚至出现胸腔积液、腹水。

（五）高血压

中等度高血压，18.7～22.7/12.0～14.7 kPa，表现为头痛、头晕，严重者可发生高血压脑病。

（六）全身表现

疲乏、厌食、恶心、呕吐、腰痛等。

四、诊断

病前有前驱感染，起病表现为血尿、水肿、少尿、高血压。实验室检查示蛋白尿，镜检红细胞及其管型、白细胞；一过性氮质血症；链球菌感染后肾炎 ASO 增高，血 C_3 降低，血液中查到免疫复合物。

五、治疗

（一）一般治疗

卧床休息至肉眼血尿消失，血压恢复正常，水肿减退。合并心衰、肾功衰竭、高血压脑病是绝对卧床休息的指征。

水肿严重、高血压者须限水、限盐，氯化钠摄入限制在每日 0.3 g，液体摄入为尿量与不显性失水之和。不显性失水量 = 摄入液体量 − 排出液体量 − 体重增减数。

氮质血症者应限制蛋白质摄入量，成人每日 20 g，小儿以 0.5 g/kg 计，并选用优质蛋白。

（二）药物治疗

1. 抗生素

本病多于链球菌感染后发病，应用抗生素控制感染，阻断抗原物质进入体内，以达阻断抗原抗体复合物形成。故主张全部病例均使用 10～14 天青霉素（640 万～960 万 U，静脉滴注，每日 1 次），生理盐水量依患者水肿、高血压情况选用 200～500 mL。

2. 利尿剂

适用于少尿、水肿、高血压、心衰者。双氢氯噻嗪 50 mg，每日 3 次；低钾者合用螺内酯 40 mg，每日 3 次；内生肌酐清除率小于 30 mL/min 者，应用呋塞米 40～100 mg，生理盐水 20 mL，静脉注射，无效者呋塞米 200～1 000 mg，生理盐水 100～200 mL，静脉滴注。

3. 降压药

适用于高血压、高血压脑病者，可选用硝苯地平 10～20 mg，每日 3～4 次；卡托普利 25～50 mg，每日 3 次。高血压脑病时，硝普钠 50 mg 溶于 5%～10% 葡萄糖溶液 250 mL，以 0.5 μg/（kg·min）速度，静脉滴注并随血压调整剂量。

4. 酚妥拉明

10～20 mg 溶于 5% 或 10% 葡萄糖溶液 250～500 mL，以 1～2 μg/min 速度静脉滴注，用于急性心力衰竭，以减轻心脏前后负荷。

第三节　急进性肾小球肾炎

急进性肾小球肾炎系指迅速进行性肾小球肾炎。临床表现同急性肾小球肾炎，但症状重且日益加剧，肾功能急剧进行性恶化，未经治疗多数患者于数周或数月内发展成终末期肾功衰竭，死于尿毒症。病理上表现为新月体形成，即毛细血管外增生，故亦称新月体性肾小球肾炎。

一、病因

（一）原发性肾小球疾病

原发性弥漫增生性新月体肾炎及其他原发性肾小球疾病伴广泛新月体形成。

（二）感染

细菌、病毒。

（三）多系统疾病

风湿类疾病、冷球蛋白血症、复发性多发性软骨炎、肺癌、淋巴瘤等。

二、病理

免疫病理分三型：Ⅰ型即抗基底膜抗体肾炎，Ⅱ型即免疫复合物性肾炎，Ⅲ型即细胞免疫介导急进性肾炎。

三、临床表现

（一）青壮年多见

男女比 2∶1，具急性肾炎综合征表现，起病急，尿量显著减少，蛋白尿、血尿、水肿及高血压，进行性肾衰竭，半数患者有前驱感染史。

（二）尿改变

尿量减少甚至尿闭，肉眼血尿及持续性镜下血尿，中等量蛋白尿，2/3 表现为肾病综合征。

（三）水肿

程度不一，可无水肿，亦可表现为肾病综合征样全身水肿。

（四）高血压

早期无或轻微升高，后期持续性增高，短期内出现心脑并发症。

（五）肾功能

进行性持续性肾功损害，至肾功能恶化、尿毒症终末期，表现为尿少、恶心、呕吐，严重者出现消化道出血、肺水肿、心包炎、高钾血症、酸中毒、脑水肿。

四、诊断

（1）成年人具典型急性肾炎综合征表现，尿量极度减少甚至无尿，持续性进行性肾功恶化。

（2）特发性急进性肾小球肾炎，血 C3 正常，尿 FDP 增加。

（3）肾活检：可靠诊断有赖于肾活组织病理检查。

五、治疗

（一）一般治疗

绝对卧床休息；低盐或无盐、优质低蛋白饮食。

（二）药物治疗

1. 抗凝及抗血小板聚集药物

肝素 5 000 U 加入 5% 或 10% 葡萄糖溶液 500 mL，静脉滴注，凝血时间延长至用药前 1 倍后以维持量滴注；双密达莫 50 mg，每日 3 次，渐加至 100 mg。

2. 肾上腺皮质激素及免疫抑制剂

（1）肾上腺皮质激素与细胞毒药物联合应用：泼尼松 1.0～1.5 mg/kg，每日 1 次，8 周后逐渐减量，并辅以环磷酰胺 2～3 mg/kg 加入生理盐水 20 mL，静脉注射，隔日 1 次，累计总量应小于 150 mg/kg。

（2）甲泼尼龙冲击疗法：甲泼尼龙 10～30 mg/kg 加入 5% 或 100% 葡萄糖溶液 500 mL，静脉滴注，每日 1 次，3～5 天为一疗程。1 月后可重复冲击一疗程，冲击治疗之间服泼尼松 1.0～1.5 mg/kg，每日 1 次，6 周后逐渐减量，总疗程 1～5 年。必要时可重复冲击，激素撤减前可加用细胞毒药物，用法同上，可减少复发。

（3）四联疗法：泼尼松、环磷酰胺、肝素、双密达莫联合应用，用法用量参上。

(三) 其他治疗

1. 血浆置换

每日或隔日置换 1 次，3～5 次后改为每周 3 次，12 次为一疗程，每次置换容量 50 mL/kg。

2. 透析及肾移植

上述诸治疗无效者，应予以透析治疗，半年后可行肾移植，移植前须行双肾切除，可降低急进性肾小球肾炎的复发率。

第四节 肾病综合征

肾病综合征（NS）的定义为：①大量蛋白尿［成人大于 3～3.5 g/d，儿童大于 50 mg/（kg·d）或 40 mg/（h·m^2）］；②低蛋白血症，血清蛋白小于 30 g/L，儿童小于 25 g/L；③高脂血症（血清胆固醇大于 6.5 mmol/L）；④水肿。大量蛋白尿及其导致的低蛋白血症是肾病综合征诊断的必备条件。换言之，肾病综合征是持续性大量蛋白尿的后果，其他表现都是在持续大量蛋白尿的基础上发生的。某些继发性肾病综合征时，高脂血症不那么显著。肾病综合征的水肿可为重度，也可为轻度。所以高脂血症及水肿并非诊断的不可缺少条件。

肾病综合征分原发性及继发性两大类。原发性肾病综合征即原始病变发生在肾小球，如急性肾炎、急进性肾炎、慢性肾炎、肾小球肾病等。在病理学上，引起原发性肾病综合征的肾小球病变主要病理类型有：①微小病变肾小球病（MCD）；②系膜增生性肾小球肾炎（MsPGN），包括 IgA 肾病；③局灶性节段性肾小球硬化（FsGs）；④膜性肾小球病（MGN）；⑤膜性增生性肾小球肾炎（MPGN）：MPGN 第 1 型，MPGN 第 2 型，其他变异品种；⑥其他不常见病损：新月体肾小球肾炎、局灶性节段性增生性肾炎、不能分类的病变。继发性肾病综合征病因广泛而复杂，包括：①感染性疾病：病毒感染（乙型肝炎病毒、巨细胞病毒、柯萨奇病毒及腺病毒等感染）、细菌感染（如链球菌、葡萄球菌、肺炎双球菌、沙门菌属、麻风杆菌及梅毒螺旋体等感染）、原虫感染（如疟原虫及毒浆体原虫感染）、寄生虫感染（各型血吸虫、锥虫及丝虫等）；②多系统及结缔组织疾病：如系统性红斑狼疮、皮肌炎、结节性多动脉炎、变应性血管炎、舍格伦综合征、类风湿性关节炎、过敏性紫癜、疱疹性皮炎、结节病及牛皮癣等；③过敏性：如蛇咬伤、花粉、血清、疫苗、常春藤、青霉胺及丙磺舒、甲苯磺丁脲等；④代谢性疾病：如糖尿病肾病、淀粉样变性及黏液性水肿等；⑤肿瘤：如淋巴瘤、慢性淋巴细胞性白血病、多发性骨髓瘤、结肠癌、乳癌、胃癌等；⑥其他：如先兆子痫、肾动脉狭窄、肾静脉血栓形成、逆流性肾病、肾移植慢性排异、慢性心力衰竭及缩窄性心包炎等。

一、诊断依据

（一）临床表现

1. 一般病例的表现

（1）严重的蛋白尿（大于 3.5 g/d）：是肾病综合征的标志。因为这样大量的蛋白尿，在其他肾小球病不会见到。大量蛋白尿是肾小球滤过屏障发生异常所致，这包括电荷异常及通透性异常。尿蛋白量与 GFR、血浆清蛋白浓度和饮食有关。

（2）低蛋白血症（常小于 30 g/L）：长期丢失大量蛋白尿，最终会造成低蛋白血症。在低蛋白血症时，药物与血中清蛋白的结合会有所减少，因而血中游离的药物水平增高，会增加药物毒性。严重血浆容量减少，可出现直立性低血压、晕厥，个别患者可发生急性肾衰。

（3）水肿：水肿的出现及其严重程度与低蛋白血症呈正相关。当血清蛋白浓度下降时，机体通过一系列自我调节，以避免水肿发生，只有当血浆胶体渗透压严重下降时，水肿才会发生。此外，肾病综合征的钠潴留，是由于肾本身调节钠平衡的障碍（例如肾小管转运钠的机能障碍），而与低血容量激活肾素-血管紧张素-醛固酮系统似乎关系不大。大多数学者认为，水肿的发生似乎不能仅以一个机制解释，其真正的发生机制，目前未明。水肿常渐起，多见于距小腿（踝）部，严重者可有胸腔积液和腹水。

（4）血浆胆固醇升高（大于 6 mmol/L）：三酰甘油亦增高，是因血浆胶体渗透压的降低和尿内丢失一种调节因子，而促进肝脂蛋白的合成。此外，外周分解脂蛋白减少，亦是其原因。狼疮性肾炎所致肾病综合征可无高脂血症，其机制未明；总的来说，胆固醇、三酰甘油与血清蛋白、血浆胶体渗透压呈明显的负相关。此种高脂血症发生动脉硬化的危险性有很大的个体差异性。

2. 并发症

（1）感染：为常见并发症，与蛋白质营养不良、免疫球蛋白水平低下，以及应用肾上腺糖皮质激素、免疫抑制剂治疗等有关。在发现抗生素之前，本综合征患者主要死于感染。常见感染部位有呼吸道、泌尿道、皮肤和原发性腹膜炎等，临床表现常不典型。

（2）血栓、栓塞性并发症：与血液浓缩、高黏状态、抗凝因子缺乏和纤溶机制障碍有关。发生率为 10%～50%。多为肾静脉血栓，常为慢性无症状性，次为下肢静脉血栓，亦可发生冠状血管血栓及致死性栓塞。

（3）急性氮质血症和肾损害：除由原发性肾小球疾病引起的肾损伤外，可因严重循环血容量不足而致肾血流量下降，发生一过性肾前性氮质血症。一般经扩容、利尿治疗后即可恢复。少数患者肾小管上皮细胞可因缺血和大量重吸收分解清蛋白颗粒而致严重脂肪变性，加之原尿量少、蛋白管型引起肾小管腔内阻塞，可致真性急性肾小管坏死，或近端肾小管功能紊乱。

（4）其他：蛋白质、脂肪和多种微量元素如钙、铜、铁、锌等代谢紊乱，可导致小儿生长发育迟缓，成年人动脉硬化等。

二、治疗措施

（一）一般治疗

1. 休息

肾病综合征时应以卧床休息为主。卧床可增加肾血流量，有利于利尿，并减少对外界接触以防交叉感染。但应保持适度床上及床旁活动，以防肢体血管血栓形成。当肾病综合征缓解后可逐步增加活动，有利减少并发症、降低血脂。如活动后尿蛋白增加则应酌情减少活动。

2. 饮食

对于肾病综合征患者，既不可严格控制蛋白质摄入量，又不可过分强调高蛋白饮食，因为血浆蛋白持续低下可使抵抗力下降、易发感染、水肿反复、加重病情，而高蛋白饮食可引起肾小球的高滤过，久之则促进肾小球硬化。目前主张肾功能正常的肾病综合征患者，每日蛋白质的摄入量以 1 g/kg 为宜，而且要以优质蛋白为主。如果肾病患者没有水肿或高血压的情况不必限盐，可与正常人一样每日进盐 10 g，限制盐的摄入量主要针对水肿和高血压的患者，因为不限制盐可加重水钠潴留，使水肿难以消退，引起血压升高。

（二）对症治疗

1. 利尿消肿

（1）利尿剂：治疗肾病综合征水肿时，首选的利尿药是呋塞米。它的主要作用机理是抑制髓袢升支对氯和钠的重吸收，是治疗肾病综合征水肿最强有力的利尿药。一般可用呋塞米 20 mg，每日 2 次口服，如无效，可递增其剂量至每日 60～120 mg。因其能奏效的剂量有很大的个体差异性，必要时，可静脉注射，常较口服效果好。也可将呋塞米 100 mg 加入葡萄糖液 40 mL 内，缓慢静脉注射。呋塞米用药 7～10 天后，利尿作用大为减弱，故最好采用间歇用药（停 3 天后再用）。根据患者具体情况的需要，亦可配合使用其他利尿药，例如可同时给予拮抗醛固酮利尿药（如螺内酯）。螺内酯为醛固酮的竞争拮抗剂，其利尿作用不强，主要作用于肾皮质部的集合管，保钾排钠，与呋塞米合用，可对抗其排钾作用。螺内酯的用量为 20 mg，每日 3 次口服。通常经上述治疗，已可消除水肿。

（2）提高血浆胶体渗透压：血浆、清蛋白、血浆代用品、低分子葡萄糖酐等，均可提高血浆胶体渗透压，造成肾小管内高渗状态，减少水、钠重吸收，产生显著的利尿效果，合并心脏病的患者应慎用，以免因血容量急性扩张引起左心衰。近年，对肾病综合征患者的研究表明，给予血浆蛋白组对肾上腺糖皮质激素的治疗反应明显地慢于未用血浆制品组，而且用血浆制品愈多则蛋白尿缓解愈慢，所以不能过度滥用血浆制品。

2. 降低尿蛋白

长期大量蛋白尿本身可导致肾小球高滤过、加重小管－间质损伤、促进肾小球硬化，故减少尿蛋白可延缓肾功能的恶化。ACEI（如苯那普利 5～20 mg，每日 1 次，或卡托普利，每次 6.25 mg 开始，渐增至每次 25 mg，每日 3 次），可以减少蛋白尿，对糖尿病及非糖尿病患者均有效，从投药到产生降蛋白尿的作用约需数月。据报道，长期（大于 36 个月）应用 ACEI 能有效减慢 GFR 下降速度，可阻止病情，蛋白尿同时得以控制，蛋白尿减少幅度与肾功能的保护作用密切相关，ACEI 的降蛋白尿、保护肾功能作用在尿蛋白大于 3 g/d 的患者尤为突出。

（三）主要治疗——抑制免疫与炎症反应

1. 肾上腺糖皮质激素（激素）

（1）作用机制：激素为治疗肾病综合征的主要药物。一般认为这类药物具有非特异抗炎作用，可调节机体免疫反应、抑制白细胞趋化、稳定溶酶体膜、降低肾小球基膜的通透性，消除蛋白尿，并能抑制醛固酮、血管升压素的分泌，而达到利尿作用。

（2）激素制剂：激素制剂较多，根据对下丘脑－垂体－肾上腺皮质轴的抑制作用持续时间，可将激素分为短效（如可的松和氢化可的松，小于 12 h）、中效（如泼尼松、泼尼松龙及甲泼尼龙，12～36 h）和长效（如地塞米松，大于 48 h）三类。其中以中效制剂最适用于肾病综合征。泼尼松价格便宜，使用方便，为目前最常用的制剂。泼尼松龙适用于有肝严重损害者，因为泼尼松在肝内转化障碍，不能充分发挥作用。甲泼尼龙和地塞米松目前多用于冲击疗法。

（3）用法和用量：目前比较公认的方案是将中程疗法分为治疗阶段和减量阶段，将长程疗法分为治疗、减量和维持三个阶段，但遵循的总原则是：初量足、减量慢、维持长。现以泼尼松为例说明。①治疗阶段要做到初量足：成人可按每日 1 mg/kg 计算，一般每日量为 40～60 mg，儿童按每日 2 mg/kg 计算。多采用清晨顿服的方式投药。只有足够大的剂量才能起到迅速诱导缓解的作用，一般 2 周内尿蛋白明显减少或消失。如 6～8 周无效，则多数病例可认为对激素不敏感。有效者足量使用 8～12 周，如 4 周后尿蛋白和水肿才完全消失，则治疗量要服用 12 周，再进入减量阶段；②减药阶段要慢：一般每 3～5 天或 7～10 天减量一次，每次减去总量的 10%（成人为 5 mg），减至每日总量为 20 mg 时，则每次减去 2.5 mg，可将两日量改成隔日一次顿服。总之，减至剂量愈小，减量速度应愈慢。治疗阶段长，减量时间也要延长。在减量过程中，若尿蛋白增加，则应重新增加激素剂量；③维持阶段要长：一般为 6～12 个月，也可长达数年，应视患者具体情况决定。维持阶段激素的用量也是因人而异，在逐渐减量的过程中泼尼松不能完全撤除，应将最低有效量作为维持量。对激素敏感、较快获得缓解的病例，减至维持量后（通常为每日口服 0.4～0.5 mg/kg），服 4～6 月再逐渐减量至停药。初量足但仅获部分缓解的病例，按维持量用 8 个月或更长一段时间，若在维持量上获完全缓解，则在完全缓解后再按维持量给药 4 周，然后再缓慢减药至停药。根据对激素的治疗反应，又将肾病综合征分为激素敏感型（用药后 2～12 周左右消肿，尿蛋白减少，各项化验均恢复正常），激素依赖型（激素减量到一定阶段即复发）和激素无效型。

（4）激素的副作用：①并发或加重感染：多见于病情较重、体质较弱者。较常见的感染是呼吸道、皮肤、尿路等感染和结核病等，一旦有感染的迹象，应及时选用强有力的抗菌药加以控制，并发感染时，勿骤减激素量，待病情控制后，再逐步递减，以防发生肾上腺皮质功能不全，另外，大剂量激素会引起血白细胞增加，有时可达 $20×10^9$/L，不要仅因此误诊为感染。②引起水电解质失调：大剂量激素可引起利尿作用。但在开始治疗时，激素仍未能发挥利尿作用，反而能引起水、钠潴留，加重水肿。在出现利尿后，应注意有低钾血症的可能，应劝患者适当进食含钾丰富的食物，或合用保钾利尿药，如仍出现低血钾，可适当补充钾盐，激素能增加钙、磷排泄，减少钙的吸收，长期大量应用，可引起骨质疏松、自发性骨折和无菌性股骨头坏死，应予注意。③神经精神症状：可引起激动、失眠，个别可诱发精神病，可适当使用安定等镇静药。④抑制生长发育：见于小儿长期应用激素者。但如每日用泼尼松 10 mg，一般对生长无多大影响。⑤类似肾上腺皮质功能亢进症：如向心性肥胖、满月脸、痤疮、多毛、无力、易感染、低血钾、浮肿、高血压、糖尿等，关于柯兴样状态，无须治疗，会随着激素量撤减而减轻乃至消失。激素能促进蛋白质分解而抑制其合成造成负氮平衡，故宜给予高蛋白饮食，有些患者原先有轻度氮质血症，在激素治疗后加重，甚至出现肾衰，则宜停药。激素能促进糖原异生，降低组织对葡萄糖的利用，严重者可发生血糖增高和糖尿，但一般不会发生酮症酸中毒，通常不需停用激素治疗，可根据病情控制饮食或注射胰岛素，一般开始时皮下注射 10 U/d。⑥长期应用激素尚可诱发白内障、青光眼、伤口愈合不良、血栓形成和栓塞症、多汗和盗汗，以及月经失调等。

2. 细胞毒类药物

（1）环磷酰胺（CTX）：主要是通过杀伤免疫细胞，阻止其繁殖而抑制免疫反应。本药主要用于经常复发的肾病综合征和激素依赖型者。肾病综合征反复发作，每需长期反复使用大量激素，易招致激素副作用，故宜加用本药以减少激素的用量。肾病综合征对激素疗效不够理想时，加用本药，有时可得到缓解。本药与激素同用，可增加此两种药物的疗效，还有一个益处，本药致白细胞减少的副作用，可被激素致白细胞增加的作用抵消。

CTX 有时可发生严重副作用。早期的副作用有：①严重的骨髓抑制，血白细胞减少，多在用药过程中的 10～14 天出现，但在停药 2 周后常可恢复；②发生感染；③出血性膀胱炎，与剂量呈正相关；④有约半数患者会发生脱发，但停药后可恢复；⑤恶心、呕吐等消化系统症状，在较大剂量静脉注射时较常见，停药会自动消失。远期的副作用：副作用与本药的疗程长短呈正相关，小于 100 天者，很少发生精子缺乏症，大于 100 天者，发生率可达 57%。故认为：①剂量应每天少于 3 mg/kg，疗程总剂量小于 250 mg/kg，如此用法，纵使发生精子缺乏，也有可能恢复，女性生殖系统副作用较轻，然而，亦有报告会发生停经，偶会发生卵巢纤维化；②发生恶性肿瘤，较常见的是膀胱癌、生殖系统癌、急性白血病，其发生率与本药累积总剂量呈正相关，例如发生急性白血病者，其累积总剂量常大于 25 g。

CTX 的合理剂量是：每日服 2～3 mg/kg，可分 2 次口服，亦可将 2 天的剂量加入注射用生理盐水 20 mL 内，隔日静脉注射 1 次，累积总剂量为 150 mg/kg。常与激素疗法同时使用。据报告，CTX 冲击疗法，较口服疗法的慢性骨髓抑制和出血性膀胱炎等副作用均少。用法为：CTX 8～12 mg/kg 加入注射用生理盐水（0.9% 氯化钠注射液）100 mL 内静脉滴注，滴注时间不少于 1 h，应于上午用药，连用 2 天，每 2 周 1 次，累积总剂量（150 mg/kg），并应注意监测血白细胞数，如小于 3.0×10^9/L，则应暂停用药，并嘱患者多饮水、勤排尿，如患者注射后有呕吐，可于注射前给予服用多潘立酮 10 mg，每日 2 次。同时给予上述激素疗程，接着以后每隔 3 个月以 CTX 冲击疗法 1 次，以后视病情酌用维持剂量的激素。本方案的理论根据是：CTX 的常规剂量是每日 2 mg/kg，将 2 周的 CTX 总量集中于两天注射，符合冲击疗法的原则，而其累积总剂量 150 mg/kg。

（2）盐酸氮芥：为最早使用的细胞毒药物，对肾病综合征有良好的利尿和消除尿蛋白的效果。作用机制未明，可能与免疫抑制有关。用法为：以 20 mL 生理盐水稀释后，置通畅的输液管道中注入（以免发生静脉炎）。首次为 1 mg，以后隔日 1 次，每次增加 1 mg，直至每次 3～5 mg（逐步加量可减轻胃肠道反应）。以后维持在每次 3～5 mg，每周两次，总量可达 1.5～2 mg/kg。该药副作用有胃肠反应、静脉炎、骨髓抑制和中毒性肝损害，与激素合用有协同治疗作用，副作用也可减轻。

（3）其他：硫唑嘌呤、长春新碱、塞替哌亦有报道使用，但疗效较弱。

3. 环孢素 A（CsA）

此药主要作用于 T 淋巴细胞的早期阶段：①抑制核内 RNA 包装蛋白质所必需的一种酶，从而抑制 T 细胞内淋巴因子基因转录的活性，这一作用是通过抑制因子所介导的；②此药主要抑制辅助/诱导性 T 细胞及细胞毒性 T 细胞的活性，而对抑制性 T 细胞无影响。此药还有影响全身及肾血流动力学的作用。肾病综合征患者用药后血容量下降、肾血流量下降、肾小球滤过率下降。尿蛋白下降的数值若以肾小球滤过率下降值纠正后则无变化，说明此此药降尿蛋白是改变血流动力学的结果，不是降低蛋白滤过率。并且此药选择性地作用于收缩入球小动脉，从而降低肾小球毛细血管静水压而影响蛋白滤过率。所以本药降尿蛋白作用常为一过性，停药后作用不能巩固。环孢素 A 开始剂量为 5 mg/（kg·d），然后调整剂量达血中环孢素 A 谷浓度在 100～200 mg/mL，服药 2～3 个月后缓慢减量，共服半年左右。本类药的肾毒性（引起间质性肾炎）、停药后复发，以及药物昂贵使此类药物的使用有较大局限性。

4. 霉酚酸酯（MMF）

此药又称骁悉，是一种新型免疫抑制剂，通过抑制嘌呤从头合成途径而选择性地抑制 T、B 淋巴细胞的增生及其细胞因子和抗体产生，发挥其免疫抑制作用。MMF 口服后首先代谢为具有生物活性的霉酚酸（MTA）。于 1997 年开始用于治疗肾小球疾病，能有效减少蛋白尿，改善低清蛋白血症，对传统免疫抑制剂治疗无效的难治性肾病综合征有一定疗效。用法：MMN 1.0 g，每日 2 次，上、下午空腹服，当尿蛋白小于或等于 0.3 g/24 h 连续 2 周后，减为 0.75 g，每日 2 次，持续 30 天后，再减为 0.5 g，每日 2 次，维持，疗程 3 个月至一年，目前 MMF 治疗肾小球疾病的适应证、起始剂量、最佳疗程、减量指标等问题仍在探索中。MMF 最常见的副作用为胃肠道反应、骨髓抑制和感染，其发生率及严重程度与剂量明显相关。

（四）中医中药治疗

单纯用中医、中药治疗肾病综合征疗效较慢，故多主张与肾上腺糖皮质激素（激素）、细胞毒类药物联合应用，以增加疗效，减少副作用。大剂量激素治疗时用滋阴降火的中药如知柏地黄汤、秦艽鳖甲散，以对抗其阴虚内热或伴湿热的激素副作用；激素减量时应用补肾温阳及补益气血之剂如金匮肾气丸等，可有助于顺利撤药，巩固疗效；应用细胞毒类药物时配合补气益血的药物，可减轻骨髓抑制和白细胞减少等。多年来，运用雷公藤治疗肾病综合征，往往只作为维持阶段的辅助性治疗。但 1997 年胡伟新等提出双倍剂量雷公藤多苷对临床表现为单纯肾病综合征、组织学病变为系膜增生的多种肾小球疾病具有良好的疗效，可以作为首选药物。给药方案是：起始剂量将传统用量 1 mg/（kg·d）改为 2 mg/（kg·d），分 3 次餐后口服（一般为每片 10 mg，每次 4 片，每日 3 次）；持续 4 周后改为 1.5 mg/（kg·d）；服用 4 周后减至 1 mg/（kg·d）维持。但这一治疗方法有待进一步验证。

（五）非甾体类消炎药

此类药物（吲哚美辛等）通过抑制前列腺素 E_2 产生，减少肾局部炎症性、通透性，有较肯定的减轻尿蛋白作用。但由于前列腺素 E_2 减少影响肾内血液分布，肾皮质血流量减少，引起肾小球滤过率下降。故目前不提倡应用此类药降尿蛋白。而且此类药物降尿蛋白效果很不恒定，停药后数周即反复。

（六）降脂治疗

既往对肾病综合征时应用降脂措施重视不够。最近已认识到高脂血症可以促进肾小球局灶性、节段性硬化，而且又有增加心血管并发症的可能性。降脂药物可选择降胆固醇为主的羟甲基戊二酸单酰辅酶 A（HMG-CoA）还原酶抑制剂，如洛伐他汀、普伐他汀或辛伐他汀等他汀类药物；或以降三酰甘油为主的贝特类，如苯扎贝特、非诺贝特等。肾病综合征患者用这类药时需注意：与免疫抑制药并用时该类药物应用最小剂量，以免发生肌痛等肌病；这类药物能增强抗凝效果，所以，与双香豆素类药（华法林等）并用时，则抗凝要减少用量；肾严重受损者，该类药物只给最小剂量。

（七）并发症的治疗

1. 感染

肾病综合征时易发生感染，其原因已前述。近年来由于强效抗生素的应用，感染的危害性已显著下降，因感染致命者很少，但可影响疗效或使肾病综合征复发。感染一旦发生，应及时选用敏感、强效及无肾毒性的抗菌药物治疗，并加强支持疗法。

2. 各种肾衰竭

特发性急性肾衰治疗。

①积极治疗基础疾病：因为该肾病多为微小病变，经治疗可以缓解，故应积极治疗，以从根本上解除导致急性肾衰因素。用泼尼松治疗常有效；②血液透析：在补充血浆制品后适当脱水，以减轻组织及肾间质水肿，帮助度过少尿或无尿难关；③应用髓襻利尿药：有效者应积极给予，冲刷阻塞肾小管管型；④口服碳酸氢钠：用药碱化尿液，以减少管型形成。

3. 血栓、栓塞

一般认为,当血浆清蛋白小于 20 g/L 时,即存在高凝状态,此时应预防性抗凝治疗。血栓、栓塞一经证实立即给予抗凝治疗,可阻止血栓扩展;慢性血栓患者,也能防止并减少新血栓及肺栓塞的发生。肝素 25 mg 静脉滴注或皮下注射,4~6 h 一次,或使用低分子肝素制剂。需要长期抗凝时,用口服双香豆素类抗凝药(如华法林),一般至少持续半年以上,对膜性肾病更应如此。用抗血小板药物防止血栓形成和进展,常用双嘧达莫每日 300~600 mg 或阿司匹林每日 40~80 mg。及时给尿激酶或链激酶或组织型纤溶酶原激活剂,用后者时,因肾病综合征患者血浆纤溶酶原减少常能降低上述药物疗效,故必要时同时输浓缩的纤维溶酶原或新鲜血浆。6 h 内溶栓最佳,3~4 天仍可望有效。溶栓和抗凝治疗时应避免药物过量而致出血,故用药时应密切监测凝血酶原时间。

第五节 慢性肾衰竭

慢性肾功能衰竭(CRF)是发生在各种慢性肾脏疾病基础上缓慢出现的肾功能减退直至衰竭的一种临床综合征。主要表现为肾功能减退,代谢产物潴留,水、电解质及酸碱平衡失调,以至于不能维持内环境的稳定,CRF 临床较常见,病情严重,死亡率极高,治疗效果差。

按照肾小球滤过功能降低的进程,可将慢性肾功能不全分为三个阶段。

1. 肾功能不全代偿期

肾小球滤过率(GFR)降低,内生肌酐清除率(Ccr)大于 50 mL/min;血肌酐(Scr)并不升高,小于或等于 178 μmol/L(2 mg/dL);血尿素(Urea)小于或等于 9 mmol/L(25 mg/dL);一般无肾功能不全临床症状。

2. 肾功能不全失代偿(即氮质血症期)

Ccr 25~50 mL/min;Scr 大于 178 μmol/L;Urea 大于 9 mmol/L;出现轻微肾功能不全症状:乏力、恶心、食欲减退、贫血等。

3. 肾功能衰竭期(即尿毒症期)

Ccr 小于 25 mL/min;Scr 大于 445 μmol/L(5 mg/dL);Urea 大于 20 mmol/L(55 mg/d);出现水、电解质、酸碱平衡紊乱和明显的各系统症状。当 GFR 小于 10 mL/min 时,则称为尿毒症终末期。

一、病因及发病机理

现代医学认为,很多慢性疾病都可能引起慢性肾衰,这些病大致上可以分成两类。

一类是主要涉及肾脏本身的疾病,另一类是全身性疾病或其他系统疾病引起继发性肾脏损害。在原发性肾脏疾病中,常见的有慢性肾小球肾炎,其次为小管间质性肾炎。继发性肾脏疾病中,常见于糖尿病,肾病等。由于人的寿命延长以及各种因素的影响,慢性肾衰的病因中,继发性的比例有增高趋势。

关于慢性肾衰发病机理,在 10 余年来的研究中尤其受到重视,先后提出了"健存肾单位学说""矫枉失衡学说""肾小球高滤过学说""脂质代谢紊乱学说""肾小管高代谢学说""脂质代谢紊乱学说""肾小管高代谢学说"等来解释慢性肾衰进展的原因,这些学说均有其实验研究和临床观察依据,有其相对的合理性,但一般只能解释慢性肾衰进展的部分原因。因此,需要将多种有关学说结合起来,从总体上去认识慢性肾衰的发病机理,才能更为全面。

(一)慢性肾衰渐进性发展的机理

CRF 病程进展较为缓慢,但从总体上来看,这一进程基本上是不可逆的。这种进展的原因,既与肾脏本身基础病的发展有关,也与某些共同性的途径有关。

1. 肾小球高滤过学说

该学说认为,CRF 时残余肾单位肾小球出现高灌注和高滤过状态是导致肾小球硬化和残余肾单位进一步丧失的主要原因之一。由于高滤过的存在,可促进系膜细胞增殖和基质的增加,导致微动脉瘤的形成、内皮细胞损伤和血小板集聚增强、炎性细胞浸润等,因而肾小球硬化的过程不断发展,肾单位损伤进一步加重。

2. 肾小管高代谢学说

该学说认为，CRF时残余肾单位肾小管代谢亢进是肾小管萎缩、间质纤维化和肾单位进行性损坏的主要原因之一。由于肾小管氧消耗增加和氧自由基增多、ATP合成增加、补体旁路（C3途径）的激活和膜攻击复合物（Cs6-9）的形成、小管液内Fe^{2+}的生成，都可以对肾小管–间质造成损伤。间质淋巴–单核细胞的浸润并释放某些细胞因子和生长因子，致小管–间质的进一步损伤，并刺激间质纤维母细胞，加快间质纤维化的过程。

3. 脂质代谢紊乱学说

该学说认为，脂质代谢紊乱可促进小球系膜损伤和基质增多，在肾小球硬化过程中起着重要作用。由于内皮细胞损伤，毛细血管壁巨噬细胞浸润并形成泡沫细胞（其胞浆内含大量胆固醇和磷质）；肾小球内过多脂质沉积，可增强血小板聚集作用和毛细血管的硬化过程，这与大中动脉粥样硬化的过程有许多相似之处。

4. 钙磷沉积和继发性甲旁亢

由于CBF时$1,25(OH)_2D_3$的缺乏，低钙血症、高磷血症等因素致继发性甲旁亢的发生和发展，是引起肾单位损害加重的另一因素。过多的甲状旁腺激素（PTH）可引起软组织转移性钙化，致肾小管上皮细胞内钙沉着增多，引起小管—间质钙化的发生和发展，致肾单位损害不断进展。

5. 细胞因子和生成因子的重要作用

近年发现，在CRF病程进展过程中，有不少细胞因子或生长因子参与了其病理生理过程。如表皮生长因子（EGF）、胰岛素样生长因子（IGF-1）、转化生长因子（TGFp）、白介素（IL-1、IL-2、IL-6）、血小板源生长因子（PDGF）等。这些因子或者与肾小球系膜增殖、肾小管肥大有关，或者与间质的细胞浸润有关，或者与微血管内凝血有关。

（二）尿毒症发病机理

目前一般认为，慢性肾衰的各种临床症状的发生，主要与某些尿毒症毒素蓄积及某些营养素、激素缺乏有关。营养缺乏学说认为，尿毒症的表现与某些营养素的缺乏或不能有效利用有关，如蛋白质、能量、水溶性维生素（VitB等）、微量元素（Zn）等。某些激素的分泌不足也是营养不能有效利用或/及某些临床症状的重要原因之一，如$1,25(OH)_2D_3$的缺乏引起钙吸收、利用障碍，EPO不足引起红细胞生成障碍、导致肾性贫血等。

尿毒症毒素学说认为，尿毒症的一系列表现主要是尿毒症毒素引起。患者体液内约有200多种物质的浓度高于正常，但大多数尚未被确认为尿毒症毒素。一般认为，可能具有尿毒症毒性作用的物质的有20种左右。凡被认为尿毒症毒素的物质，至少应具备下述诸条件：①尿毒症患者体液内该物质的浓度高于正常；该物质结构及理化性质明确；②高浓度的该物质与特异的尿毒症临床表现相关；③动物实验或体外实验证实该物质在其浓度与尿毒症患者体液内浓度相似时可出现类似毒性作用；④体液内该物质下降与症状、体征改善相伴随。

尿毒症毒素可分为小分子（WM小于500，如尿素、胍类、胺类等）、中分子（MW500～5 000）和大分子（MW大于5 000）3类。小分子毒性物质以尿素的量最多，占"非蛋白氮"的80%以上，其他如胍类（甲基胍、琥珀胍酸等）、各种胺类、酚类等，也占有重要地位。多胺主要包括精胺、亚精胺、尸胺、腐胺等。中分子物质主要与尿毒症脑病、周围神经病变、红细胞生成抑制、某些内分泌紊乱、细胞免疫低下等可能有关。大分子物质如核糖酸酶、β_2微球蛋白（β_2-MG）、维生素A等也具有某些毒性。β_2-MG与尿毒症骨病、腕管综合征、继发性淀粉样变的发病有关。

（三）慢性肾衰病程进展的危险因子

一般说来，肾性肾衰的病程是渐进性发展的，但在慢性肾衰病程的某一阶段，肾功能可出现急剧恶化，甚至严重威胁患者生命。这种肾功能的恶化，如诊断、处理及时，往往具有一定的可逆性，甚至完全恢复到恶化前的肾功能水平，但如诊治不及时或病情太重，这种恶化也可能是不可逆的。影响慢性肾衰病程进展的因素很多，凡可引起慢性肾衰进展加快的因素均可看作"危险因子"，包括以下几方面。

1. 原发病原因

糖尿病肾病、膜增生性肾炎等常可很快发展为慢性肾衰、尿毒症。原发性或继发性急进性肾炎，一般可发生急性肾衰，其中有的病程长，表现为慢性肾衰。成人紫癜性肾炎患者，其病程进展常比 IgA 肾病患者迅速。一部分 IgA 肾病患者肾衰进展也较迅速，这方面尚需进一步观察。重度高血压及"恶性"高血压如未及时控制，其肾衰病程进展也相当迅速。

2. 诱因

急性感染、败血症、大出血、大手术、血容量不足/脱水、高凝/高黏液状态、低钾血症、高钙血症、肾毒性药物或化学物质中毒、结石、泌尿道梗阻等，均可使慢性肾衰急性加重，这类诱因引起的肾衰加重，往往有不同程度的可逆性，只要发现及时，处理得当，常可使肾功能得到较好恢复，甚至完全恢复到急性损害前的水平。

3. 饮食

高蛋白，高磷饮食常可使慢性肾衰进展速度加快，这已经得到实验研究和临床研究的证实。此外，高尿酸或高草酸饮食也可能加重小管-间质损害，但尚需进一步研究证实。

二、临床表现

（一）各系统常见症状

1. 消化系统

食欲不振、口有尿味、恶心、呕吐等，少数情况下可有腹泻、腹胀、腹痛等。晚期患者可有弥漫性胃黏膜损伤、溃疡和出血，临床表现为柏油样便、呕血或呕吐物呈咖啡样。由于呕吐、食少、腹泻常可导致或加重水、电解质紊乱。

2. 血液系统

一般均有轻、中度贫血，如伴缺铁、营养不良、出血等因素；也可有重度贫血。晚期患者可有出血倾向，出现皮下出血点、瘀斑、内脏（主要为胃肠道）出血、脑出血等。

3. 心血管系统

随着肾衰程度的加重，高血压发生率逐渐增高（50%～80%或更高）。部分患者可伴有胸闷、憋气、心前区痛、阵发性呼吸困难、不能平卧等症状；体检时可发现心界增大、心率增快、心律失常等，个别病例可闻及心包摩擦音。心包积液较多时，则可有心音低钝、遥远。

4. 呼吸系统

常有气短，重者可因尿毒症性肺水肿或心源性肺水肿而出现呼吸困难，前者症状相对较轻，而后者则症状严重，表现为端坐呼吸、双肺哮鸣音或/和中大水泡音。合并肺部感染者，则可有咳嗽、咳痰、胸痛、发热等症状。部分发患者可发生尿毒症状性胸膜炎或/和胸腔积液。

5. 神经系统

可出现尿毒症性周围神经病变（手足麻木感，传导速度减慢）和/或尿毒症脑病。伴尿毒症脑病时，轻者仅有反应迟钝、淡漠等，以后可出现不同程度的意识障碍（嗜睡、昏睡、昏迷），也可有扑翼样震颤、癫痫样发作、精神异常等表现。个别情况下可有视、听觉障碍，甚至发生失明、耳聋等。

6. 免疫系统

多数患者抵抗力下降，易于感染。目前已发现，慢性肾衰患者主要表现为细胞免疫功能下降。某些免疫细胞（T细胞、单核细胞等）功能降低，白介素-2活性下降等，均影响细胞免疫功能。

7. 皮肤表现

皮肤苍白、干燥。由于尿毒从汗腺排出，在皮肤凝结成"尿素霜"及钙在皮肤的异位沉着，常造成皮肤奇痒难忍。

（二）水、电解质及酸碱平衡紊乱

1. 水代谢紊乱

早期由于肾小管的浓缩功能减退，出现多尿可达 2 500 mL/d，有的可超过 3 000 mL/d。夜尿增多，甚至超过日尿量，加上厌食、呕吐或腹泻，常引起失水。晚期由于肾功能进一步恶化，排尿减少，出现少尿（小于 400 mL/d），无尿（小于 100 mL/d），如不控制液体入量，则出现水肿。

2. 电解质代谢紊乱

由于肾脏丧失对电解质的调节功能，早期由于排尿增多常出现低钠、低钾、低钙。当肾功能进一步恶化，排泄功能丧失，发生电解质在体内潴留，则可出现高钠、高钾、高磷血症、低钙血症（小于 1.5 mmol/L），常可引起低钙抽搐，一旦补碱纠正酸中毒后，由于血钙下降，便会发生抽搐。高血钾症可并发严重心律失常、心搏骤停，且多数患者常无先兆症状，处理不及时，易造成死亡。

3. 代谢性酸中毒

由于肾功能恶化，酸性代谢产物潴留体内而发生酸中毒。患者常表现为乏力、反应迟钝、呼吸深大，甚至昏迷。

（三）继发感染

由于患者免疫功能低下易诱发感染，但临床症状不典型，如肺炎、肠炎、尿路感染等，应密切观察病情变化，及时诊断治疗。

三、实验室检查

（一）血常规检查

小细胞和低色素性贫血，血红蛋白多在 60～90 g/dL。血小板数偏低或正常，血小板功能异常致出血时间延长，有出血倾向。白细胞计数常正常。血沉加快。

（二）尿常规检查

尿渗透压降低，多在 300～400 mQsm/（kg·H_2O），接近于等张尿。尿比重多在 1.016 以下，夜尿量大于日尿量，最高和最低尿比重差小于 0.008。每日尿量减少至 1 000 mL 以下，尿毒症终末期可少尿以至无尿。尿蛋白量 +～+++，尿沉渣检查有数量不等的红细胞、白细胞、上皮细胞、颗粒管型或蜡样管型。

（三）血生化和肾功能检查

血清尿素氮（BUN）、肌酐（Cr）和尿酸常明显升高。肾肌酐清除率下降，晚期出现代谢性酸中毒。血钾轻度或明显升高，血钠轻度降低，血氯和血镁可升高。血浆总蛋白常在 60 g/L 以下，白蛋白多低于 30 g/L。血钙降低，多在 2 mmol/L（8 mg/dL）以下，血磷多高于 1.7 mmol/L（5 mg/dL），碱性磷酸酶升高，并可有继发性甲状旁腺激素升高。

（四）其他检查

腹部 X 线平片、肾超声和计算机 X 线断层摄影（CT）观察肾脏的位置、大小和形态，有无结石、积液和肿物等。静脉肾盂造影和逆行尿路造影用以确定尿路梗阻的部位和性质，严重肾功能不全时，不宜做造影检查。放射性核素肾图和肾脏显像检查有助于了解两侧肾脏形态、大小、血流量、分泌和排泄功能。

尿毒症时胸片可发现心脏增大和肺水肿。肺门两侧呈对称性蝴蝶状阴影，称为尿毒症肺。约 15% 患者有胸膜炎，可出现单侧或双侧胸腔积液。超声心动图可发现部分患者有心包积液。

四、鉴别诊断

慢性肾功能衰竭的诊断主要包括两个方面的内容。首先，必须鉴别是否存在 CRF。由于 CRF 的早期表现不典型，而且可出现任何一个系统的症状，因而容易误诊为某一系统的疾病，特别对那些没有明显慢性肾脏病史的患者更应注意：如以无力、疲乏、体力下降、腹痛、腹泻、呕吐甚至消化道出血就诊者，易被误诊为消化道疾病或肿瘤；以全身衰弱、面色苍白、贫血等就诊者易因抗贫血治疗效果不佳而误诊为再生障碍性贫血；以神经末梢症状表现如肢体麻木、瘙痒等就诊者易被误诊为末梢神经炎；以呕吐、嗜睡、酸中毒、蛋白尿甚至昏迷等症状就诊者易被考虑为糖尿病酮症酸中毒。其次，对那些慢性肾脏病患者呈隐匿经过，由于肾负荷突然加重，病情恶化显示尿毒症症状者，很易误诊为急性肾功能衰竭。因此，凡遇以上这些情况，应警惕有无慢性肾功能衰竭，尿检查及肾功能检查可助诊断。以少尿为主诉时，应注意与急性肾衰鉴别，病史短、无明显贫血、超声检查肾脏不缩小为急性肾衰之特点，可与慢性肾衰相鉴别。肾病综合征有明显浮肿及少尿时，血尿素氮亦可升高，并出现恶心、呕吐、纳差等症状，但经治疗而利尿消肿后，尿素氮亦随之下降，胃肠症状亦消失，此乃一过性氮质血症。

CRF 的诊断一旦确定后，还需进一步鉴别引起 CRF 的各种原发病，因为不同的原发病其治疗、预后都可能不同。需经考虑的慢性肾脏疾病很多，常见的有慢性肾炎、慢性间质性肾炎（主要是慢性肾盂肾炎）、高血压性肾动脉硬化、先天性多囊肾、系统性红斑狼疮、梗阻性肾脏病、糖尿病性肾病、镇痛性肾病、肾结核、痛风性肾脏病、结节性多动脉炎等，针对这些原发病进行治疗，常能延缓病情进展。

五、治疗

（一）一般治疗

积极治疗原发病，延缓疾病进展为尿毒症，消除可使慢性肾功能不全急性加重的危险因素，如血容量不足、肾毒性药物和毒素、泌尿道梗阻、各种感染、重度高血压、充血性心力衰竭、高凝和高黏液状态、高钙和高磷血症等。

（二）饮食疗法

当发现患者 Cr 大于 2.5 mg/dL 时，就应给予优质低蛋白和低磷饮食，每日补充 0.5～0.6 mg/kg 体重的优质蛋白质，如鸡蛋、瘦肉和奶类等，适当补充必需氨基酸或酮酸，可给肾灵（开同）3～4 片，每日 3 次服。严格限制植物蛋白的摄入，同时保证足够的高热量饮食，每天提供 30～35 大卡/kg 体重，可促进蛋白质的合成，显著减少机体蛋白质分解，避免营养不良，减轻慢性肾衰患者的高滤过状态。对于大量蛋白尿患者丢失的每克尿蛋白，应增加摄入约 1.3 g 蛋白质予以补偿。饮食中应补充多种维生素和叶酸。除伴有高血压和水肿外，一般不需严格限钠。饮水量根据尿量、有无水肿或脱水来决定。对尿量每日大于 1 000 mL 且无水肿者，不需严格限水。每日尿量小于 1 000 mL 者，每日饮水量 = 显性失水量 + 500 mL。

由于结肠成为非透析尿毒症患者排泄钾的主要器官，便秘也能加重高钾血症。增加高纤维素食物的摄入，可减少便秘、憩室炎和结肠癌的发生率，改善糖耐量和降低血浆胆固醇浓度。

（三）尿毒症并发症的治疗

1. 水、电解质和酸碱失衡的治疗

（1）高钾血症：某些因素可引起的加重高钾血症，如血容量不足、组织坏死、酸中毒急剧加重，药物（安体舒通、氨苯喋啶、口服补钾剂、转换酶抑制剂、非类固醇抗炎剂等）、发热或高钾饮食。高钾血症患者需去除诱因，停服转换酶抑制剂、非类固醇抗炎剂等、发热或高钾饮食。当血钾大于 6.5 mmol/L，出现骨骼肌无力和心电图高钾表现时，必须紧急处理，促使钾直接向细胞内转移和迅速从体内排钾。①胰岛素加入 10%～25% 葡萄糖静滴，胰岛素与葡萄糖比例为 1 U∶5 g；②5% 碳酸氢钠 100～200 mL 静脉注射；③10% 葡萄糖酸钙 20 mL，缓慢静脉注射；④钙型降钾树脂 15～30 g，用 100 mL 水调匀服，每日 1～2 次；⑤排钾利尿剂呋塞米、丁脲胺口服或静注；⑥透析治疗是最有效的降低高钾血症的措施。

（2）水钠潴留：可给予呋塞米或丁脲胺等强利尿剂。当 GFR 小于 30 mL/min 时，噻嗪类和潴钾型利尿剂一般无效。每日入水量应补足前一日尿量，并外加 500 mL 左右。钠摄入量需根据血压、体重、水肿和 24 h 尿量而定。多数慢性肾衰患者每日食盐可在 3 g 左右，血清钠应维持在正常水平，根据病情调整钠摄入量。

（3）钙磷失调：当 GFR 小于 40 mL/min 时，血钙开始降低，磷酸盐在体内潴留，血磷浓度升高，随着肾衰进展，发生继发性甲状旁腺功能亢进。高血磷时，补充钙剂可引起钙磷乘积升高，当钙磷乘积大于或等于 70，易发生异位软组织和血管内膜钙化及肾功能恶化。因此，除限制饮食中磷的摄入外，在服用钙以前，可服结合肠道磷的抗酸剂氢氧化铝凝胶 10～20 mL，每日 3 次，因其潜在的铝中毒作用（如痴呆、贫血、骨病），故不宜长期服用。碳酸钙每日 3～10 g，分 3 次服，能有效地结合食物中的磷，从粪便中排出，且碳酸钙含元素钙40%，明显高于乳酸钙（含元素钙12%）和葡萄糖酸钙（含元素钙8%），可用以补钙，同时提供碱基，有利于纠正酸中毒。

在血磷控制在 1.78 mmol/L（5.5 mg/dL）以下，钙磷乘积保持在 30～40 之间，可服阿法 D_3 0.25～0.5μg，每日1次。钙三醇（罗钙全）0.25～0.5μg，每日1次，可促进空肠和回肠对钙的重吸收，血钙水平升高，继发性甲状旁腺功能亢进和肾性骨病好转。

（4）代谢性酸中毒：多数慢性肾衰患者需常规给予碳酸氢钠口服 3～10 g/d，分 3～4 次服。并根据血气分析或 CO_2CP 测定调整剂量，如 CO_2CP 小于 13.5 mmol/L（30 vol%），尤其伴昏迷或深大呼吸时，应静脉补碳酸氢钠，一般只纠正到 CO_2CP 17.11 mmol/L（38 vol%）便可。提高 CO_2CP 1 mmol/L，需给 5% 碳酸氢钠 0.5 mL/kg。纠正酸中毒过程中，要注意防治低钾和低钙，若发生手足抽搐，可给 10% 葡萄糖酸钙 10～20 mL 缓慢静注。

2. 心血管并发症的治疗

（1）高脂血症：部分患者空腹血甘油三酯和胆固醇升高，应限制饮食中饱和脂肪酸和胆固醇入量。进行适当的体力活动，有助于康复和提高高密度脂蛋白的水平。根据肾功能减退程度，调整降脂药物剂量，以免出现毒副作用。

（2）高血压：主要为容量依赖性高血压，少数患者为肾素依赖性高血压。对大部分患者来说，限制水钠摄入，减少血容量是控制血压的最基本措施。应首选对慢性肾衰有效的利尿剂，如呋塞米和丁脲胺。当血 Cr 大于 3 mg/dL 而未透析时，慎用血管紧张素转换酶抑制剂，以免发生肾功能急剧恶化、少尿和高血钾。而迅速和过度的降低血压，可降低肾灌注压，造成肾功能进一步恶化。透析患者经超滤可排出过多的液体。极少数恶性高血压患者对任何药物均无反应，切除双肾后血压可得到控制。

（3）心功能不全：首先应确定病因，针对病因处理，治疗原则同一般心力衰竭。应有效控制高血压，纠正严重贫血，限制水钠摄入量。可使用大剂量呋塞米和丁脲胺，减轻心脏前负荷。洋地黄类药物宜选快速短效的制剂，并调整剂量，避免蓄积中毒。降低心脏后负荷的扩血管药也须调整剂量，以防止低血压。药物治疗不能奏效者，应尽早透析超滤，清除水钠潴留。

（4）尿毒症性心包炎：透析是有效的治疗措施，增加透析次数和延长透析时间，心包积液可望改善。透析过程中应严格控制肝素用量和监测出、凝血时间，使用小分子量肝素（速避凝）可减少出血倾向，必要时作无肝素透析或体外肝素化法，以避免心包出血。出现心包填塞征象时，应急做心包切开引流术。

3. 贫血的治疗

重组人类红细胞生成素（EPO）能有效治疗肾性贫血，血红蛋白和红细胞比容升高，体力增强，食欲增加，许多贫血患者无须继续输血。有效剂量为 50～100 U/kg，常用量 EPO 1 500～3 000 U，每周 2～3 次，皮下或静脉注射。与此同时应补充铁剂，可服硫酸亚铁 0.3 g，每天 3 次。福乃得 1 片，每天 1 次。速力菲 0.1 g，每天 3 次。或肌注右旋糖酐铁 50mg，每日或隔日 1 次。此外还应补充其他造血原料，如叶酸 10 mg，每天 3 次。腺苷辅酶维生素 B_{12} 250μg，每日 3 次服。或维生素 B_{12} 500μg，隔日肌注 1 次。应用 EPO 的主要副作用有高血压、癫痫、头痛、血液凝固增加等。

雄性激素可促进红细胞生成素的分泌，而改善贫血，一般剂量为苯丙酸诺龙或丙酸睾丸酮 25～50 mg，每周 2 次肌注。严重贫血患者应小量多次输新鲜血或红细胞悬液。

4. 其他治疗

（1）糖尿病肾衰：患者因胰岛素在肾脏的分解代谢减少，进食不足和肝糖原储存耗竭等多种因素，易发生低血糖，因此胰岛素和口服降糖药物剂量应逐渐减少。

（2）高尿酸血症：无症状者不需治疗，发生痛风时可选用别嘌呤醇，在尿毒症期用量应小于 100 mg/d。

（3）瘙痒：部分患者局部应用油性乳剂、口服抗组胺制剂和碳酸钙、限制磷摄入和充分透析后可缓解症状。甲状旁腺次全切除有时可纠正难治性皮肤瘙痒。

第六节 急性肾衰竭

急性肾衰竭（ARF，简称急性肾衰）是由于各种病因引起肾功能急骤、进行性减退而出现的临床综合征。临床主要表现为肾小球滤过率明显降低所致的氮质血症，以及肾小管重吸收和分泌功能障碍所致的水、电解质和酸碱平衡失调。根据尿量减少与否分为少尿型和非少尿型。

一、病因及发病机制

导致急性肾衰的原发疾病涉及临床多个学科；肾毒物质亦有药物及毒物之分。为便于诊断、治疗，常将急性肾衰的病因分为3类：肾前性、肾实质性、肾后性（梗阻性）。

（一）肾前性

多种疾病引起的血容量不足或心脏排出量减少，导致肾血流量减少，灌注不足，肾小球滤过率下降，出现少尿。这方面的原发病有：胃肠道疾病（吐、泻）、大面积创伤（渗出液）、严重感染性休克（如败血症）、重症心脏病（如心肌梗死、心律失常、心力衰竭）等。

此型肾衰有可逆性，如能及时识别，经积极处理，肾缺血得到及时改善，肾脏功能恢复，则少尿症状随之消失。反之，可因病情恶化，演变成肾实质性肾衰。

（二）肾实质性

本病中的急性肾小管坏死占全部肾衰的75%以上，其原发病因有：严重感染性休克（如败血症）、大面积创伤、挤压伤、大手术、妊娠毒血症等；肾毒物质有：抗生素类（如庆大霉素、头孢菌素）、金属类（如铜、汞）、生物毒类（如鱼胆、蕈类）等。上述病因引起肾脏急性缺血、灌注不足、肾小球滤过率下降；同时肾小管上皮细胞因缺血、缺氧或肾毒物质的直接作用，发生变性坏死，管腔堵塞、溃破，肾间质广泛炎症、水肿，从而导致肾功能急剧下降，临床出现少尿，氮质潴留，水盐、酸碱代谢紊乱等急性肾衰的典型表现。此外，引起本型肾衰的疾病还有重症急性肾炎、急进性肾炎、恶性高血压、肾血管栓塞等。

（三）肾后性（梗阻性）

主要由于下尿路梗阻致肾盂积水、肾间质损害，久之肾小球滤过率亦下降。此类原发病有：尿路结石、肿瘤、肾外压迫如前列腺肥大等。患者常突然无尿为本型特点，如能及时解除梗死常可迅速恢复排尿功能。反之亦可演变成肾实质性肾衰。

关于急性肾衰的发病机制有如下几方面的理论：肾血流动力学改变（主要指急性肾衰早期肾内血管痉挛，继之缺血损伤）、肾小管堵塞、反漏，肾小管上皮细胞的黏附改变、能量代谢紊乱、钙离子内流，以及表皮生长因子对急性肾衰修复的重要作用等。

为便于理解和指导临床诊疗，以下简述肾小管坏死所致急性肾衰。在发病的初期（初发期）和持续进展期（持续期）其发病机制与病理改变各有其特点。当原发病因（如肾缺血）作用于肾脏后6 h以内，主要病理改变是肾血管收缩（特别是入球小动脉）、肾血流量减少，肾小球滤过率下降，临床出现少尿，此时肾小管上皮细胞虽有损伤，但尚无严重器质性病变。如原始病因未消除，肾血管持续收缩的结果，导致严重缺血、缺氧，肾小球滤过率进一步下降的同时肾小管上皮细胞发生变性、坏死、脱落，管腔被堵塞、管壁溃破、尿液回漏、溢流于外、间质炎症、瘀血，形成尿流障碍。此发病机制对临床诊断治疗及预后均有重要意义。为防止器质性肾损害，保护肾功能，从而改善预后，关键是及早发现肾内血流动力学变化，及早进行有效处理。

二、临床表现

起病急骤，常在各种原发病的基础上或肾毒物质的作用下出现少尿、血尿素氮及血肌酐升高。临床症状包括原发病的表现、急性肾衰的表现及并发症3方面。根据本病病情的演变规律，分为3期，即少尿期、多尿期、恢复期。

部分患者发生急性肾衰时，其尿量并无减少，24 h 尿量可超过 500 mL 以上，称之为"非少尿型急性肾衰"。

（一）少尿期

1. 尿量减少

尿量明显减少，24 h 少于 400 mL 者为少尿，少于 100 mL 者为无尿，一般少尿期持续时间平均 10 天左右，短则 2 天，长则 4 周；如超过 4 周提示肾实质损害严重。

2. 氮质血症

由于代谢产物在体内滞留，血液中尿素氮（BUN）和肌酐（Scr）逐渐升高，其升高速度与患者体内蛋白质分解状态有关。一般情况下，每日 BUN 上升约 3.6 ~ 7.1 mmol/L、Scr 44.2 ~ 88.4 μmol/L；如有继发感染发热、广泛组织创伤、胃肠道出血等，则蛋白质分解加速，每日 BUN 上升 10.1 ~ 17.9 mmol/L、Scr 176.8 μmol/L，此为高分解代谢型肾衰，提示病情严重。与此同时出现各系统器官受损症状：消化系统可有厌食、恶心、呕吐，严重时不同程度消化道出血、黄疸等；心血管系统可有血压升高、心律失常、心衰、心包积液等；神经系统表现为定向障碍、淡漠，严重者嗜睡、抽搐、昏迷；血液系统可有轻度贫血，皮肤黏膜出血，严重者可发生弥漫性血管内凝血（DIC）。

3. 水、电解质紊乱及酸碱平衡失调

（1）水潴留过多：由于肾缺血，肾小球滤过率下降，肾小管损害等排尿减少，水在体内积聚，如此时进液未予控制可发生"高血容量"危象，并由此导致脑水肿、肺水肿及充血性心力衰竭等严重并发症，为死亡原因之一。

（2）高钾血症：由于肾排钾减少、感染、创伤、出血、输入库存血液、进食含钾丰富的食物以及酸中毒等，血钾浓度可在短期内迅速升高，且临床症状不明显。高血钾对心脏有毒性作用，如不及时发现，进行有效处理（透析等），常可因心室颤动或心搏骤停而迅速导致死亡。

（3）代谢性酸中毒：由于酸性代谢产物在体内滞留所致。

4. 继发感染

常见有肺部及尿路感染、皮肤感染等。

5. 急性肾衰并发其他脏器衰竭或多脏器衰竭中存在急性肾衰

此等重症常发生于严重败血症（最多见于革兰阴性杆菌败血症）、感染性休克、创伤、战伤、手术后、病理性妊娠等。临床除具备急性肾衰表现外，同时并存其他脏器衰竭危象，如呼吸衰竭、循环衰竭、肝功能衰竭、弥漫性血管内凝血、广泛小血管栓塞等，预后恶劣。

（二）多尿期

经过少尿期后，排尿逐渐增加，当每日排尿量超过 400 mL 时，进入多尿期。平均持续 10 天左右，此期尿量逐日增加，一般 3 000 mL/d 左右，亦可高达 5 000 mL/d 以上。如补液不及时，可发生脱水、电解质丢失。此期 BUN、Scr 经过短时间上升后，随之下降到正常范围。此时患者虚弱，抵抗力差，容易并发感染和发生水盐代谢紊乱等，不及时处理，亦可引起严重后果。

（三）恢复期

排尿量进入正常，BUN、Scr 正常，患者症状改善，一般情况好转。此期长期因病情及肾损害程度而异，一般半年至 1 年肾功能可完全恢复，损害严重者，恢复期可超过 1 年，个别可遗留永久性损害。

非少尿型肾衰：排尿量每日超过 400 mL，甚至如常人，但其 BUN 和 Scr 仍随病情进展而升高。其病因多与肾毒物质有关，其中又以庆大霉素的不合理使用最为常见，其发病与该类抗生素使用剂量过大或使用后抗体产生变态反应等有关。由于此型肾衰症状不典型，容易为临床忽略或为原发病掩盖而延误诊断。非少尿型肾衰经及时发现，正确处理，一般预后较好，病死率比少尿型低。

三、实验室检查

（一）尿常规检查

此检查是早期发现肾损害的重要指标之一。少尿期、无尿期尿颜色多呈酱油色或混浊，镜检有蛋白、红细胞、白细胞及管型。多尿期尿色清白。

（二）尿比重测定

少尿期尿比重常大于 1.025；多尿期和恢复期尿比重多在 1.010～1.016 范围，尿渗透压下降，接近血浆水平，多在 300～400 mOsm/L 范围。

（三）尿钠浓度测定

尿钠浓度常大于 400 mmol/L，尿钠和血浆尿素氮之比小于 20，有助于急性肾功能衰竭的早期诊断。

（四）血生化检查

血尿素氮、肌酐、钾、磷进行性升高，二氧化碳结合力、血钠、钙降低，内生肌酐清除率明显下降，多在 5 mL/min，血肌酐/尿肌酐小于 15。

（五）肾衰指数

血钠浓度/尿肌酐或血肌酐大于 2。

（六）其他

B 超、肾图、腹部 X 线平片有助于本病的诊断和鉴别诊断，可酌情选用。

四、鉴别诊断

（一）肾前性氮质血症

肾脏本身无器质性病变，有循环衰竭和血容量不足病史，尿诊断指标可资鉴别。偶有休克患者收集不到尿标本，可测定中心静脉压，肾前性氮质血症常小于 0.49 kPa（50 mmH$_2$O）。而急性肾小管坏死则正常或偏高。对难于鉴别的病例，可行补液试验，用 5% 葡萄糖液或生理盐水 500 mL，在 30～40 min 内输入，若血压升高，尿量增多，血 BUN 下降，提示为肾前性氮质血症。如果血容量已纠正，血压恢复正常，而尿量仍少，可予 20% 甘露醇 200～500 mL，20 min 内静滴，或者速尿 200～300 mg 静注，如尿量增加，提示为肾前性氮质血症，如尿量不增加，则支持肾小管坏死的诊断。

（二）肾后性氮质血症

尿路梗阻多有原发病史（如结石、盆腔肿瘤、前列腺肥大等），膀胱触诊和叩诊可发现膀胱因积尿而膨胀。直肠指诊和妇科检查也有助于发现梗阻原因。腹部平片对诊断阳性尿路结石有帮助，B 超和静脉肾盂造影可发现双肾增大，有肾盏、输尿管扩张。同位素肾图示梗阻图形。CT、磁共振对诊断肾盂积水和发现结石、肿瘤均有帮助。

（三）肾实质疾病

急进性肾炎、重症链球菌感染后肾炎、肾病综合征大量蛋白尿期、系统性红斑狼疮肾炎、过敏性紫癜肾炎等均可引起急性肾衰。患者均有原发病的病史、症状和体征，尿蛋白多超过 2 g/d，多伴血尿、红细胞管裂、高血压及浮肿。鉴别诊断有困难时，应行肾活检。

急性间质性肾炎多由药物过敏引起，突然发生少尿和急剧。肾功能减退，伴发热、皮疹、淋巴结肿大、血嗜酸性细胞及 IgE 增高，尿沉渣中有较多嗜酸性细胞，轻度蛋白尿，血尿及红细胞管型少见。

五、治疗

（一）少尿期的治疗

1. 饮食与维持水平衡

应严格限制蛋白质，可给优质蛋白 0.5 g/kg，大量补充氨基酸，补充足够热卡，大于 2 000 kcal/d，以减轻高分解代谢状态。控制液体入量，每日液体入量应小于或等于前一日排尿量 + 大便、呕吐、引流液量及创面渗液 + 500 mL（为不显性失水量 − 内生水量）。一般认为体温每升高 1℃，每小时不显性失水量增多 0.1 mg/kg。少尿期应严密监测体重、液体出入量、血钠、血钾、中心静脉压、心率、血压、血 BUN 和 Cr。

2. 早期解除肾血管痉挛

①小剂量多巴胺每 1～4 μg/kg，能扩张肾血管，其单用或与呋塞米合用能有效增加尿量。②静滴

甘露醇亦能扩张血管，增加肾血流量和肾小球静脉压，并有助于维持肾小管液流量，防止细胞和蛋白质碎片堵塞肾小管。20% 甘露醇 60 mL 于 3 min 内静注或 20% 甘露醇 200 mL 于 15 min 内静滴；③应用利尿合剂：普鲁卡因 0.5 g、维生素 C 3 g、咖啡因 0.25 g、氨茶碱 0.25 g 加入 20% 葡萄糖 200 mL 中静滴，亦可在此基础上加用罂粟碱 0.03 g 或甘露醇 20～30 g，加强其解痉利尿作用；④苄胺唑啉 20～40 mg 加入 5% 葡萄糖 500 mL 中静滴，滴速以 0.1～0.3 mg/min 为宜。

3. 防止和治疗高钾血症

应严格限制摄入含钾过高的食物，包括桔子、香蕉、海带、紫菜、巧克力、豆类制品等。禁用含钾的药物（如青霉素钾盐、潘南金等）和保钾利尿剂。避免输注陈旧库存血液和清除体内感染病灶和坏死组织。当血钾高于 6 mmol/L 时，可应用高渗葡萄糖和胰岛素滴注维持，每 3～5 g 葡萄糖加 1 U 胰岛素；伴有酸中毒者给予碳酸氢钠溶液；钙剂可拮抗高血钾对心肌的毒性；同时可给予钠型离子交换树脂口服或灌肠。血钾大于 7 mmol/L，应采用透析治疗，以血透为宜。

4. 纠正酸中毒

轻度酸中毒（血 HCO_3^- 小于 15 mmol/L）不必特殊治疗。高分解代谢者酸中毒程度严重，并加重高钾血症，应及时治疗，常予 5% 碳酸氢钠 100～250 mL 静滴，并动态监测血气分析，以调整碳酸氢钠用量，如有心功能不全，不能耐受碳酸氢钠者，则应进行透析治疗。

5. 营养支持

营养补充尽可能部分利用胃肠道，重危患者多需要静脉营养，以提供足够热卡，使尿素氮升高速度减慢，增强机体抵抗力，降低少尿期死亡率，才能减少透析次数。静脉营养液内含 8 种必需氨基酸、高渗葡萄糖、脂肪乳、各种微量元素及维生素。由于其高渗性须由腔静脉插管输入，为避免容量过多致心力衰竭，常需先施行连续性静脉-静脉血液滤过。

6. 抗感染治疗

感染是急性肾衰的常见并发症，多见于血液、肺部、尿路、胆管等部位感染，应根据细菌培养和药物敏感试验，选用那些对肾无毒性或毒性低的抗生素，并按肌酐清除率调整药物剂量。

7. 透析疗法

透析疗法下为抢救急性肾衰的最有效措施，可迅速清除体内过多代谢产物，维持水、电解质和酸碱平衡，防止发生各种严重并发症，使患者度过少尿期。透析指征为：①少尿或无尿 2 天以上；②血钾大于 6.5 mmol/L（6.5 mRq/L），内科处理无效者；③血 BUN 大于 21～28.7 mmol/L（60～80 mg/dL）或血 Cr 大于 530.4 μmol/L（6 mg/dL）；④体液过多，有急性肺水肿、难控制的高血压、脑水肿和充血性心力衰竭征兆；⑤严重代谢性酸中毒，血 HCO_3^- 小于 12 mmol/L（12 mEq/L）。

血液透析适用于：高分解代谢型危重患者，心功能尚稳定，腹膜脏器损伤或近期腹部手术者。腹膜透析适用于：非高分解代谢型，心功能欠佳，有心律失常和血压偏低，血管通道建立有困难，有活动性出血或创伤，老年或儿童患者。连续性动（静）脉-静脉血液滤过对心血管系统影响小，脱水效果好，可有效防止少尿期体液潴留导致肺水肿，并可保证静脉内高营养疗法进行。

（二）多尿期治疗

治疗重点仍为维持水、电解质和酸碱平衡，防止各种并发症。须注意防止脱水、低血钾和低血钙。患者每日尿量多在 4 L 以上，补充液体量应比出量少 500～1 000 mL，尽可能经胃肠道补充。在多尿期 4～7 天后，患者可逐渐恢复正常饮食，仍适当地限制蛋白质，直至血 BUN 和 Cr 恢复正常。

（三）恢复期治疗

可增加活动量，补充营养，服用中药调治以促进肾功能恢复，避免使用对肾脏有害药物，定期随访肾功能。一般经 3～6 月可恢复到原来的健康水平。个别患者遗留下永久性肾小球或肾小管功能损害，极少数患者可发展为慢性肾衰。

参考文献

[1] 张文武. 急诊内科手册（第2版）[M]. 北京：人民卫生出版社，2014.
[2] 王新刚. 现代急危重症学[M]. 长春：吉林科学技术出版社，2016.
[3] 孟庆义. 急诊内科诊疗精要（第2版）[M]. 北京：军事医学科学出版社，2015.
[4] 刘旭平. 重症监护技术[M]. 北京：人民卫生出版社，2015.
[5] 闫丽英. 临床急危重症综合治疗学[M]. 长春：吉林科学技术出版社，2016.
[6] 黄子通，于学忠. 急诊医学[M]. 北京：人民卫生出版社，2014.
[7] 于学忠，黄子通. 急诊医学[M]. 北京：人民卫生出版社，2015.
[8] 张美齐，郭丰，洪玉才. 实用急危重症处理流程[M]. 杭州：浙江大学出版社，2017.
[9] 王丽云. 临床急诊急救学[M]. 青岛：中国海洋大学出版社，2015.
[10] 黄艺仪. 临床急诊急救护理学[M]. 北京：人民军医出版社，2015.
[11] 孟靓靓，朱玉环. 内科危重症急救手册[M]. 北京：金盾出版社，2016.
[12] 刘树仁，张晓莹，韩新波. 急诊外科诊断与治疗[M]. 天津：天津科技翻译出版有限公司，2014.
[13] 陈士信. 重症监护与急诊急救[M]. 长春：吉林科学技术出版社，2016.
[14] 刘大为. 实用重症医学（第2版）[M]. 北京：人民卫生出版社，2017.
[15] 王建国，张松峰. 急诊医学[M]. 西安：第四军大大学出版社，2015.
[16] 王敬东，李长江. 急危重症医学诊疗[M]. 上海：同济大学出版社，2014.
[17] 董伟. 现代脑血管疾病诊疗与重症监护[M]. 长春：吉林科学技术出版社，2016.
[18] 申文龙，张年萍. 急诊医学[M]. 北京：人民卫生出版社，2014.
[19] 邢玉华，刘锦声. 急诊医学手册[M]. 武汉：华中科技大学出版社，2014.
[20] 李奇林，王永剑，梁子敬. 急诊科医师查房手册[M]. 北京：化学工业出版社，2015.
[21] 李春盛. 急诊临床路径[M]. 北京：人民卫生出版社，2014.
[22] 张印明，鲍明征，沈凤娟，等. 实用急危重症医学[M]. 广州：世界图书广东出版公司，2014.
[23] 张蕊，孙宗丕，孙燕茹. 急诊科常见症状处理程序[M]. 北京：人民军医出版社，2015.
[24] 屈沂. 急诊急救与护理[M]. 郑州：郑州大学出版社，2015.
[25] 柴艳芬，寿松涛，么颖. 急诊重症监护治疗病房（EICU）手册[M]. 北京：人民卫生出版社，2015.
[26] 曹小平，曹钰. 急诊医学[M]. 北京：科学出版社，2014.
[27] 暴玉振. 实用急危重症治疗学[M]. 北京：科学技术文献出版社，2014.
[28] 刘纯，夏南，温玉祥，刘克坚，张羿，郭小梅. 209例急性肺血栓栓塞临床分析[J]. 内科急危重症杂志，2014（03）：176-178.